疼痛康复系列丛书

内脏-躯体功能评估 与 解剖学分析

VISCERO-SOMATIC FUNCTION ASSESSMENT AND ANATOMIC ANALYSIS

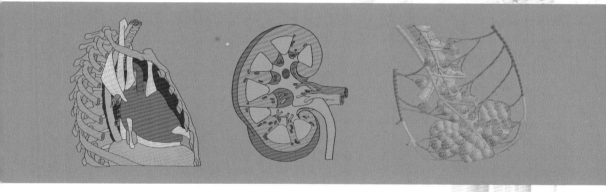

◉主编 徐高磊

郑州大学出版社

图书在版编目(CIP)数据

内脏-躯体功能评估与解剖学分析 / 徐高磊主编. — 郑州：郑州大学出版社，2021.12

ISBN 978-7-5645-8156-5

Ⅰ.①内… Ⅱ.①徐… Ⅲ.①内脏－局部解剖学 Ⅳ.①R323

中国版本图书馆 CIP 数据核字(2021)第 176378 号

内脏-躯体功能评估与解剖学分析
VISCERO–SOMATIC FUNCTION ASSESSMENT AND ANATOMIC ANALYSIS

策划编辑	陈文静		封面设计	曾耀东
责任编辑	陈文静		版式设计	曾耀东
责任校对	薛 晗		责任监制	凌 青 李瑞卿

出版发行	郑州大学出版社有限公司	地 址	郑州市大学路40号(450052)
出 版 人	孙保营	网 址	http://www.zzup.cn
经 销	全国新华书店	发行电话	0371-66966070
印 刷	河南瑞之光印刷股份有限公司		
开 本	710 mm×1 010 mm 1 / 16		
印 张	18	字 数	332 千字
版 次	2021 年 12 月第 1 版	印 次	2021 年 12 月第 1 次印刷

书 号	ISBN 978-7-5645-8156-5	定 价	89.00 元

本书如有印装质量问题,请与本社联系调换。

作者名单

主　　编　　徐高磊

副主编　　张振华　　李　　江　　赵存彦

　　　　　　韩雪飞　　魏小洁　　景向博

绘　　图　　申梦瑶　　师璐瑶　　王　　媛

　　　　　　徐籽力　　张雨晴　　朱晓晨

序言

很荣幸再次受邀为本书作序,回顾作者近年的系列丛书,从首册《人体姿势评估与解剖学分析》,续《周围神经卡压与解剖学分析》,此书《内脏-躯体功能评估与解剖学分析》,体现出作者逐步把研究探讨的目标从人体的"容器"深入到"内容物",并且是探索彼此间相关性的整体观思路。当然,作者逐一阐述了内脏器官的解剖学形态、组织结构、内脏筋膜、内脏神经、内脏功能及它们之间的相关性;内脏系统与不同躯干腔相互作用的理论基础。尤其详细概述内脏消化、呼吸、循环、生殖等各系统在"外周脑"自主神经系统调控下表达出特有生理节律和功能的同时,又集中在"中央脑"管理下反射到外周躯体。强调内脏-内脏反射、内脏-躯体反射、躯体-内脏反射、疼痛反射、脊髓节段易化的观点,引导治疗者思考内脏疾病、内脏疾病所造成外周躯体不适及通过干预内脏的外周反射恢复内脏功能的相关性,研究旨在开拓解除人类疾病的治疗思路。

我欣喜地看到作者近年来孜孜不倦地耕耘在疼痛专业,用解剖学分析奠基疼痛治疗的理论基础和可行性,真诚地希望医生、治疗师、运动医学工作者、养生行业工作者认真考虑本书提出的观点,开拓内部失调与外部反射的思维方式。

"我们愈是学习,愈觉得自己的贫乏。——雪莱"

共勉!

中南大学湘雅医院麻醉与疼痛专业主任医师

湖南省医学会疼痛学分会主任委员

硕士生导师

湘雅名医

鄢建勤

2021 年 8 月

内脏是给机体提供能量、输送营养、维持生命体征、生殖繁衍的重要系统,执行人体的循环、吸收、排泄、生殖等功能,对机体整体健康与功能的实现起着重要的作用。

　　内脏包括消化系统、呼吸系统、泌尿系统和生殖系统。严格意义上讲,内脏并不包括循环系统,但由于循环系统的神经也属于内脏神经,所以本书也将心脏作为"内脏"进行分析。各系统之间既相互独立又相互协作,同时也是生命功能运转的保障。我们在对人体的认识和医学的教育过程中,为了更方便学习,将机体划分为多个模块和系统,但真正的人体很难进行模块化的彻底划分,各内脏之间、内脏与外周肌筋膜之间、内脏各功能活动之间,都有着千丝万缕的联系,是相互依存、相互作用的关系。所以在疾病诊疗的过程中,必须整体分析,这样才会无限接近真相,才能更全面地诊治疾病。

　　由于人体各系统的紧密联系,外周躯体的功能障碍和症状体征也有可能是内脏问题的外周表现,通过评估和治疗内脏的功能障碍,可能会彻底地解决患者的痛苦。还有一些患者被明确诊断为内脏疾病,除了常规治疗方法(如药物)外,也可通过对外周躯体(内脏的外周反射区)的干预,恢复内脏功能,从而提高疾病的治疗效果。

　　内脏系统都在躯体深层,周围有各种组织包裹着,很难直接干预。本书以人体作为整体为出发点,剖析各部位之间的联系及相互的功能作用。从解剖学、生理学、病理学等角度分析为出发点,结合各种实物图、模式图形象清晰地展示,让大家对内脏系统功能和与外周肌筋膜的关系有深刻的认识。以神经和筋膜理论为基础,讲解分析内脏与内脏、内脏与躯体、躯体与内脏之间的关系,以及如何通过外周的肌筋膜、神经反射通路干预,治疗内脏疾病和内脏疾病所造成的外周不适。

本书共五章,第一章介绍了内脏-躯体功能评估与解剖学分析概述,详细讲解了内脏神经系统、内脏-躯体反射和内脏的反射区;第二至第五章,以各个内脏系统为单元,阐述了各系统器官的解剖组织学、生理学和病理学,分析内脏功能运作机制与神经系统的关系,进行详细清晰的功能分析,进而阐明各个内脏的外周反射区。图文并茂的讲解,相信会让您对内脏的认知更上一层楼。

本书希望展现一种全新的基于内脏的诊疗思路,这是我们的初衷;若能提高您的疾病诊疗水平,也是我们的荣幸。由于医学发展的迅速和作者的水平局限,书中难免出现疏漏与不足,欢迎同道批评指正。

郑州大学基础医学院

徐高磊

目录

第一章

内脏−躯体功能评估
与解剖学分析概述

由多种组织构成的能行使一定或特定功能的结构单位叫作器官。器官的组织结构特点跟它的功能相适应。如眼、耳、鼻、舌等感觉器官,肝、肺、胃、肾等内脏器官,骨骼肌、皮肤等。

内脏是指在体腔内,借管道直接或间接与外界相通的器官的总称。主要分布在人体胸腔、腹腔和盆腔,包括鼻、咽、喉、肝、胆囊、胃、肾、小肠、脾、直肠、十二指肠、胰腺、输尿管、卵巢、膀胱、子宫等(图1−1)。因此,心脏不属于内脏,但是本书也将心脏的功能分析作为一个章节进行讲解。

内脏包括消化、呼吸、泌尿和生殖四个系统。按其形态结构,分为空腔性器官和实质性器官两大类。空腔性器官都有管道与外界相通。平滑肌一般分布在管状结构和空腔脏器的管壁中,它可以调节管腔直径(如气管、肠管),推动液体或固体内容物(如输尿管、肠管),排泄分泌物(如膀胱)。平滑肌中的收缩蛋白质如肌动蛋白和肌球蛋白形成规则的肌节(肉眼可见的横纹),也称为不随意肌,因为它们的活动既不由意识发起也不受意识支配。实质性器官内部有实质的结构,如肝、肺、胰腺、肾、睾丸和卵巢等,以导管开口于空腔性器官。实质性器官由实质和间质两部分组成。实质部分是器官的结构和功能的主要部分;间质是结缔组织,它覆盖于器官的外表面并伸入实质内构成支架。

内脏的血管供给非常丰富,有些器官的血液循环较特殊,如肺具有体循环与肺循环两套血液循环,前者供给其营养,后者则与摄入氧气(O_2)、排出二氧化碳(CO_2)有关;肾的体积不大,而输入的动脉血和导出的静脉血量较大,这与肾昼夜不停地"过滤"全身血液的功能有关;胃肠的毛细血管,逐级汇合成肝门静脉,将含养料的静脉血运载入肝,门静脉在肝内再分为毛细血管(窦)接触每个肝细胞,然后汇合为肝静脉注入下腔静脉,门静脉这种双重毛细血管的特点与在肠内吸收营养物质和运至肝内加工储存有关。因此,器官的血液循环特征反映了该器官的功能。

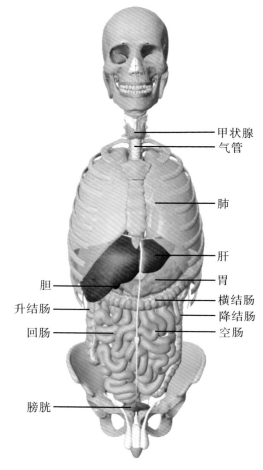

甲状腺
气管
肺
肝
胃
胆
横结肠
升结肠
降结肠
回肠
空肠
膀胱

图1-1　内脏

在功能上,内脏器官的主要功能是进行物质代谢和繁衍后代。其中,消化系统的功能是消化食物、吸收营养,并将食物残渣形成粪便排出体外;呼吸系统是从空气中摄取 O_2 并将体内产生的 CO_2 排出体外;泌尿系统是把机体在物质代谢过程中所产生的代谢产物,特别是含氮的物质(如尿素)和多余的水、盐等,形成尿液,排出体外;生殖系统能产生生殖细胞和分泌性激素,并进行生殖活动。此外,内脏系统中各器官还具有内分泌功能。

第一节 内脏神经系统

内脏神经系统是整个神经系统的一个组成部分,按照分布部位的不同,可分为中枢部和周围部。周围部主要分布于内脏、心血管和腺体,故名内脏神经。和躯体神经一样,内脏神经纤维根据传递神经冲动的方向不同分为传入神经(感觉神经)和传出神经(运动神经):内脏传入神经向中枢传递神经冲动,产生感觉,又称为内脏感觉神经;而传出神经由中枢向周围传递神经冲动,产生运动,又称为运动神经(自主神经)(图1-2)。

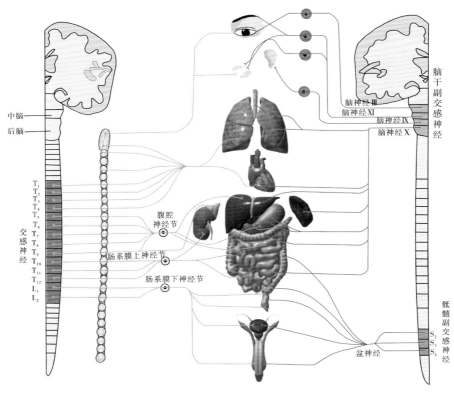

内脏运动
神经

图1-2 自主神经

自主神经系统是外周传出神经系统的一部分,能调节内脏和血管平滑肌、心肌和腺体的活动,又称植物性神经系统、不随意神经系统。由于内脏反射通常是不能随意控制,故名自主神经系统。自主神经系统是由交感神经系统和副交感神经系统两部分组成,支配和调节机体各器官、血管、平滑肌和腺体的活动和分泌,并参与内分泌调节葡萄糖、脂肪、水和电解质代谢,以及体温、睡眠和血压等。两个分系统会在大脑皮质及下丘脑的支配下,对器官的生理活动有拮抗和协调的作用。自主神经系统结构又可分为中枢部和周围部。自主神经系统主要分布到内脏、心血管和腺体,它们的中枢部也在脑和脊髓内,周围部包括内脏运动(传出)纤维和内脏感觉(传入)纤维,分别构成内脏运动神经和内脏感觉神经(图1-3)。

内脏神经

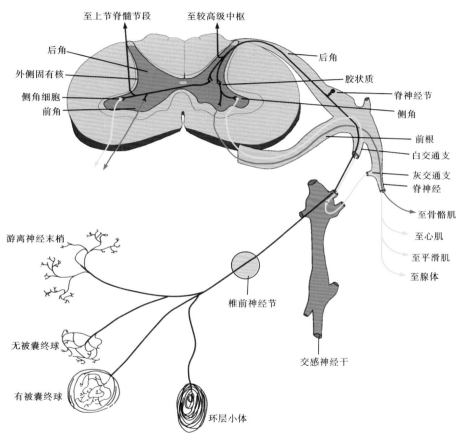

图1-3 内脏神经

一、神经元

神经系统主要由神经元和胶质细胞组成。神经元负责信号接收、处理,并将适当的反应传递至下一个神经元或效应器,如肌肉等,胶质细胞起着支持、营养和绝缘神经元的作用。

神经元的形态和大小各不相同(图1-4),但是最基本结构都包括以下三个部分。①胞体:神经元胞体包含细胞核和细胞器。胞体中有大量的核糖体,附着于粗面内质网,或者以多聚核糖体的形式存在,在尼氏染色时呈现为深色的尼氏小体。②树突:胞体发出的高度分支化的突起,其上覆盖着很多小的树突棘。这些树突棘主要用于接收传入信息。③轴突:从胞体发出的单个突起,延伸至靶细胞。有些轴突可能仅延伸几毫米即到达邻近细胞,也可能延伸1 m以上才到达靶细胞。轴突起始部位有一部分区域称为轴丘或触发区。

受体区   传递（轴突）   终末区

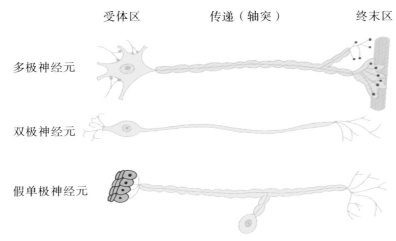

多极神经元

双极神经元

假单极神经元

不同形态的神经元

图1-4 不同形态的神经元

动作电位从轴丘产生,并沿轴突传播,在到达突触后终止。神经元的基本功能是接收和传递信号,神经元能直接接收来自外界环境的信号,也可以接收从其他细胞传递来的信号。信号的传入一般发生在神经元的树突及胞体,传入的信号可以是兴奋性的也可以是抑制性的。信号传入导致神经元产生的分级电位称为兴奋性突触后电位或抑制性突触后电位。这些分级电位可以在时空上进行叠加(即时间上和空间上的总和),当其总和超过阈值时,神经元的触发区会产生一个动作电位的电脉冲。此脉冲具有固定的形态和大小,而且在轴突传递的过程中不发生改变。动作电位是沿轴突传递至突触部位,而突触是一个神经元与另一个神经元或效应器相连的部位。突触释放神经递质,作用于靶细胞,如交感神经节后神经纤维释放去甲肾上腺素,作用于平滑肌(图1-5)。

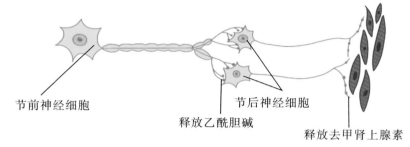

节前神经细胞　　　　　　　　　　　　节后神经细胞

释放乙酰胆碱

释放去甲肾上腺素

图1-5　内脏运动神经(交感神经)

交感神经

二、自主神经系统

内脏运动神经系统调节内脏、心血管的运动和腺体的分泌,通常不受人的意志控制,是不随意的,故有观点将内脏运动神经系统称为自主神经系统,由位于中枢神经系统和周围神经系统中与内脏环境的调控有关的神经元组成,其功能是通过对腺体、心肌和平滑肌的支配,完成与躯体神经系统活动的紧密整合。内脏运动传导通路与躯体传导通路不同,前者在周围有中继的突触联系,因此,在中枢神经系统和效应器之间至少有两个神经元,即节前神经元和节后神经元。节前神经元的胞体位于脑干的内脏运动核和脊髓的灰质侧角内。它们的轴突通常为薄髓纤维,经相应的脑神经和脊神经出中枢神经系统,然后至周围神经节与节后神经元形成突触联系。节后神经元的轴突通常是无髓的。节后神经元的数量远大于节前神经元;1个节前神经元可与15~20个节后神经元形成突触。因此,使自主神经系统的作用范围更加广泛。

自主神经系统包括两类神经元:神经节前神经元和神经节后神经元。前者的细胞胞体位于中枢神经系统的脑干、胸髓或骶髓中,而后者是真正的效应器的运动神经元,但位于中枢神经系统以外的外周神经节。神经节前纤维通过脊神经前根离开中枢神经,而神经节后纤维仅在外周神经或神经丛中被发现(图1-6)。

自主神经系统可分为三个主要部分:交感神经、副交感神经和肠神经。尽管它们的分布和结构不同,但功能上却是紧密相关的。绝大多数(但不是全部)自主神经系统支配的结构均接受交感神经纤维和副交感神经纤维的双重支配,而肠神经系统则是位于胃肠道壁内的固有神经元网络(图1-6)。

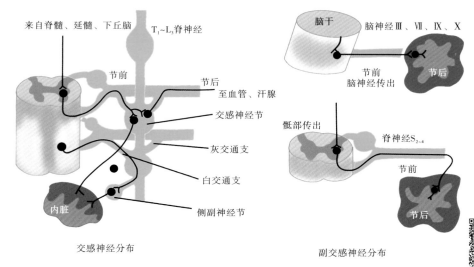

图1-6　自主神经节

(一)交感神经系统

交感神经节前神经元胞体在 $T_1 \sim L_3$ 脊髓灰质侧柱中间外侧核,由此核发出的节前纤维经过脊髓经相应的前根进入脊神经,很快又经白交通支进入交感神经节。交感神经节按照位置可分为椎旁神经节(交感干)和椎前神经节。交感神经节是节后神经元胞体所在处,其发出轴突即为节后神经纤维(图1-7)。类似的神经元在脊髓 $T_1 \sim L_3$ 节段以上和以下节段的侧角内也存在,所发出的少量纤维经其他的前根离开。交感神经节前神经元释放的神经递质主要是乙酰胆碱。

交感干是指2条带有神经节的神经条索,上自颅底下至尾骨,分列于脊柱的两旁。神经节通过很短的神经纤维,即灰、白交通支与脊神经相连。节前纤维经白交通支连至交感干,而节后神经元的轴突则经灰交通支离开交感干。颈部交感干位于每侧颈动脉鞘的后面,颈椎横突的前面。胸交感干位于肋骨头的前面,腹部交感干则位于腰椎体的前外侧,盆部交感干贴行于骶前孔内侧的骶骨前面。最终,两交感干在尾骨前面汇合于正中单一的终末神经节。颈部的交感神经节通常融合为3个。由颈上神经节的头端发出的颈内动脉神经,作为交感干向上的延续,伴随颈内动脉穿过颈动脉管进入颅内。胸部有 $10 \sim 12$ 个神经节,腰部有4个神经节,骶部有 $4 \sim 5$ 个神经节。

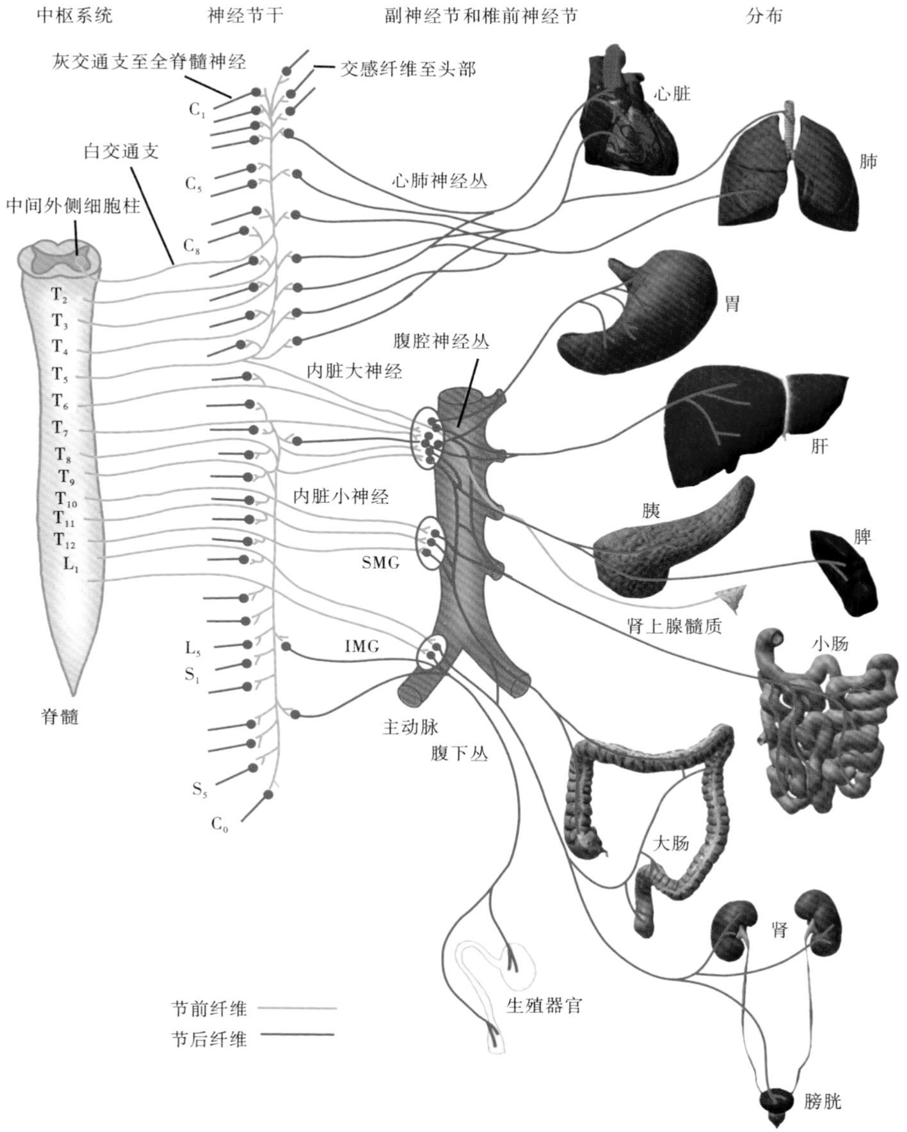

中枢系统　　　　　神经节干　　　　副神经节和椎前神经节　　　　　分布

灰交通支至全脊髓神经
交感纤维至头部
心脏
肺
白交通支
心肺神经丛
中间外侧细胞柱
C_1
C_5
C_8
T_2
T_3
T_4
T_5
T_6
T_7
T_8
T_9
T_{10}
T_{11}
T_{12}
L_1
腹腔神经丛
内脏大神经
胃
内脏小神经
肝
胰
SMG
肾上腺髓质
脾
脊髓
L_5
S_1
小肠
IMG
主动脉
腹下丛
S_5
C_0
大肠
肾
生殖器官
节前纤维 ————
节后纤维 ————
膀胱

交感神经的分布

图 1-7　交感神经

　　进入交感干的节前神经纤维有几种去路(图 1-8,表 1-1)。交感神经节后神经元的胞体,大多数位于交感干神经节内或大部分周围神经丛的神经节内。节后纤维为无髓纤维,以多种方式分布于靶器官。由交感干神经节发出的节后纤维,可经灰交通支返回至发出节前纤维的脊神经,通常在该白交通支的近端进入脊神经,再经脊神经的前、后支分布到其支配区的血管、汗腺和立毛肌等结构。交感神经的节后纤维可以经神经节的内侧支直接到达特定的脏器,或支配附近的血管,或沿这些血管至其分布区域。它们在离开交感干之前也可以在干内上行或下行。很多纤维以神经丛的形式沿动脉和管道分布至较远的效应器。每个单一的节前纤维,可能只与一种效应器系统的节后神经元形成突触,也即意味着不同效应器如分泌汗液和缩血管功能的支配都是分开的。

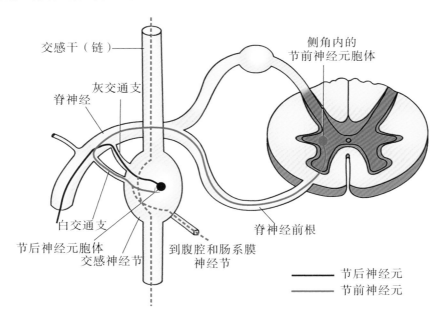

进入交感干的节前神经纤维去路

图1-8　进入交感干的节前神经纤维去路

表1-1　进入交感干的节前神经纤维去路

分类	分析
就近	与最近的神经节内的神经元形成突触
上行或下行	穿过最近的神经节在交感干内上行或下行后终止于其他神经节的神经元,一个节前纤维可以终止在一个神经节内,也可以通过其侧支与几个神经节内的神经元形成多突触联系
至内脏	穿过最近的神经节在交感干内虽上行或下行,但不形成突触,而成为由交感干直接发出的向内侧(胸腔、腹腔、盆腔方向)的分支,与自主神经丛内的神经节形成突触

（二）副交感神经系统

副交感的节前神经元胞体（内脏运动神经）在 $S_2 \sim S_4$ 脊髓灰质的骶副交感核和脑干的一般内脏运动核中，这些核中的细胞发出的纤维即为节前纤维，其分别经过盆神经（丛）和脑神经（动眼神经、面神经、舌咽神经和迷走神经）达到副交感神经节。副交感神经节位于器官周围或器官壁内，称为器官旁节和器官内节，节内细胞即为节后神经元；位于颅部的副交感神经节较大，肉眼可见，有睫状神经节、下颌下神经节、翼腭神经节和耳神经节等，其发出轴突即为节后神经纤维（图1-9）。

（三）肠神经系统

肠神经系统是一个功能独立的系统，称为肠脑，又称为"第二大脑"，它可以接受交感神经系统和副交感神经系统的辅助调节，也可以单独发挥作用，支配食管、胃、肠、胰腺和胆囊。肠神经元总数可达到 10^8 个，相当于脊髓中所有神经元的总和，其中有三类神经元：感觉神经元、中间神经元、运动神经元，构成了完整的反射通路（图1-10）。肠神经系统由肌间神经丛和黏膜下神经丛组成（表1-2），这些神经丛始于食管下段，一直延续到肛管齿状线水平。其中较大的肌间神经丛围绕着整个消化管道周围，主要支配平滑肌，传导肠壁的牵拉和膨胀等刺激信息，调节纵行肌和环行肌的舒缩和肠管的蠕动；较小的黏膜下神经丛主要支配肠黏膜，传导胃肠道内的各种刺激形成的冲动，以及调节肠上皮细胞的分泌、肠血管的舒缩和水及电解质代谢。肠壁内还有一种特殊的细胞是 Cajal 间质细胞（interstitial cell of Cajal，ICC），ICC 与肌间丛神经元的轴突终末形成突触样连接（图1-11）。ICC 是胃肠慢波活动的起搏器和传导者，其功能为胃肠基本电节律的起搏细胞、肠神经递质的介质、机械感受器的作用。

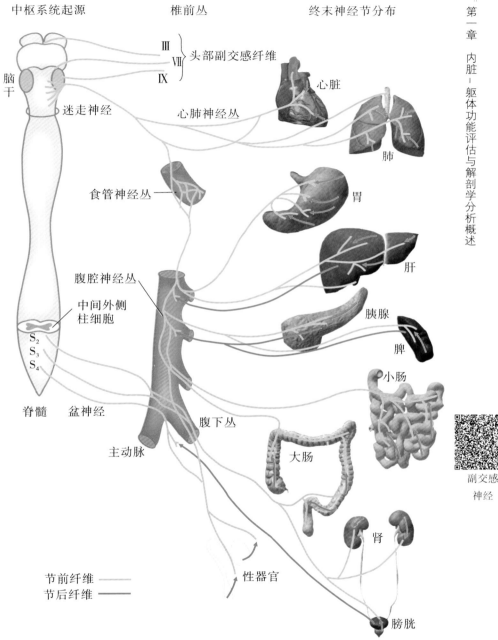

中枢系统起源　　　　椎前丛　　　　　终末神经节分布

III
VII 头部副交感纤维
IX

脑干

迷走神经

心肺神经丛

心脏

肺

食管神经丛

胃

肝

腹腔神经丛

中间外侧柱细胞

胰腺

脾

小肠

S₂
S₃
S₄

脊髓　盆神经

腹下丛

主动脉

大肠

肾

节前纤维
节后纤维

性器官

膀胱

副交感神经

图 1-9　副交感神经

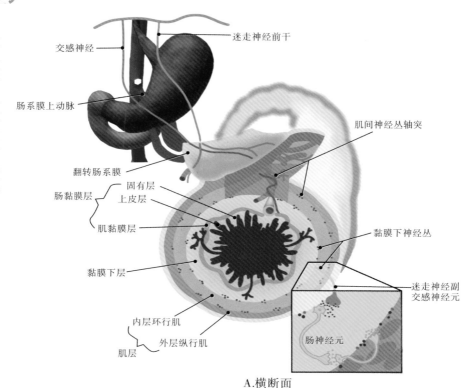

交感神经

迷走神经前干

肠系膜上动脉

肌间神经丛轴突

翻转肠系膜

肠黏膜层 { 固有层 上皮层

肌黏膜层

黏膜下神经丛

黏膜下层

迷走神经副交感神经元

内层环行肌

外层纵行肌

肠神经元

肌层

A.横断面

肠神经

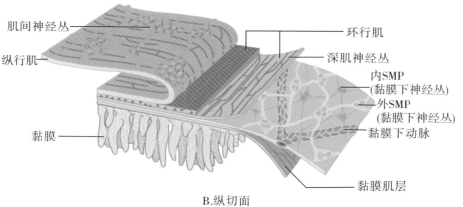

肌间神经丛

环行肌

纵行肌

深肌神经丛

内SMP（黏膜下神经丛）

外SMP（黏膜下神经丛）

黏膜

黏膜下动脉

黏膜肌层

B.纵切面

图1-10　肠神经系统

　　人类小肠肠神经系统存在2个神经节的神经丛：外肌层纵行和环行肌之间的肌间神经丛和黏膜下神经丛（SMP），后者分内、外两部。神经纤维联系各种神经节形成支配纵行肌、环行肌和黏膜肌层、固有动脉和黏膜的神经丛。外源轴突则走行于这些神经束之间。此外还有胃、肠、胰内分泌细胞和肠相关淋巴结的神经分布（此处没有绘出）。

表1-2　消化道内在神经系统及其功能

项目	肌间神经丛	黏膜下神经丛
位置	纵行肌和环行肌之间	黏膜下层
神经元类型	大量兴奋性和抑制性运动神经元,少量感觉和中间神经元	兴奋性和抑制性运动神经元,感觉和中间神经元
功能	运动神经元主要分布在平滑肌和起搏细胞ICC,调控平滑肌张力和收缩频率	主要调控黏膜的分泌、上皮细胞的吸收和黏膜血流量
局部反射	感觉神经元可以接受肠腔内理化刺激,如胃肠扩张、胃肠激素等刺激,反射性调节胃肠平滑肌运动	感觉神经元可以接受胃肠道内的激素、扩张等刺激,反射性调节腺体、上皮的分泌和吸收活动,还可调节黏膜血流量

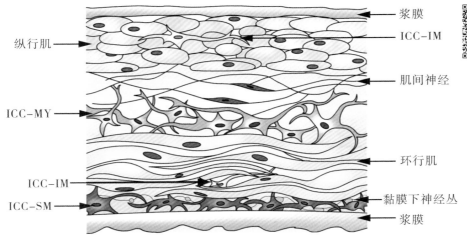

肠道 ICC

图1-11　胃肠道平滑肌 Cajal 间质细胞(ICC)分布

ICC-IM:肌纤维之间ICC;ICC-MY:纵行与环行肌之间与肌间神经丛重叠分布的肌层间ICC;ICC-SM:环行肌层与黏膜层之间ICC。

(四)平滑肌的神经支配

平滑肌的收缩由神经、激素或邻近细胞传递的去极化刺激而引起。部分平滑肌接受密集的神经支配,可以精准调节平滑肌的收缩,如瞳孔括约肌和瞳孔开大肌,这样的平滑肌被称为多单位平滑肌,大多数血管的平滑肌属于此类型。其他平滑肌的神经纤维较稀疏,可自发地或受牵拉后产生肌源性兴奋,其活动受到激素的调节,这类平滑肌主要位于胃肠道壁(图 1-12)、膀胱壁、输尿管壁、子宫壁和输卵管壁,神经的分布主要对它们内源性产生的收缩频率和力量起到总体调节的作用,也被称为单个单元平滑肌。

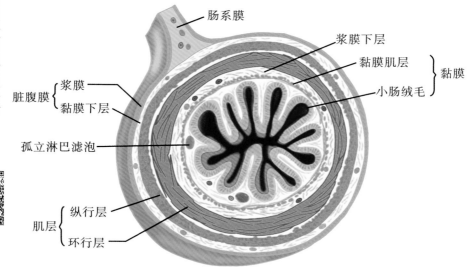

图 1-12　胃肠道平滑肌

(小肠:经小肠上部横切面)

肠壁

分布于平滑肌的运动神经(传出神经)是神经元的无髓神经轴突,交感神经胞体在自主神经节或交感干,副交感神经的胞体位于神经支配区域附近的自主神经节。神经纤维分支广泛,覆盖平滑肌表面的大部分,而且发出分支进入肌束内,单个轴突分支的末端形成串珠状,膨大的部位为膨体,内有小泡和线粒体,膨体间相隔较细的部分(图 1-13)。每个膨体都被看作一个递质释放的位点,从功能上来说,是一个神经末梢,因此自主神经末梢不存在典型的突触。通过这种方式,单个自主神经元的轴突分支可以形成大量的神经末梢,可多达几十万个(躯体运动神经元最多只形成几百个)。平滑肌内的神经肌肉接头与骨骼肌内的不一样,神经递质弥散的间隙宽度为 10～100 nm,甚至达到 1 μm,但是传递速度较慢。

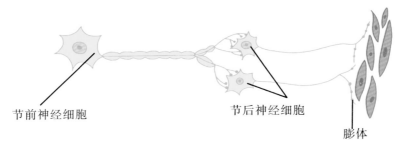

节前神经细胞　　　　　节后神经细胞

膨体

图 1-13　内脏运动神经末梢膨体

（五）血管的神经支配

血管由自主神经传出纤维支配,调节血管壁平滑肌的收缩状态（肌张力）和血管特别是动脉和微静脉的直径。周围神经在动脉外膜内分支并吻合,形成围绕动脉的网状结构。在一些大的肌性动脉中,神经偶尔存在于中膜的最外层（1-14）。

大多数神经是来自交感神经节前神经元的节后纤维。神经分布的密度在不同的血管中存在差异,而且在身体的不同部位也不同:一般在静脉和较大的淋巴管中稀疏。有明显肌层的大静脉,如肝门静脉,有丰富的神经支配。脑内的一些血管可能接受脑内神经元的神经支配,但脑血管的神经支配与代谢性和自我调整（对拉伸刺激的局部反应）相对作用很小。

内脏运动
神经末梢
膨体

血管平滑肌的神经支配非常复杂。肾上腺素作用于肌细胞膜中的 α-肾上腺素受体,使血管收缩。同时,血液中的激素、一氧化氮（NO）和前列腺素因子及内皮细胞释放的内皮素等都对平滑肌细胞有很强的作用。神经递质从中膜的外表面到达肌细胞,而激素和内皮因子从血管内表面扩散到肌细胞。在部分组织器官中,交感神经胆碱能受体抑制平滑肌收缩,从而使血管舒张。血管平滑肌具有相应拉伸和剪切的肌源性活性。大多数动脉与其伴行的神经到达靶器官,这些血管周围的神经是独立的,不支配所伴行的血管。

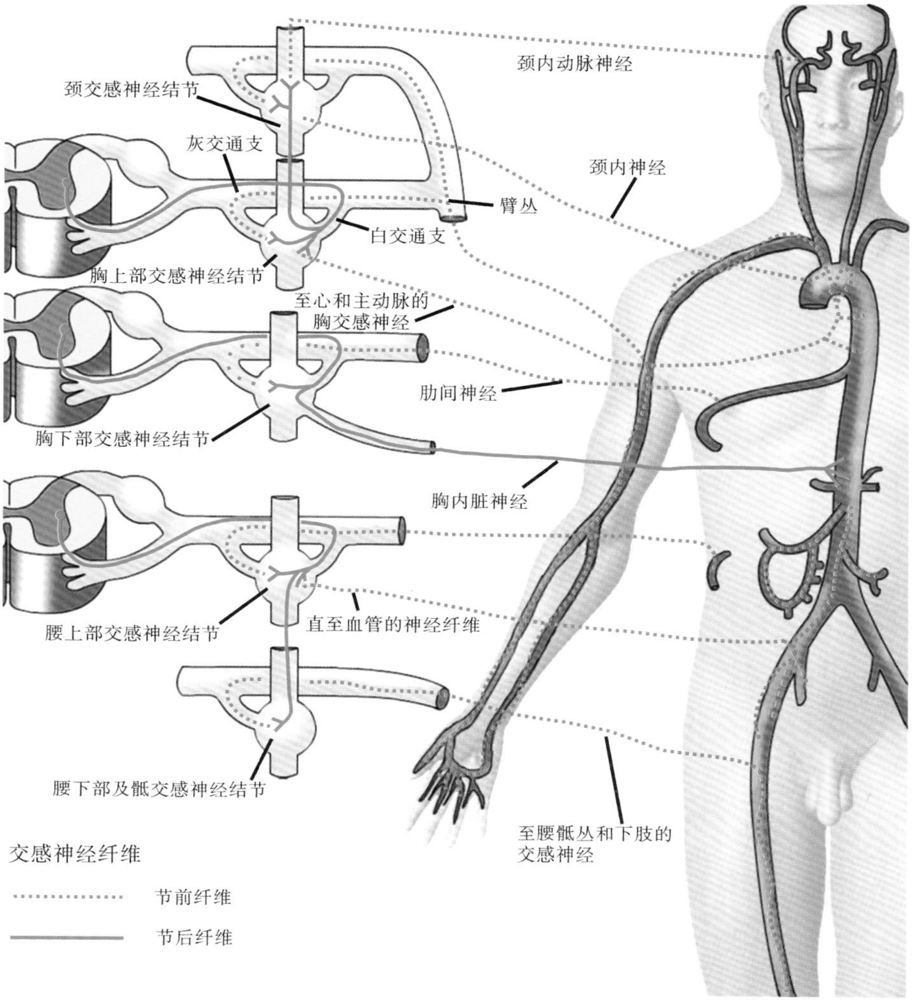

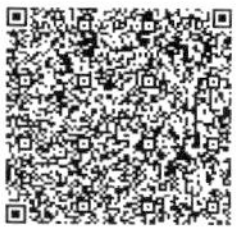

颈交感神经结节

灰交通支

胸上部交感神经结节

胸下部交感神经结节

腰上部交感神经结节

腰下部及骶交感神经结节

颈内动脉神经

颈内神经

臂丛

白交通支

至心和主动脉的胸交感神经

肋间神经

胸内脏神经

直至血管的神经纤维

至腰骶丛和下肢的交感神经

交感神经纤维

血管的神经支配

········· 节前纤维

———— 节后纤维

图 1-14　血管的神经支配

三、自主神经递质

(一)类型

自主神经通过神经递质的释放调控着许多内脏功能,主要的神经递质有乙酰胆碱和去甲肾上腺素。

交感神经和副交感神经的节前神经元末端释放乙酰胆碱。副交感神经的节后神经元和支配汗腺、血管舒张的交感神经节后神经元也分泌乙酰胆碱。大部分交感神经的节后神经元释放去甲肾上腺素（属于儿茶酚胺类）。去甲肾上腺素和肾上腺素由肾上腺分泌，同时许多内脏神经也释放二者，但肾上腺素是不被看作交感神经的递质。P 物质、生长激素抑制素、血管活性肠肽、腺苷、腺苷三磷酸也有内脏神经递质的作用（图 1-15）。

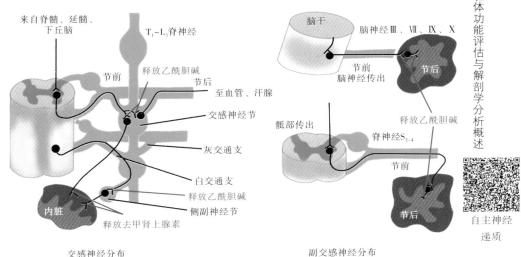

图 1-15　自主神经递质

（二）功能

自主神经系统可分为胆碱能神经和肾上腺素能神经。胆碱能神经元包括交感和副交感神经的节前神经元、副交感神经的节后神经元、支配汗腺和血管舒张的交感神经节后神经元。外周血中通常无乙酰胆碱。由于胆碱能神经元末梢有高浓度的胆碱酯酶，因此局部分泌的乙酰胆碱通常在短时间内、较为局限地发挥作用。

肾上腺髓质内，节后神经元失去轴突而发生变异，直接将儿茶酚胺释放入血，作用于髓质的节前胆碱能神经元成为肾上腺的分泌神经。大部分的交感神经节后神经元为肾上腺素能神经元。去甲肾上腺素比乙酰胆碱持续时间更长，作用区域更广。

（三）受体

根据对药物的不同敏感性，存在两种类型去甲肾上腺素受体：α 受体和 β 受体。α 受体调节血管收缩，β 受体介导心率加快、心肌收缩力增强。α

受体和 β 受体均有两个亚型：α_1、α_2 和 β_1、β_2。

乙酰胆碱受体包括两种：毒蕈碱型受体（M 受体）和烟碱型受体（N 受体）。M 受体产生副交感神经兴奋效应，即心脏活动抑制，支气管胃肠平滑肌和膀胱逼尿肌收缩，消化腺分泌增加，瞳孔缩小等。N 受体有两个亚型：N_1 和 N_2。N_1 受体位于神经节突触后膜，可引起自主神经节的节后神经元兴奋，N_2 受体位于骨骼肌终板膜，可引起运动终板电位，导致骨骼肌兴奋（表 1-3）。

表 1-3　效应器官与自主神经兴奋

器官	具体组织	胆碱能效应（M 受体）	去甲肾上腺素能效应	
			受体类型	效应
眼睛	瞳孔开大肌	/	α	瞳孔开大
	瞳孔括约肌	瞳孔缩小	/	/
	睫状肌	收缩，视近物	β	松弛，视远物
心脏	窦房结	减慢心率	β_1	增快心率
	心房肌	减弱收缩	β_1	增强收缩力量
	房室结和传导系统	减慢传导速度，房室传导阻滞	β_1	提高传导速度
	心室肌	/	β_2	增加收缩力量和提高传导速度
动脉	心脏（冠状动脉）、骨骼肌、肺、腹腔内脏、肾	扩张	α	收缩
			β_2	扩张
	皮肤黏膜、脑、唾液腺	/	α	收缩
全身静脉系统		/	α	收缩
			β_2	扩张
肺	支气管平滑肌	收缩	β_2	松弛
	支气管腺体	促进分泌	/	抑制
胃	平滑肌蠕动和张力	增加	α、β_2	通常减少
	括约肌	松弛	α	通常收缩
	腺体分泌	促进	/	抑制

续表1-3

器官	具体组织	胆碱能效应（M 受体）	去甲肾上腺素能效应	
			受体类型	效应
肠	蠕动和张力	增加	α、β_2	减少
	括约肌	通常松弛	α	收缩
	分泌	促进	/	抑制
胆囊和胆管		收缩	/	松弛
膀胱	逼尿肌	收缩	α	通常松弛
	三角区和括约肌	松弛	β	收缩
输尿管蠕动和张力		增加	α	抑制
子宫		对子宫作用不明显	α、β	妊娠子宫收缩,非妊娠子宫舒张
男性性器官		勃起	α	射精
皮肤	竖毛肌	/	α	收缩
	汗腺	总体在分泌	α	轻微的手掌和其他部位分泌
脾浆膜		/	α	收缩
			β_2	松弛
肝		/	α、β_2	肝糖原分解
胰腺	腺泡细胞	促进分泌	α	减少分泌
	胰岛细胞	促进胰岛素和胰高血糖素的分泌	α	减少胰岛素和胰高血糖素的分泌
			β_2	促进胰岛素和胰高血糖素的分泌
唾液腺		分泌水样分泌物	α	分泌黏稠分泌物
			β_2	淀粉酶的分泌
泪腺		促进分泌	/	/
鼻咽腺体		促进分泌	/	/
脂肪组织		/	β_1	促进脂肪分解
肾脏中的球旁细胞		/	β_1	促进肾素分泌
松果体		/	β	促进褪黑素的分泌

（四）致敏作用

自主神经效应器（血管平滑肌、心肌、腺体）在部分或完全脱离其正常的神经连接后,对于正常作用期的神经递质将会更加敏感,这被称为去神经增敏状态。

四、内脏的感觉神经

感觉神经元将内外环境的各种刺激传入中枢部,脊神经的传入神经元属于假单极神经元,胞体在背根神经节,中枢突与脊髓灰质后角神经元相连,周围突和外周感受器相连。内脏感觉传导通路在很多方面和躯体感觉传导通路很相似。内脏感觉神经元的周围突穿行于自主神经节或神经丛内,也可以穿行在躯体神经内,中枢突伴随躯体感觉神经纤维经脑神经或脊神经后根进入中枢神经,在中枢神经内形成复杂的联系以介导自主性反射和内脏感觉(图1-16)。

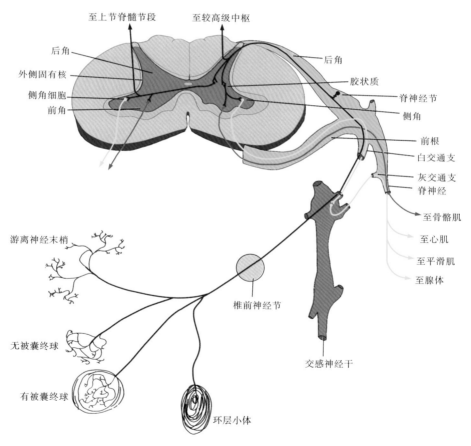

图1-16　内脏神经(感觉和运动)

　　自主神经系统的传入神经来自内脏器官和血管壁,胞体位于背根神经节或脑神经节,自主神经系统的功能在于内脏反射。大多数内脏感觉无法达到意识水平。副交感神经传入神经与控制咳嗽或瞳孔对光反射等反射活动更为相关。

　　来自内脏和血管的一般内脏感觉神经纤维伴随其运动神经纤维一起走行,这些纤维都属于胞体位于某些脑神经节和脊神经节内的假单极神经元所发出的周围突。一般走行在迷走神经、舌咽神经(图1-17)及其他一些脑神经中;沿第2~4骶神经走行的纤维组成盆内脏神经;走行于胸和上腰段(T₁~L₃)脊神经内的纤维,经过交通支并沿着交感神经支配的内脏和血管走行分布。

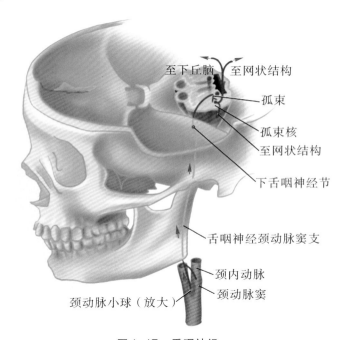

舌咽神经

图1-17　舌咽神经

　　迷走神经(副交感神经)的一般内脏感觉纤细的胞体,位于迷走神经上神经节和下神经节内,其周围突分布于咽和食管壁,并与舌咽神经的一般内脏感觉纤维共同作用于咽部,参与完成吞咽反射(图1-18)。迷走神经的传入纤维还分布于甲状腺和甲状旁腺。在胸部,迷走神经感觉纤维分布在心脏、大血管壁、主动脉小体和感受血压升高刺激的压力感受器。在肺内感觉纤维随肺丛分布,到达支气管黏膜,可能参与咳嗽反射,到达支气管肌的感觉纤维末梢呈卷须状围绕在肌细胞周围,有时被称为肌梭,可以感受肌细胞长度变化的刺激,分布于肺泡间结缔组织的球形末梢与分布于肌细胞上的末梢一起,可以引发肺牵张反射,分布于肺动脉外膜上的感觉神经末梢可能是压力感受器;分布于肺静脉内膜上的是化学感受器。迷走神经的一般内脏感觉纤维末梢还分布于胃肠道的壁内、消化腺和肾。分布于内脏及其管壁内的感觉神经纤维对牵拉和收缩刺激发生反应。来自胃的刺激可以引起饥饿和恶心的感觉。

迷走神经

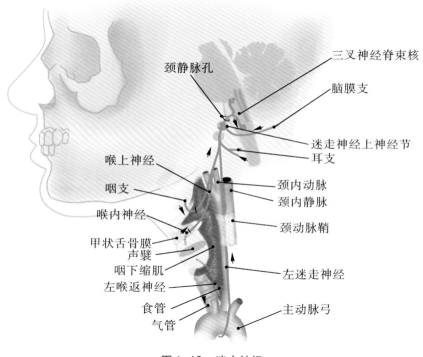

图1-18 迷走神经

经脊神经后根进入脊髓的内脏感觉纤维终止于脊髓的灰质。几乎所有的迷走神经和舌咽神经的中枢突感觉纤维都终止于脑干的孤束核,约5%的迷走神经感觉纤维直接投射并终止于颈髓的上部(C_1 和 C_2),并参与相关的牵涉性感觉,以及对伤害性感觉调控的脊髓固有机制。内脏感觉神经纤维在中枢神经系统内建立的联系可以介导很多自主性反射。此外,传入冲动还能介导一些内脏感觉,如饥饿、恶心、性冲动、膀胱扩张等。内脏痛觉神经纤维也循着这些通路传导。虽然内脏对切割、挤压或烧灼等刺激不太敏感，但过度牵拉及一些病理状态均可产生内脏痛。当内脏器官发生疾病时，在内脏发生病变的附近（内脏痛部位），或在一些皮区，或一些其他组织都会产生模糊性痛，这是因为这些区域的躯体感觉神经纤维，与该病变内脏的感觉神经纤维进入了共同的脊髓节段，这种现象称为牵涉痛。如果疾病从病变内脏扩散至邻近的壁层浆膜（腹膜），躯体感觉神经纤维受到刺激引起局部的躯体痛，通常称为痉挛性牵涉痛。牵涉痛通常与局部皮肤敏感有关。

盆内脏神经的传入神经纤维分布于盆腔脏器和结肠远端的部分。内脏感受器的分布非常广泛，位于肌层内的牵张感受器与直径较粗的有髓纤维相连，可以感受肌肉收缩时的刺激。分布在膀胱和尿道近端的痛觉神经纤维可通过两条路径传导，一条随盆内脏神经走行的感觉神经纤维可达骶髓，另一条路径则经交感神经到达其位于下胸及上腰部的脊神经节内的胞体。

总之，伴随交感神经节前纤维、节后纤维走行的内脏感觉神经纤维通常呈节段性分布，并按照其支配的区域或相关的内脏，终止于发出节前纤维的脊髓节段。进入胸髓和上腰髓的一般内脏感觉神经纤维主要与痛觉有关。来自咽、食管、胃、肠、肾、输尿管、膀胱和肝外胆道的痛觉传入神经纤维主要经交感神经通路传导。心脏的痛觉传入冲动主要经第 $1\sim5$ 胸心神经传入脊髓，心肌缺氧可引起心绞痛，这种痛为典型的胸骨前痛，并牵涉大面积的左胸部，放射到左肩及左臂内侧面，沿左颈部到下颌和枕部，并向下到达腹上部。经迷走神经心支传入的心感觉神经纤维与心脏的降压反射有关。输尿管的痛觉神经纤维也走行于交感神经内，可能与结石导致输尿管梗阻引起剧烈的肾绞痛有关。睾丸和卵巢的感觉神经纤维沿各自的神经丛，经第 $10\sim11$ 胸神经到达该脊神经节内的胞体。

有些分布于肠道、肺、心脏和血管的一级感觉神经元也具有传出功能，因为这些感觉神经纤维的末梢在轴突反射过程中可以释放递质。释放的主要递质是 P 物质、降钙素基因相关肽和三磷酸腺苷（ATP）。这些物质作用于靶细胞可以引起血管扩张、增加小静脉的渗透性、改变平滑肌的收缩性、肥大细胞的脱颗粒及对白细胞和成纤维细胞的各种作用等一系列的生物效应，这个系列过程称为周围神经源性炎症。这些递质的局部释放，对维持组织的完整和损伤后的修复都具有重要的营养作用。

五、内脏神经的功能分析

内脏神经系统由周围传入和传出神经元（自主神经）组成，调节机体的内环境和控制内外环境间的交换。自主神经系统和内分泌系统一同调节机体的稳态并控制多种功能和行为。机体很多正常功能是通过一系列来自内脏、平滑肌、心肌和腺体的传入信息的反射活动无意识完成的。自主神经系统由三部分组成。①副交感神经，参与休息和恢复；②交感神经，作为机体应激和危险警报系统，并为机体活动水平增加做准备，还参与逃跑、恐惧、战斗反应；③肠神经系统，控制肠道平滑肌的功能。交感神经和副交感神经对靶器官的影响在很大程度上是对立的或交互的，因此，如果交感神经系统的活性水平高，则副交感神经系统的活性就会低。但是，一些部位只接受单一类型神经的支配，如汗腺只有交感神经支配，唾液腺和泪腺只有副交感神经支配。

自主性活动并不是由一般内脏感觉通路之间的反射联系单独引发或调控的，所以这些通路中的冲动也不能激活一般内脏运动。例如，很多情形下引发的交感神经兴奋，都是由躯体感觉特别是来自特殊感觉或皮肤一般感觉的刺激所导致。血压升高和瞳孔散大，可能是因皮肤和其他组织内的躯体感受器受到刺激而引起。周围的自主性活动是在脑干和大脑内的较高水平整合的，包括脑干网状结构的许多核团、丘脑和下丘脑、边缘叶和前额叶新皮质，这些结构通过上行和下行传导通路相互联系在一起。

交感神经系统和副交感神经系统在功能上是相互拮抗的（因为它们各自的活动在靶器官会产生相反的效应），交感神经的作用更广泛，而副交感神经的效应通常是局部的。更为准确的概念认为，这两套神经元共同构成了一个完整的系统，以维持对内脏功能和内环境稳态的神经调节。进而认为交感神经系统不仅可被广泛地激活，如在恐惧或愤怒时，而且证明交感神经系统也能被单独激活。总之，交感神经兴奋可以使皮肤动脉收缩（以增加对心脏、肌肉和脑的血供）、心率加快、血压升高、括约肌收缩及胃肠蠕动减慢，所有这些效应都是为了适应增强的活动。副交感神经的兴奋可使心率减慢、肠腺分泌增多及胃肠道蠕动增强，这些可以认为与身体的能量储备有关（图1-19）。

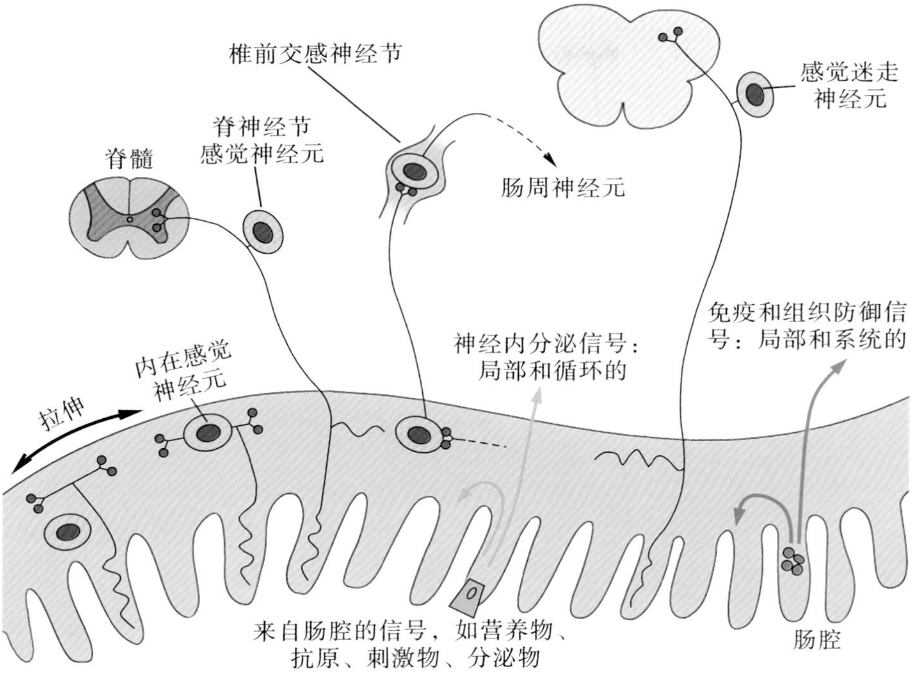

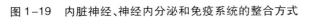

椎前交感神经节

脊神经节
感觉神经元

脊髓

感觉迷走
神经元

肠周神经元

内在感觉
神经元

拉伸

神经内分泌信号:
局部和循环的

免疫和组织防御信
号:局部和系统的

来自肠腔的信号,如营养物、
抗原、刺激物、分泌物

肠腔

图1-19 内脏神经、神经内分泌和免疫系统的整合方式

六、内脏的中枢调节

内脏神经系统在大脑和脊髓的多个区域均存在一个功能上的等级调节。等级调节通过内脏反射在人体纵轴的不同水平发挥影响。

(一)脊髓

蠕动调节和排尿反射等自主反射在脊髓形成,大脑下行通路可对其修正、抑制或激发。以排尿反射为例进行分析。位于骶髓的 $S_2 \sim S_4$ 水平的节后副交感神经元参与构成控制膀胱的基础反射环路。当膀胱膨胀的感觉信号传入到中枢,然后激发到副交感神经元时,副交感神经纤维发出冲动,激发膀胱逼尿肌收缩,抑制尿道括约肌,从而完成排尿。婴幼儿时期,排尿功能便是初级的逼尿肌反射。童年过后,该反射受到高级神经中枢下行通路的影响,包括有意识地进行括约肌松弛进而排尿,或者有意识地进行括约肌收缩进而抑制排尿。

（二）脑干

脑干位于大脑下方,脊髓和间脑之间,属于中枢神经系统的一部分,呈不规则的柱状形。脑干自下而上由延髓、脑桥、中脑三部分组成。延髓部分下连脊髓。脑干的功能主要是维持个体生命,包括心跳、呼吸、消化等一系列重要生理功能。

1.延髓　延髓同脊髓的双向联系为灰质旁的有髓固有纤维束。舌咽神经和迷走神经传入纤维在孤束核终止,参与调节呼吸、心血管和消化功能。大多数的反射活动同延髓的内脏传出性核团和网状结构有关,这些区域可能参与调节血糖水平、分泌唾液、排尿、恶心、打喷嚏、咳嗽和呕吐。

2.脑桥　臂旁核是位于脑桥内的神经核团,包绕于小脑上脚内侧和外侧,包括臂旁内侧核和臂旁外侧核。臂旁外侧核接受来自一般内脏感觉核的传入,臂旁内侧核接受来自孤束核头部的传入。从孤束核来的传入纤维在同侧脑干内上行。臂旁内侧核发纤维投至同侧丘脑,也发出纤维至下丘脑和杏仁核,与味觉信息加工有关。臂旁外侧核发出纤维至下丘脑和杏仁核的核团,腹侧有一群大细胞,发出纤维投至孤束核。这些神经元与呼吸的中枢控制有关,主要控制呼吸节律性。

3.中脑　眼的调节反射、瞳孔对光反射及其他反射活动在中脑第Ⅲ对脑神经的神经元核团复合体附近实现整合。

（三）下丘脑

下丘脑位于丘脑沟以下,形成第三脑室下部的侧壁和底部。重量仅4 g,占全脑的0.3%左右,它是自主神经的皮质下最高中枢,边缘系统、网状结构的重要联系点,垂体内分泌系统的激发处。主要包括乳头体、结节部、视上部(由视上核和室旁核组成)。下丘脑面积虽小,但接受很多神经冲动,故为内分泌系统和神经系统的中心。它们能调节垂体前叶功能,合成神经垂体激素及控制自主神经功能。下丘脑调节人体的体温、摄食、水平衡、血压、内分泌和情绪反应等重要生理过程(表1-4)。

下丘脑作为自主协调的重要区域,下丘脑的后部区域参与交感神经系统的调节,下丘脑的前部区域参与副交感神经的调节。

表1-4　下丘脑三种途径对机体进行调节

类型	特点
下行神经通路	下丘脑核发出的下行传导束到达脑干和脊髓的自主神经中枢,再通过自主神经调节内脏活动

续表1-4

类型	特点
下丘脑-垂体束	下丘脑的视上核和室旁核发出的纤维构成下丘脑-垂体束到达神经垂体,两核分泌的血管加压素(抗利尿激素)和催产素沿着此束流到神经垂体内储存,在神经调节下释放入血液循环
神经内分泌	下丘脑分泌多种多肽类神经激素,对腺垂体的分泌起特异性刺激作用或抑制作用,称为释放激素或抑制释放激素

(四)边缘系统

边缘系统包括海马、海马旁回及内嗅区、齿状回、扣带回、乳头体及杏仁核。上述结构通过 Papez 环路相互联系,并与其他脑结构(新皮质、丘脑、脑干)有广泛联系,所以边缘系统的作用是使中脑、间脑和新皮质结构之间发生信息交换。边缘系统也称为内脏脑,通过与下丘脑及自主神经系统的联系,参与调节情绪的内脏表现和驱动性行为、恐惧、愤怒、侵略、进食活动等。激活该系统会出现下列自主活动:心血管及消化道反应、排尿、排便、竖毛反射、瞳孔变化。

(五)大脑新皮质

大脑新皮质针对外界刺激(如坏消息或好消息)的反应可能激发诸如面部潮红或泛白等自主反应。低血压或者心率下降导致的晕厥可能是情绪刺激诱发迷走神经兴奋性增加导致的。

第二节　内脏-躯体反射

一、内脏感觉传入的通路

内脏器官的感觉神经接受内脏的刺激,并将其转化为神经冲动传入中枢,中枢神经可直接通过内脏运动神经和躯体运动神经,完成内脏-内脏反射和内脏-躯体反射。内脏感觉神经也可通过复杂的传导途径,将冲动传导到大脑皮质,引起意识反应,产生内脏感觉。

（一）内脏感觉神经的特点

内脏感觉神经虽然在形态上与躯体感觉神经大致相同,但是仍有独特特点:①内脏感觉神经纤维数量较少、细纤维占多数,痛阈较高;②内脏对切割等不敏感,但是对于炎症、牵拉、膨胀、缺血等刺激较为敏感;③内脏感觉神经传入途径较为分散,一个脏器的感觉经过多个节段的脊神经进入中枢,如心脏的传入神经进入 $T_1 \sim T_{5/6}$ 的节段;而一条脊神经又包含多个脏器的感觉纤维,如 $T_1 \sim T_{5/6}$ 的节段的神经接受心、肺、食管等内脏神经的传入。因此,内脏感觉往往是弥散的,难以准确定位。

(二)内感受器

内感受器分布在脏器壁内各层和血管壁等,接受物理和化学刺激,如渗透压、压力、温度、离子和化合物浓度的刺激(图1-20)。粗大的有髓或无髓内脏传入神经,终止于环层小体,细小的有髓或无髓内脏传入神经,终止于弥散的内感受器。内感受器的分类见表1-5。

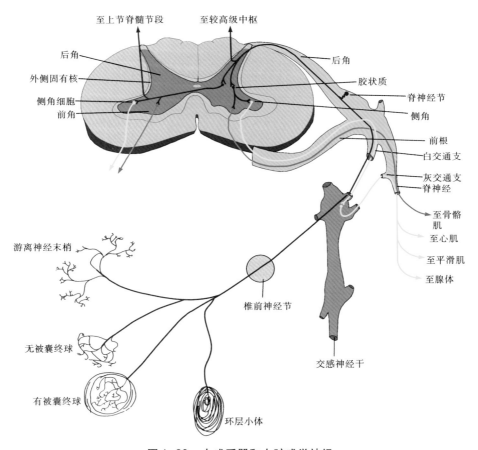

图1-20　内感受器和内脏感觉神经

表1-5 内感受器的分类

分类方法	感受器	特点
按照形态结构分类	游离神经末梢	由感觉神经末梢反复分支,通常见于黏膜上皮层(化学感受器)、浆膜层、平滑肌内膜(机械感受器)、器官结缔组织
	复杂网络	由感觉纤维末梢构成的复杂网络,分布在浆膜的表面和肌层
	环层小体	被囊包绕神经末梢,其被囊为扁平的结缔组织细胞和纤维形成的同心圆板层,见于肠系膜、脏器的支持组织、血管外膜等
按照功能分类	化学感受器	主要有主动脉窦和颈动脉窦,为氧气和二氧化碳浓度感受器;胃黏膜中有感知 pH 的感受器;味蕾具有感受酸、甜、苦、咸的功能
	机械感受器	环层小体属于压力感受器,肠系膜中的环层小体对机械刺激敏感;主动脉窦和颈动脉窦有牵张感受器,能感知血压的变化
	伤害感受器	感受伤害性刺激并产生痛觉
	温度感受器	感知温度,多位于小肠和肠系膜的静脉管壁

（三）内脏感觉的传导通路

内脏感觉的传导通路可分为一般内脏感觉传导通路和特殊内脏感觉传导通路。前者是指嗅觉和味觉以外的全部心、血管、腺体和内脏感觉的传导通路;后者是指嗅觉和味觉传导通路(表1-6)。

表 1-6　内脏感觉的传导通路

类型	不同通路	具体路径
一般内脏感觉传导通路	经过脑神经的传导通路	内脏感觉经过面神经、舌咽神经、迷走神经传入膝神经节、舌咽、迷走神经下节等第一级神经节，其第二级神经元位于孤束核，孤束核发出两个方向的纤维，一个方向是发出交叉的孤束核脊髓束，终止于脊髓灰质，可形成内脏-内脏反射、内脏-躯体反射；另一个方向是发出上行纤维，终止于丘脑腹后内侧核、中线核、板内核、下丘脑，最后再投射到额叶、顶叶皮质、边缘系统
	经过脊神经的传导通路	内脏感觉经过交感神经、骶副交感神经传入中枢，初级神经元胞体（假单极神经元）分别位于 $T_1 \sim L_3$ 和 $S_2 \sim S_4$ 背根神经节，周围突达到内脏，中枢突进入脊髓后角或后联合核，然后通过三种途径上行：①在脊髓中央管背外侧后联合核换神经元（简称换元），至臂旁核在此换元，上至丘脑，然后投射到大脑皮质；②在脊髓灰质中换元，上行至丘脑腹后外侧核，最后投射到大脑皮质中央后回和大脑外侧沟上部；③沿着脊髓固有束上行，至丘脑背内侧核，最后投射到边缘叶
特殊内脏感觉传导通路	味觉	舌上的味觉信息传导通路由三级神经元构成，第一级神经元胞体位于面神经的膝神经节、舌咽神经的下神经节、迷走神经的下神经节，这些神经节中的神经元中枢突进入延髓加入孤束，并和孤束核的第二级神经元连接，孤束核发出神经纤维大部分左右交叉，然后上行至三级神经，即丘脑腹后内侧核（弓状核）的内侧尖部（副弓状核），然后发出纤维至大脑皮质后回和岛叶皮质
	嗅觉	鼻腔上部的嗅觉信息传导通路由两级神经元组成，一级神经元位于嗅细胞，中枢突组成约 20 条嗅丝，通过筛板进入嗅球，二级神经元为嗅球内细胞，组成嗅束，经过嗅束传导至端脑

　　内脏器官的传入神经主要有两个：迷走神经和脊神经。迷走神经是体内可达到最远部位的感觉神经，发出的神经纤维分布于几乎所有的胸部、腹

部甚至盆腔内的脏器。迷走神经中至少 80% 的轴突为传入神经,大约 5% 的迷走神经传入纤维终止于上部颈髓($C_1 \sim C_2$),可能和牵涉感觉和伤害感受调节的脊髓固有机制有关。迷走神经的大部分纤维向上止于延髓的孤束核,迷走神经在化学伤害感受的传入方面发挥作用,并导致不良的躯体反应。如腹胀、恶心、呼吸暂停和不愉快的情绪。

　　脊神经主要感知机械刺激,大多数内脏传入神经纤维是纤细的有髓 $A\delta$ 和无髓 C 纤维。食管、胃、小肠和升结肠走行在脊神经的传入神经:①颈部神经节的感觉神经元支配,感觉神经纤维与迷走神经伴行;②胸腰段神经节的感觉神经元支配,感觉神经纤维和交感神经伴行。降结肠和乙状结肠也受胸腰段脊髓传入神经(伴行在交感神经中)、腰骶段脊髓传入神经(伴行在骶副交感神经中)的双重支配。胸腰节段脊髓内脏传入神经和交感神经传出神经伴行,和迷走神经伴行的内脏感觉纤维和副交感传出神经伴行,骶神经中内脏感觉神经和副交感神经伴行,这种伴行主要和功能相关。迷走神经传入神经主要终于脑干的孤束核,和副交感神经背核形成单突触和多突触连接,从而支配肠道。交感神经节前神经元接受脊髓背角多突触传入。因此说明,传入神经和传出神经的外周神经干不仅是结构上相邻,还有重要的功能连接。

　　和躯体传入神经一样,内脏传入神经的胞体也位于背根神经节,但是很多内脏传入神经在到达脊髓的途中穿过了椎前神经节、椎旁神经节,它们在此可能长出分支并发出与椎前神经节、椎旁神经节形成突触样侧突,从而调节器官功能(图 1-21)。

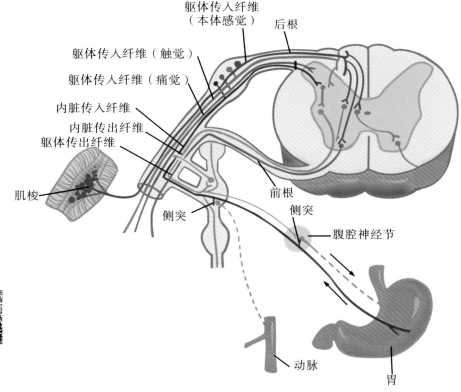

图 1-21　内脏传入神经及其侧突

二、内脏痛

　　内脏刺激信号通过传入神经传到中枢神经,引发人体两种生理反应:一种引起大脑产生感觉意识,其中典型的就是内脏痛;另一种不引起主观感觉,可造成血压波动、支气管扩张、肠管蠕动等,即自主性活动,这些活动部分可通过内脏壁内的短回路反射弧实现(图 1-22)。

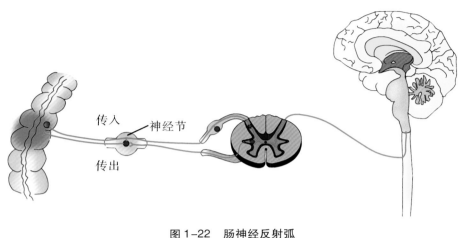

图1-22 肠神经反射弧

(一)概念和分类

内脏痛是来源于胸腔或腹腔内脏器官的疼痛现象,由机械性牵拉、痉挛、缺血和炎症等刺激所致。特点为定位不准确,如腹痛患者常不能说出所发生疼痛的明确位置,因为痛觉感受器在内脏的分布要比在躯体稀疏得多,而且内脏感觉的传入途径比较分散。内脏痛特别易引起不愉快的情绪活动,并伴有恶心、呕吐和心血管及呼吸活动改变。

同时内脏痛的临床表现十分复杂,即使是同样的疾病在不同的患者之间差异也十分明显,且分类较为繁多,见表1-7。

表1-7 常见内脏痛分类与疼痛类型

分类方法	内脏痛类型	临床常见内脏痛
神经传导机制分类	通过内脏传入神经进行痛觉传导(真性内脏痛)	心绞痛、胃炎造成的疼痛等
	壁胸膜、腹膜、纵隔、肠系膜等脊神经传入纤维传导(假性/壁性内脏痛)	腹膜炎疼痛、肋间神经痛、胸膜炎疼痛等
	远隔部位产生的类躯体疼痛或感觉过敏(内脏牵涉痛)	阑尾炎导致的脐周痛、胆囊炎导致的背痛、心绞痛导致的左侧上肢内侧疼痛等

续表 1-7

分类方法	内脏痛类型	临床常见内脏痛
病因分类	功能性内脏痛	肠易激综合征、冠脉综合征等
	炎症性内脏痛	胃炎造成的疼痛、胰腺炎造成的疼痛、消化性溃疡造成的疼痛等
	癌性内脏痛	肝癌造成的疼痛、胃癌造成的疼痛等
解剖学（部位）分类	胸腔疼痛	结核性胸膜炎痛、支气管扩张造成的疼痛等
	腹腔疼痛	肝病造成的疼痛、消化性溃疡造成的疼痛等
	盆腔疼痛	膀胱炎造成的疼痛、直肠癌造成的疼痛等

（二）生理特点

当内脏系统处于健康状态时，仅可能引起极小可意识到的感觉。在日常生活中，消化或排泄需要所引起的饱胀、排气等并不会引起不适的感觉。一般情况下，这些感觉仅可造成轻微不适，但当内脏发生病变或炎症时，平时并不引起有害反应的刺激可能会放大，并对患者造成较为严重的影响，进一步导致较为严重的不适或疼痛。

在内脏疼痛中，恶心的发生率很高，此外还可能有盗汗、大汗、气促等自主神经反应。强烈的情绪变化不仅由内脏感觉引起，还可导致进一步的内脏感觉变化，因疼痛产生焦虑，焦虑又引起更严重的疼痛，从而可能形成一个正反馈通路并进一步加剧疼痛的程度（表 1-8）。

表 1-8　内脏痛的特点

特点	分析
范围广泛但定位不准确	这是内脏痛最主要的特点，因为痛觉感受器在内脏中的分布较为稀疏，同时内脏感觉传入途径较为分散
部分内脏不产生疼痛	这是因为部分内脏神经并不诱发有意识的感觉

续表 1-8

特点	分析
发生缓慢并持续时间长	主要表现为慢痛，常呈现渐进性增强，但是有时也迅速转为剧烈疼痛
痛阈较高	内脏感觉纤维较少，且多为细纤维，一般强度的刺激不引起主观感觉
伴发活动	内脏痛常伴有运动反射和自主反射，如肾绞痛常发生恶心、呕吐、下背部肌肉紧张

三、牵涉痛

（一）概述

牵涉痛是指某些内脏器官病变时，在体表一定区域产生感觉过敏或疼痛感觉的现象。它是疼痛的一种类型，表现为患者感到身体体表某处有明显痛感，而该处并无实际损伤。内脏的伤害性刺激可产生体表区域的疼痛，这种疼痛可通过触摸而减轻，并可伴随皮肤血管收缩和覆盖区肌肉张力增加（图 1-23）。

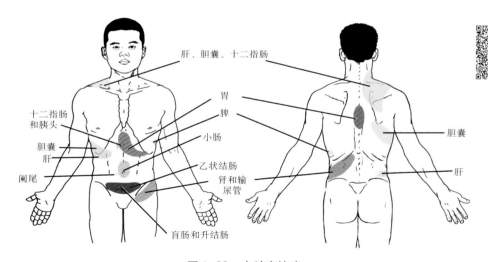

牵涉痛

图 1-23　内脏牵涉痛

对内脏进行实验性的刺激可引起同侧脊柱两三个节段椎旁肌的痉挛，而这些椎旁肌与内脏由相同节段的神经所支配。脊柱节段中肌张力增加的程度与刺激的强度呈比例。而这种兴奋性可向对侧传导。一些学者认为脊柱的状态与内脏器官的功能状态息息相关。

一般来说,内脏痛位置较深且弥漫,定位广泛而无法定位于特定的器官起源。在内脏痛的定位诊断方面,当同一部位重复经历多次疼痛,可能使特定的感觉与特定的器官之间形成相应的联系(如复发性心绞痛)。

当疼痛感觉位置相对局限时,通常是与内脏传入脊髓节段相同的神经传入的深部组织感觉。因此,牵涉痛投射的部位,可作为内脏传入途径的投射。牵涉痛一般包括两个独立的现象:①痛觉转移到另一个区域(例如心绞痛,可以感到胸部、颈部和手臂疼痛);②直接作用于不同部位的传入神经使得相同的区域变得敏感(例如肾结石经过时,腰部肌肉触诊变得敏感)。后者也被称为继发性躯体痛觉过敏现象。

内脏刺激导致的运动反射也是节段性的,可使相应位置肌张力增加甚至肌痉挛。临床上最常见的女性患者内脏痛与其月经周期相关,在经期前后其疼痛强度会发生显著的差异,这现象可发生在女性患者肠易激综合征、肾结石、间质性膀胱炎时。研究发现,正常的健康人群中性别或月经周期相关因素对疼痛有一定的影响。

(二)解剖学基础

牵涉痛是内脏感觉的一种重要生理特征,引起牵涉痛的结构基础可能有:①病变脏器的初级感觉神经纤维进入脊髓后一方面终止于特有的二级神经元,另一方面以侧支的形式终止于有关躯体结构的感觉神经元。②病变脏器与相应躯体结构的初级感觉神经纤维终止于同一个二级神经元。③初级感觉神经元周围突有不同侧支分布在内脏和相应躯体结构。

(三)机制学说

牵涉痛目前存在几种机制学说。①汇聚投射学说:内脏和躯体结构的痛觉传入纤维在脊髓同一水平的同一神经元汇聚后再投射到大脑皮质,由于平时疼痛刺激多来源于躯体结构,因此大脑依旧习惯地将内脏痛误以为是躯体疼痛,于是就发生了牵涉痛。②汇聚易化学说(中枢敏化):内脏传入纤维的侧支在脊髓与接受躯体结构痛觉传入的同一背角神经元发生突触联系,从病变内脏来的神经冲动可提高躯体结构神经元的兴奋性,从而导致躯体结构传入神经元的易化,使得微弱的体表刺激成为致痛刺激,从而产生了牵涉痛(图1-24)。③轴突反射学说:传入神经纤维在进入脊髓背角之前包含两部分,一部分分布在内脏,另一部分分布到躯体结构(肌筋膜、皮肤)。④闸门学说:由于机体损伤或病变部位发出冲动使得闸门处于长期开放状态,当 C 纤维(内脏痛纤维)传导时闸门开放,使得 Aδ 纤维(躯体痛纤维)的传导易于通过,因此,内脏痛的传导在同一脊髓节段上会造成相应区域的躯体疼痛敏感区。⑤汇聚–投射:大脑皮质的感觉中枢对内脏疼痛不能精准定位,但是对于躯体疼痛定位明确,因此内脏痛冲动的中枢投射往往反映在体表区。同时,大脑皮质存在内脏和躯体传入冲动的汇聚区,该区域认为是内脏和躯体组织疼痛通路的共同驿站。

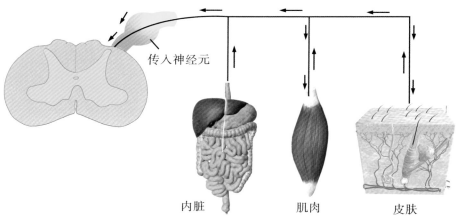

传入神经元

内脏　　　　肌肉　　　　皮肤

图1-24　内脏牵涉痛的汇聚易化学说

内脏牵涉痛的汇聚易化学说

（四）小结

内脏痛往往会出现与刺激部位远隔的部位疼痛或疼痛敏感区,一般多反映在同一或邻近脊髓节段所支配的躯体结构,称为牵涉痛。牵涉部位与内脏器官之间有一定规律性,器官的牵涉区相对固定,但是也有少数牵涉痛不符合脊髓节段的分布规律,称为习惯性牵涉痛,即身体某部位受到刺激时,以往有过创伤或病理过程的躯体部位出现疼痛。

四、躯体–内脏反射

（一）反射

反射是无意识的刺激反应,反射的产生需要反射弧来实现。反射弧包括感受器、传入神经、中枢神经、传出神经和效应器。反射可分为4种:浅反射(皮肤)、深反射、内脏反射和病理反射(表1-9)。

反射也可以分为单突触反射和多突触反射,其中多突触反射通常会涉及身体相同侧或对侧的多条肌肉,这些反射有以下生理特征。①拮抗肌的交互作用:身体一侧屈肌兴奋时,伸肌会被抑制。②发散:来自几个感受器的刺激被发散到脊髓中更多的神经元。③总和:连续或同时亚阈值刺激也可激发动作电位。④层次:当两个对抗的反射被同时引起,会出现一个压倒一个的现象。

表1-9　反射举例

类型	反射	传入神经	中枢	传出神经
浅反射	角膜反射	三叉神经	脑桥	面神经
	喷嚏反射	三叉神经	脑干和上脊髓	三叉神经、面神经、舌咽神经、迷走神经和脊髓呼吸神经
	肛门反射	阴部神经	S_4、S_5	阴部神经
腱反射	下颌反射	三叉神经	脑桥	三叉神经
	膝反射	股神经	L_3、L_4	股神经
内脏反射	对光反射	视神经	中脑	动眼神经
	心眼反射	三叉神经	延髓	迷走神经
	膀胱和直肠反射	阴部神经	S_2、S_3、S_4	阴部神经

（二）内脏反射

自主神经活动的基本形式是内脏反射,包括内脏-内脏反射、内脏-躯体反射和躯体-内脏反射。机体对内外环境的自主神经性调节就是通过这些反射完成。如当摄取食物时,内脏活动增强,同时使得内脏血液供给量增加,以达到更好的消化;当肌肉活动时,引起对氧需求量的增加,以致呼吸的速率加快和深度也相对应地增加;当机体处于寒冷的环境,周围血管收缩,以减少身体表面热量的散失。

神经系统在进化过程中,出现过神经网和神经节,即可引起刺激反应的神经活动形式。内脏反射活动也有通过轴突反射引起的,即来自感受器的刺激,可以通过传入神经元轴突的分支,到达另一部位的神经末梢,从而影响效应器官的活动,如刺激皮肤引起皮下血管的扩张,可能是轴突反射的结果。

1.内脏-内脏反射　依靠内脏的传入信息进行内脏功能调节的反射称为内脏-内脏反射(图1-25)。如迷走神经反射可调节内脏功能的活动度,传递胃扩张、胃充盈情况,当胃的扩张、充盈超限时,即可引起恶心和呕吐反射。

2. 内脏－躯体反射　内脏－躯体反射是由内脏痛的传入信息引起的躯体性运动的反射,如阑尾炎时,会出现腹肌紧张。内脏器官出现功能障碍产生冲动传入脊髓后角,在脊髓后角神经元之间相互连接,这些神经冲动被躯体运动神经和内脏运动神经(交感神经)传导至肌肉、皮肤和血管。这些异常的刺激导致皮肤敏感性增加、血管收缩或出汗(内脏－内脏反射),同时相应脊髓节段的肌肉出现紧张(内脏－躯体反射)。

在内脏器官病变出现症状之前,这些内脏－躯体反射就存在,皮肤改变或出汗增加和椎旁肌肉的张力增加均有诊断价值。当这一过程演变成慢性疾病,组织可发生结构性变化,皮肤感觉减退,肌肉纤维化。同时,每一个内脏所对应反射的外周肌筋膜可以认为是内脏的反射区。

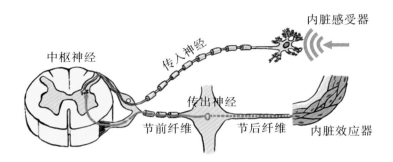

A.内脏－内脏经典反射弧

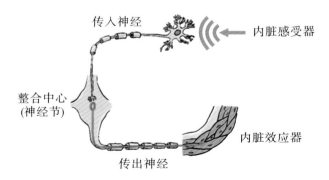

B.内脏－内脏短反射弧

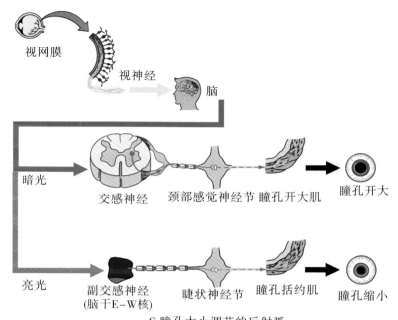

C.瞳孔大小调节的反射弧

图 1-25　内脏-内脏反射弧

3. 躯体-内脏反射　躯体-内脏反射是指躯体性感觉可引起自主神经反射,如刺激皮肤能引起内脏反射和血管反射,当胃痉挛时,对特定区域皮肤加温可缓解疼痛。如患者出现胃溃疡,可通过内脏-躯体反射造成腹直肌的痉挛和损伤,当胃溃疡愈合后,腹直肌的损伤仍然没有随之转好,因此损伤的腹直肌可以通过躯体-内脏反射造成类似胃溃疡的症状和胃的功能障碍。内脏与对应的外周肌筋膜通过内脏神经、躯体神经和中枢神经之间有反射关系,因此,从某种程度上讲,内脏与对应的外周肌筋膜是一个功能单元,相互协调,互相影响。

(三)脊髓节段

人类胚胎早期,躯干的节段性结构很清楚,只有头部不易识别。分节主要来自中胚层。由中胚层演化来的器官,如中轴骨、肌肉、泌尿生殖系统、血管系统,均具有节段性。中胚层的分节是原始分节,并引起外胚层也呈现相应的节段性,这是次级分节。内胚层也有次级分节,但不十分明显。所以胚胎的每一个节段性结构单位,即所谓体节,应包括肌节、骨节和皮节,各节段的伸展呈横列位(图 1-26)。于是胚胎的每一脊髓节所发出的传出纤维(运动神经纤维),经过相应的前根而至相应的肌节。同样,其接受的传入纤维由相应的皮节经相应的后根传入脊髓同序的节段。虽然有些器官已转移至他处,却仍保持其原始的神经节段分布关系,如从颈部肌节发生的膈,虽已转至胸腔和腹腔之间,但膈神经仍起于第 4 颈神经。因此,每一个脊神经根支配相对固定的肌肉运动(肌节)、深层软组织(骨节)及皮肤感觉(皮节)。

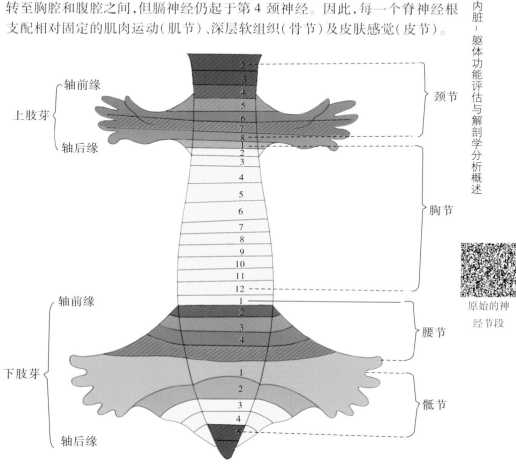

图 1-26 原始的神经节段

原始的神经节段

1. 肌节 同一个(腹侧)神经根支配的一组肌肉称为肌节。人体的肌肉在胚胎时期是由肌节(约 40 对)经过分层、合并、纵裂和转移等方式演变而成的,并且每一肌节都受相应脊髓节及其神经支配(图 1-27),因此,当一个肌节分化为数块肌肉时,这些肌肉只受同一脊髓节及其神经支配。当数个肌节合并成一块肌肉时,这块肌肉则同时受多个脊髓节及其神经支配,如腹直肌受 8 个脊髓节段($T_5 \sim T_{12}$)的支配。身体内只有少数肌是由单肌节发展来的,大部分的肌由多肌节合并而成,尤其是四肢肌。刺激运动(腹侧)神经根会诱发肌节痛,症状为特定肌肉的深层剧痛,还有可能发生该神经根支配区域的肌力减弱。如 C_5 神经根受到激惹损伤后,会出现菱形肌、三角肌、肩胛提肌、冈下肌、小圆肌、肱二头肌和前斜角肌、中斜角肌的肌力下降和(或)肌肉疼痛,主要表现为肩外展无力(图 1-28,表 1-10)。

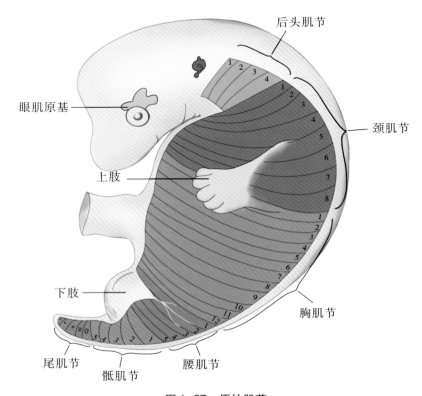

图 1-27　原始肌节

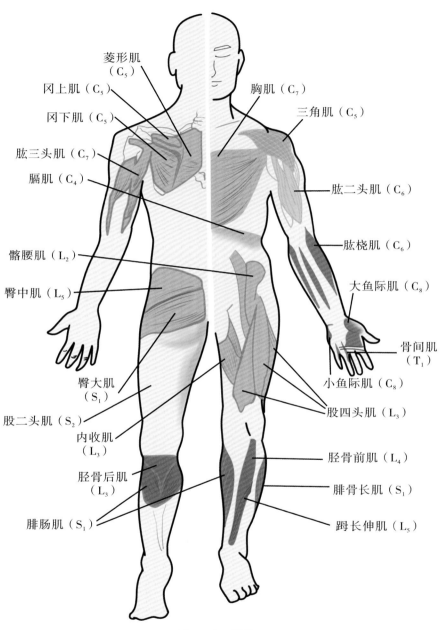

菱形肌（C_5）
冈上肌（C_5）
冈下肌（C_5）
肱三头肌（C_7）
膈肌（C_4）
髂腰肌（L_2）
臀中肌（L_5）
臀大肌（S_1）
股二头肌（S_2）
内收肌（L_3）
胫骨后肌（L_3）
腓肠肌（S_1）

胸肌（C_7）
三角肌（C_5）
肱二头肌（C_6）
肱桡肌（C_6）
大鱼际肌（C_8）
骨间肌（T_1）
小鱼际肌（C_8）
股四头肌（L_3）
胫骨前肌（L_4）
腓骨长肌（S_1）
姆长伸肌（L_5）

图 1-28 肌节

表 1-10　肌节

脊髓节段	肌节	
	脊神经前支	脊神经后支
C_1	颏舌肌、甲状舌骨肌	枕下肌群
C_2	胸锁乳突肌、头长肌、颈长肌、头前直肌	
C_3	斜方肌、头夹肌、头长肌、颈长肌、中斜角肌	
C_4	斜方肌、肩胛提肌、膈、前斜角肌、中斜角肌	
C_5	菱形肌、三角肌、肩胛提肌、冈下肌、小圆肌、肱二头肌、前斜角肌、中斜角肌	
C_6	前锯肌、背阔肌、肩胛下肌、大圆肌、胸大肌（锁骨头）、肱二头肌、喙肱肌、肱肌、肱桡肌、旋后肌、桡侧腕长伸肌、前斜角肌、中斜角肌、后斜角肌	
C_7	前锯肌、旋后肌、胸大肌（胸头）、胸小肌、肱三头肌、旋前圆肌、桡侧腕屈肌、指浅屈肌、桡侧腕长伸肌、桡侧腕短伸肌、指伸肌、小指伸肌、中斜角肌、后斜角肌	对应节段脊柱旁的深层短肌，如棘突间肌、多裂肌
C_8	胸大肌（胸头）、胸小肌、肱三头肌、指浅屈肌、指深屈肌、拇长屈肌、旋前方肌、尺侧腕屈肌、拇长展肌、拇长伸肌、拇短伸肌、示指伸肌、拇短展肌、拇指对掌肌、中斜角肌、后斜角肌	
T_1	指深屈肌、手内固有肌（除了拇短伸肌）、拇短屈肌、拇指对掌肌	
$T_1 \sim T_{12}$	$T_1 \sim T_{11}$ 对应的肋间肌；$T_7 \sim T_{12}$ 对应的腹肌	
$L_1 \sim L_2$	腰大肌、髂肌、缝匠肌、股薄肌、耻骨肌、长收肌、短收肌	
L_3	股四头肌、长收肌、短收肌、大收肌	
L_4	胫骨前肌、股四头肌、阔筋膜张肌、大收肌、闭孔外肌、胫骨后肌	
L_5	长伸肌、趾长伸肌、臀中肌、臀小肌、闭孔内肌、半腱肌、半膜肌、第三腓骨肌、腘肌	
S_1	小腿三头肌、臀大肌、闭孔内肌、梨状肌、股二头肌、半腱肌、腘肌、腓骨长肌、腓骨短肌、趾短伸肌	
S_2	股二头肌、梨状肌、比目鱼肌、趾长屈肌、踇长屈肌、足内肌	

　　2. 骨节　骨节是指同一脊神经根支配的深层组织，如骨膜、筋膜、韧带和关节囊等。当某个骨节的某一组织受到刺激时，该骨节支配的其他部位甚至所有组织也会感到疼痛（图 1-29，表 1-11）。同时，骨节痛也可以是椎旁肌肉、韧带、关节突关节囊、椎间盘或硬膜的损伤造成的，可导致局部症

状，也可放射到肢体其他部位。

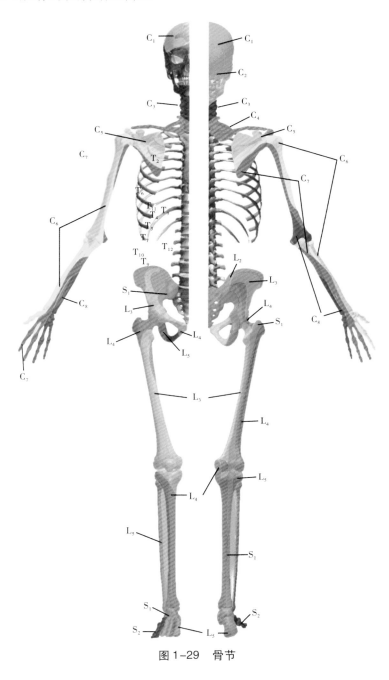

图 1-29 骨节

表 1-11　骨节

脊髓节段	骨节
C_1	颅骨骨膜
C_2	枕骨骨膜
C_3	颈椎后面和侧面的骨膜
C_4	锁骨骨膜和胸锁关节
C_5	肩胛骨、部分肱骨、盂肱关节、肩锁关节、胸锁关节
C_6	部分肱骨、部分肩胛骨、部分桡骨、盂肱关节
C_7	肩胛骨外侧缘后部、肱骨后侧、尺骨和桡骨骨间膜
C_8	肱骨后侧远端
$T_1 \sim T_{12}$	对应区域的深层筋膜和骨膜
L_1、L_2	髂棘、部分骶髂关节、部分骶骨部
L_3	股骨前方和内侧、部分髂骨部
L_4	胫骨内侧、股骨外侧、耻骨下支部、部分髂骨部
L_5	第一足骨、腓骨、部分胫骨部、坐骨结节部
S_1	骶髂关节、股骨后侧、胫骨后侧、中间跖骨部
S_2	第五跖骨部

3. 皮节　人体皮肤感觉的节段性分布在颈部和躯干最为明显,在四肢较为复杂。这是由于在发生上,颈部和躯干的体节没有变迁,所以皮节仍然是依次排列的,每一节形成一个环形的束带环绕躯干和颈部,而四肢是由躯干伸出的突起(肢芽)发育而成的,在肢芽的起始处一些体节就向远端伸入肢芽,并沿着肢芽的长轴平行排列(图 1-30)。

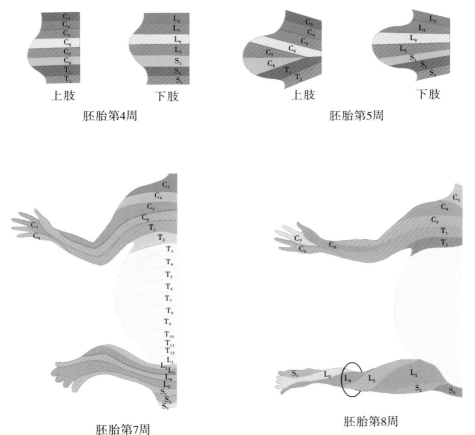

上肢　　　下肢　　　　　　上肢　　　下肢

胚胎第4周　　　　　　　胚胎第5周

胚胎第7周　　　　　　　胚胎第8周

图 1-30　皮节的发育

　　每个神经根的感觉分布叫作皮节。皮节痛发生于背根神经节受到激惹时,患者会感觉到锐痛、麻痹或者针刺痛,这些疼痛会出现在固定的皮肤区域(皮节)。检查者需要检查各神经根的皮节分布及周围神经的感觉分布,每个人的皮节分布都不同,有许多重叠,图示的是大概的皮节分布(图 1-31,表 1-12),例如,C_5 皮节可能分布在上肢外侧区域,也有些人甚至在桡侧前臂和腕。

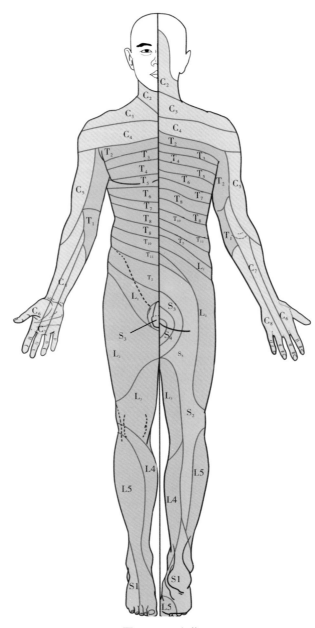

图 1-31　皮节

表 1-12 皮节

脊髓节段	皮节	
	脊神经前支	脊神经后支
C_1	没有皮支神经纤维,没有皮节	没有皮支神经纤维,没有皮节
C_2	枕部、耳郭后部、颏下部、下颌角及其下方	发部皮肤
C_3	颈部、项部	躯干背部对应节段脊柱旁的皮肤
C_4	锁骨部、肩胛骨上部、肩部	
C_5	上臂外侧	
C_6	上臂的前侧、手掌的桡侧和拇指、示指	
C_7	上臂和前臂至中、环、小指的外侧	
C_8	上臂和前臂至中、环、小指的内侧	
T_1	前臂至小指根部的内侧	
T_2	胸骨角(定位标记)	
T_4	乳头(定位标记)	
T_6	胸骨剑突(定位标记)	
T_8	肋弓(定位标记)	
T_{10}	脐(定位标记)	
T_{12}	腹股沟部(定位标记)	
L_1	腰背部、转子区、腹股沟区	
L_2	股前部直到膝关节	
L_3	臀部上部、股前部、膝关节、下肢的中部	
L_4	臀部内侧部分、股外侧、小腿内侧、足背、趾	
L_5	臀部、股外侧、小腿外侧、足背、足底及第一、二、三趾的内侧部分	
S_1、S_2	臀部、股后部、小腿远端	
S_3	腹股沟区、股内侧直到膝关节	
S_4	骶尾部及会阴部	

4.内脏器官的神经节段性分布 内脏器官由自主神经支配,也有节段性的神经分布特点,但是节段性不够清晰。交感神经干上的神经节相当于原始的脊髓节段,但因交感干神经节的相互融合,有的部位(如颈部)的节段也就不明显。无论是至皮肤、血管内的平滑肌和皮肤内腺体的神经支配,或是内脏器官的神经供给,在交感神经节之前都来自固定的脊髓节段,而经过交感神经节后又随着有固定关系的脊神经而行。

(1)内脏器官传出纤维的节段性分布 交感神经节前神经元位于脊髓的侧角,在 $T_1 \sim L_3$ 的一定区域内,发出的节前纤维,经前根及白交通支至交感干神经节,换元后发出节后神经纤维经过灰交通支至脊神经干,随着脊神经分布至皮肤。交感神经的皮肤根性分布,与皮肤的感觉节段分布并不一致(表 1-13)。胸、腹、盆腔内脏器的自主神经的节段性分布,具体见表1-14。

表 1-13　皮肤的交感神经节段性分布

脊髓节段	皮肤血管	竖毛肌	腺体	瞳孔
$T_1 \sim T_2$	头颈部、脑、脑膜	/	口腔腺体	瞳孔开大肌
$T_2 \sim T_4$	面部	面部	面部(汗腺)	/
$T_4 \sim T_8$	上肢	上肢	上肢(汗腺)	/
$T_2 \sim T_{12}$	躯干	躯干	躯干(汗腺)	/
$T_{11} \sim L_3$	下肢	下肢	下肢(汗腺)	/

表 1-14　胸、腹、盆腔内脏器的自主神经的节段性分布

器官	交感神经节段性	副交感神经节段性
心脏	$T_1 \sim T_5$	迷走神经背核、疑核内侧
气管和肺	$T_2 \sim T_6$	迷走神经背核
食管	$T_2 \sim T_7$	迷走神经背核、疑核内侧
胃	$T_5 \sim T_{12}$	迷走神经背核
十二指肠	$T_5 \sim T_{12}$	迷走神经背核
系膜小肠	$T_5 \sim T_{12}$	迷走神经背核
大肠(盲肠、升结肠、横结肠右侧半)	$T_5 \sim T_{12}$	迷走神经背核
大肠(左侧半横结肠、乙状结肠和直肠)	$L_1 \sim L_3$	$S_2 \sim S_4$
肝	$T_7 \sim T_{10}$	迷走神经
肝外胆道	$T_7 \sim T_{10}$	迷走神经
胰腺	$T_6 \sim T_{12}$	迷走神经
肾	$T_6 \sim T_{12}$	迷走神经

续表 1-14

器官	交感神经节段性	副交感神经节段性
输尿管	$T_{10} \sim L_1$	$S_2 \sim S_4$
膀胱	$L_1 \sim L_2$	$S_2 \sim S_4$
卵巢	$T_{10} \sim T_{11}$	$S_2 \sim S_4$
输卵管	$T_{10} \sim L_2$	$S_2 \sim S_4$
子宫	$T_{12} \sim L_2$	$S_2 \sim S_4$
前列腺	$L_1 \sim L_3$	$S_2 \sim S_4$

（2）内脏器官自主神经传入纤维的节段性分布　内脏器官的感觉支配有交感神经、副交感神经和膈神经参与。关于内脏器官感觉节段性的数据，许多是通过内脏病变引起的躯体一定皮区的牵涉痛而获得的。同时，通过椎旁浸润麻醉一定交感干的交通支和切断一定的脊神经后根，以解除不可忍受的内脏痛，也再次印证了内脏传入神经的节段性。内脏病变引起过敏性皮肤区域（海德带，Heads zone）可牵涉以下节段。$T_1 \sim L_3$ 皮节为交感神经传入纤维进入脊髓而牵涉相应皮肤过敏区；$S_2 \sim S_4$ 皮节为盆神经（副交感神经）传入纤维进入脊髓而牵涉相应皮肤过敏区；颈 3 至颈 5 皮节为膈神经内传入纤维进入脊髓而牵涉相应皮肤过敏区；由于迷走神经的传入神经纤维有终止于三叉神经脊束核并下达至颈 2 节的后柱，因此刺激迷走神经纤维引起的皮肤过敏区，在三叉神经的面部分布区和颈 2 皮节区。

（四）脊髓节段易化

脊髓节段神经支配是多方面的，包括躯体神经和自主神经。传入神经从后角进入脊髓，而传出神经从前角离开相应的脊髓节段。传入冲动传递至中间神经元，使得原始冲动信号可以被强化或弱化，其机制部分是脊髓水平的，部分是受大脑中枢的抑制或激活的影响。

脊髓易化节段是指脊髓的某一节段中所有的神经元因反复刺激或慢性刺激降低了阈值，因此，阈下刺激足以使得易化节段神经元兴奋。研究表明，增加交感神经的兴奋性可以降低受累脊髓节段的阈值，使得对应肌肉紧张；脊柱关节活动受限导致该节段的交感神经兴奋性增加，进而造成该节段对应内脏的功能障碍；减轻椎旁肌肉的紧张程度可以降低该节段交感神经的兴奋性。

易化节段特别容易受到积极或消极情绪的刺激的影响，经过一段时间的连续刺激后，低刺激节段就会处于"慢性激惹"状态，因此，可以认为脊髓是疾病病理过程的组织者。从胚胎发育角度来讲，每一个脊髓节段支配相对应的肌肉（肌节）、相对应的皮肤（皮节）和相对应的深层筋膜（骨节），故对这些结构的刺激都会影响与该脊髓节段有关的其他结构功能。由于相邻脊髓节段由中间神经元连接，这种易化状态通常累及多个节段。内脏器官和肌肉一般对应的也是多个脊髓节段。

机体任何感受器的刺激冲动，都可以经过自主神经或躯体神经引起自主神经性反射。自主神经反射通路包括感觉传入、中枢神经系统的中间神经元和自主神经的传出神经，后者支配与传入刺激相关的周围组织。

（五）反射区

综上所述，每一个内脏通过脊髓节段和脑干的关系可以通过内脏与躯体之间的相互反射，来对应一定的躯体神经支配区，内脏与对应的躯体神经支配区可以认为是内脏－躯体功能单元，内脏对应的躯体神经支配区即为内脏神经反射区。如胃的交感神经低级中枢在脊髓 $T_5 \sim T_{12}$ 节段，其对应的躯体神经支配区为胸神经 $T_5 \sim T_{12}$ 支配区；胃的副交感神经低级中枢在脑干中的迷走神经背核，其对应的躯体神经支配区为三叉神经、C_1 和 C_2 神经支配区，见表 1-15。胃的交感神经对应的躯体神经支配区、副交感神经（迷走神经）对应的躯体神经支配区，即为胃神经反射区。

表 1-15 　胃神经反射区

低级神经中枢	躯体神经	反射区
交感神经：脊髓胸段 $T_5 \sim T_{12}$ 灰质侧角	胸神经 $T_5 \sim T_{12}$	后支支配区：椎体 $T_5 \sim T_{12}$ 之间的竖脊肌、多裂肌、回旋肌和筋膜及皮肤
		前支支配区：第 5～12 肋间肌、第 5～12 肋间的筋膜和皮肤；腹肌和腹部皮肤
副交感神经：迷走神经背核	三叉神经和颈神经 $C_1 \sim C_2$	三叉神经的支配区：面部和发部前方的皮肤、筋膜和咀嚼肌
		颈神经 C_1 支配区：枕下肌群、颏舌肌、甲状舌骨肌；颅骨骨膜
		颈神经 C_2 支配区：胸锁乳突肌、头长肌、颈长肌、头前直肌；枕部、耳郭后部、颏下部、下颌角及其下方的皮肤；枕骨骨膜

第二章

消化系统-躯体功能评估 与解剖学分析

  消化系统由消化管和消化腺组成。消化管是指从口腔到肛门的一条粗细不等的，长约9 m的肌性管道，包括口腔、咽、食管、胃、十二指肠、系膜小肠（空肠和回肠）和大肠（盲肠、结肠和直肠）。其中，口腔到十二指肠为上消化道，空肠到肛门为下消化道。消化腺是分泌消化液的腺体，按照大小和位置，可分为大消化腺和小消化腺。小消化腺分布在消化管各部的管壁内，如消化管黏膜层、黏膜下层、唇腺、颊腺、舌腺、食管腺、胃腺和肠腺；大消化腺有三对唾液腺（腮腺、下颌下腺和舌下腺）、肝和胰腺，均借导管将分泌物排入消化管内（图2-1）。

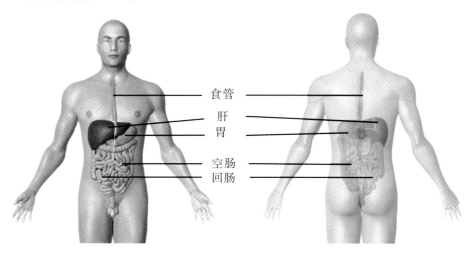

食管

肝

胃

空肠

回肠

A. 正面观和背面观模式图

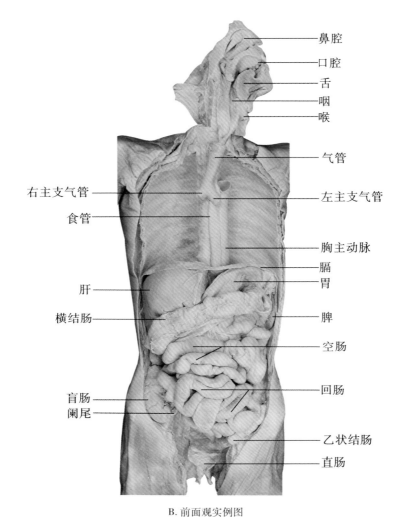

B. 前面观实例图

图 2-1　消化系统总体观

　　消化系统是机体得以生存、发展并行使各项生理功能的重要器官系统之一,其主要功能是摄取、转运、消化食物,吸收营养和排泄废物,口腔和咽还参与呼吸和语言活动。消化系统还具有外分泌、内分泌和防御功能(图2-2,图2-3)。

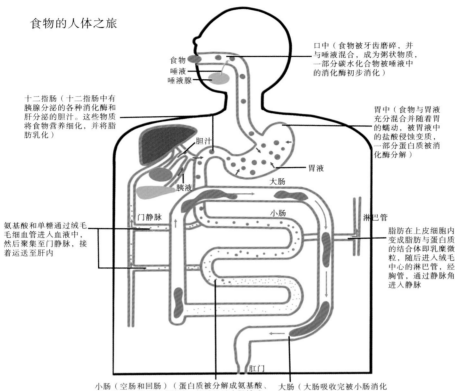

食物的人体之旅

口中（食物被牙齿磨碎，并与唾液混合，成为粥状物质，一部分碳水化合物被唾液中的消化酶初步消化）

食物

唾液

唾液腺

十二指肠（十二指肠中有胰腺分泌的各种消化酶和肝分泌的胆汁。这些物质将食物营养细化，并将脂肪乳化）

胆汁

胃中（食物与胃液充分混合并随着胃的蠕动，被胃液中的盐酸侵蚀变质，一部分蛋白质被消化酶分解）

胃液

胰液

大肠

门静脉

小肠

淋巴管

氨基酸和单糖通过绒毛毛细血管进入血液中，然后聚集至门静脉，接着运送至肝内

脂肪在上皮细胞内变成脂肪与蛋白质的结合体即乳糜微粒，随后进入绒毛中心的淋巴管，经胸管，通过静脉角进入静脉

食物的人
体之旅

肛门

小肠（空肠和回肠）（蛋白质被分解成氨基酸、碳水化合物被分解成单糖，然后经过小肠绒毛吸收。另外消化管内有饮水、唾液、胃液、胆汁、小肠分泌等大量水分，这些水分大部分被小肠吸收）

大肠（大肠吸收完被小肠消化吸收的食物残余中的大部分水分后形成粪便。粪便储存到一定程度后排出体外）

图2-2 消化系统功能

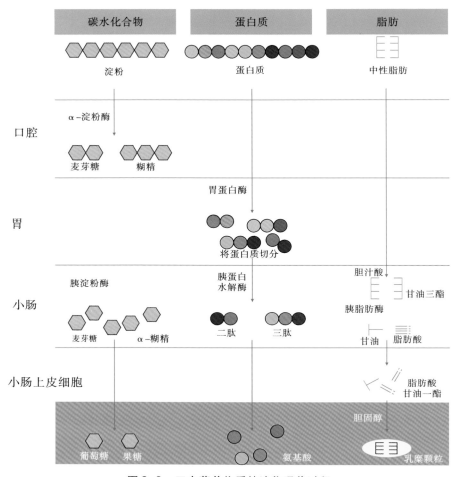

图2-3　三大营养物质的消化吸收过程

　　消化道的神经包括内在神经系统和外来神经系统,两者互相协调,共同调节消化系统功能。消化道除了口腔、食管上段和肛门外括约肌外,均受交感神经和副交感神经的支配,其中副交感神经对消化道平滑肌运动和腺体分泌起到兴奋作用,而交感神经起到抑制作用。

　　胃肠道从食管中段到肛门管壁存在内在神经丛系统,又称肠神经系统,包含黏膜下神经丛和肌间神经丛。肠神经元数量约10^8个,包括感觉神经元、中间神经元和运动神经元。胃肠壁内的外来交感神经和副交感神经、肠神经交织成网,构成既接受外来神经影响又相对独立的局部神经系统。通过局部反射对胃肠道的运动、腺体分泌、吸收和局部血液循环发挥重要作用。

第一节 食管-躯体功能评估与解剖学分析

一、解剖

(一)概述

食管是一前后略扁的肌性管状器官,为消化管中相对较狭窄的部分,成人长约 25 cm(图2-4)。

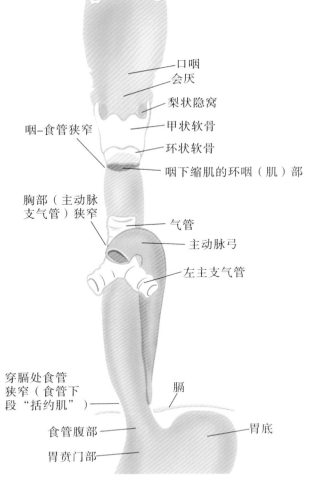

食管整体观

切牙

口咽
会厌
梨状隐窝
咽-食管狭窄
甲状软骨
环状软骨
咽下缩肌的环咽(肌)部
胸部(主动脉支气管)狭窄
气管
主动脉弓
左主支气管
穿膈处食管狭窄(食管下段"括约肌")
膈
食管腹部
胃底
胃贲门部

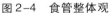

图2-4 食管整体观

（二）形态结构

食管上端在第6颈椎体下缘平面起于咽下端，在颈椎椎体与气管之间下行至第10胸椎平面穿膈的食管裂孔进入胸腔，约平第11胸椎高度与胃的贲门相接。根据食管所在的部位将其分为颈段、胸段和腹段三部分。自食管起始端至胸骨颈静脉切迹平面的部分为颈段，长约5 cm，借疏松结缔组织附着于气管后壁上。胸段位于胸骨颈静脉切迹与膈的食管裂孔之间，是三段中最长的一段，为18～20 cm。腹段最短，仅1～2 cm，过食管裂孔迅速止于胃的贲门（图2-5）。

食管形态

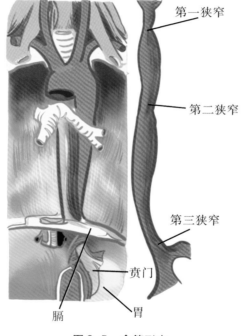

第一狭窄

第二狭窄

第三狭窄

贲门

膈　　胃

图2-5　食管形态

（三）位置和毗邻

食管于颈段和胸段脊柱的前方下行，因此形成与脊柱颈曲和胸曲相应的前后方向上的上下两个弯曲。除此之外，食管在左右方向上亦有轻度弯曲。食管全长有三处狭窄，狭窄的形成与邻近部位的结构相关。最上方的狭窄在食管的起始处，相当于第6颈椎体下缘水平，中间的狭窄在食管与左主支气管交叉处，相当于第4胸椎体的下缘水平，最下方的狭窄在食管穿过膈的食管裂孔处，相当于第10胸椎水平。食管异物容易滞留于这些狭窄处,同时也是食管肿瘤的好发部位(图 2-6)。

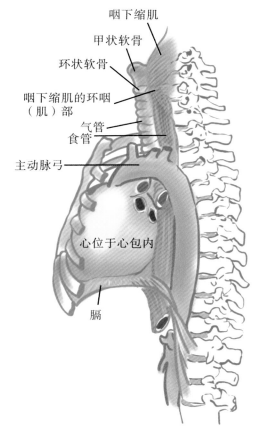

咽下缩肌

甲状软骨

环状软骨

咽下缩肌的环咽
（肌）部

气管

食管

主动脉弓

心位于心包内

膈

图 2-6　食管毗邻(侧面观)

二、组织结构

食管具有消化管壁典型的四层结构,由黏膜、黏膜下层、肌层和外膜构成(图 2-7)。

1. 黏膜　上皮为未角化的复层扁平上皮。食管下端的复层扁平上皮于胃贲门连接处骤变为单层柱状上皮,两种上皮交界处为食管癌好发部位。固有层为致密结缔组织,并形成乳头突向上皮。食管上段和下段的固有层内有少量黏液性腺。黏膜肌层由一层纵行平滑肌束组成。

2. 黏膜下层　黏膜下层为疏松结缔组织,富含粗大的胶原纤维和纵行的弹性纤维,有丰富的小动脉、小静脉、淋巴管与神经纤维。靠近肌层部位有散在分布的黏膜下神经丛,与消化管其他部分相比,食管的黏膜下神经丛不发达。此层含黏液性食管腺,其导管穿过黏膜开口于食管腔。食管腺周围有较密集的淋巴细胞及浆细胞,并可见淋巴小结。

3. 肌层 上 1/3 段为骨骼肌,下 1/3 段为平滑肌,中 1/3 段由骨骼肌和平滑肌共同组成。分内环行、外纵行两层,有肌间神经丛。与胃肠相比,食管的肌间神经丛很不发达,多位于平滑肌存在的食管中、下段。食管两端的内环形肌较厚,分别形成食管上、下括约肌。

4. 外膜 外膜为纤维膜,由薄层结缔组织构成,与周围组织无明确界限。

食管壁

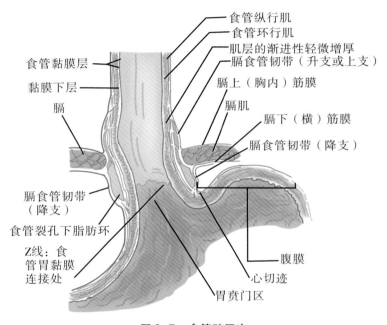

图 2-7 食管壁层次

三、功能单元

(一)内脏筋膜

1. 食管颈段 在颈部,同一个筋膜包裹着甲状腺和甲状旁腺,咽和喉也在同一内脏筋膜中。食管从咽部开始,在第 6 颈椎下缘水平,颈椎前筋膜和颈中筋膜将食管和其他器官(包含咽、喉、气管、甲状腺、甲状旁腺、喉返神经和颅颈交感干),封装在一起。其前界为包裹舌骨下肌群(颈深筋膜中层的肌层)的筋膜,后界为翼状筋膜,两侧界为每一侧的颈动脉鞘。

环绕气管和食管的内脏鞘膜由薄而紧实的结缔组织组成。它内含咽部肌群,有时也被称为颊咽筋膜。该内脏鞘膜的后角发出两个矢状面的延伸,与椎前筋膜交汇。这些延伸将内脏连接在脊柱上。吞咽活动时,当食团下降到咽部的同时,使食团可以顺利地进入食管中(图2-8)。

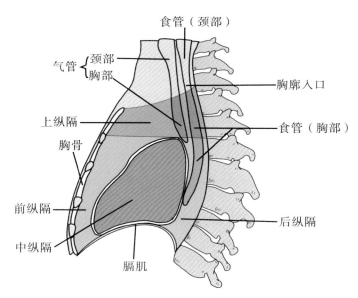

图2-8 颈部食管筋膜(正中矢状面观)

2. 食管胸段 食管没有真正的腹侧或背侧系膜,在膈肌发育过程中,介于食管和主动脉间的部分间充质通常统称为食管系膜。食管起自颈部,在环状软骨下缘与第6颈椎水平沿脊柱前方下降,经上纵隔和后纵隔食管通过膈肌的食管裂孔与胃相连续,食管裂孔周围的肌纤维与食管壁之间没有直接连接。膈下面的筋膜富含弹性纤维,与腹横筋膜相连续,向上形成扁圆锥形伸入裂孔,并在胃和食管交界部(内部为复层扁平柱状上皮)上方2~3 cm处与食管壁相融合,膈筋膜中的部分弹性纤维穿入食管壁内到达黏膜下层,形成膈食管韧带。这些食管周围蜂窝组织、膈食管韧带共同将食管灵活地连在膈上,在限制其向上移的同时,又给予其在吞咽和呼吸时一定的活动自由度。

食管与气管伴行进入胸腔,气管部移到纵隔的中央,然后延续到两个支气管;食管部移到纵隔的后部区域,接着穿过膈。在进食过程中,食管的肌肉需要交替收缩,将食团推入胃中。在胸腔中,肺的呼吸、心脏的跳动都会影响内脏及其筋膜、骨骼肌及其筋膜。虽然肺和心脏有着各自的节律,但是,其中一个节律增加,另一个不可避免地会跟着改变(图2-9)。

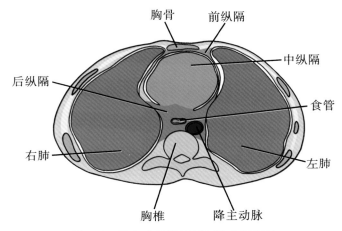

图2-9　胸部食管筋膜(横截面下面观)

3. 食管腹段　食管腹段短,呈管状,长1～2 cm,经右膈脚的食管裂孔续于胃,食管腹部位于肝左叶后方、左膈脚的前方、膈下血管的左侧和大小内脏神经的左侧;它的表面覆盖一层薄的结缔组织,含有前后迷走神经,以及胃左血管食管支的脏腹膜。

食管腹段实际上是系在膈上膈食管韧带的食管裂孔肌的移行部位。这是由包含一些平滑肌纤维的富含弹性蛋白的结缔组织的两个环形层形成。下层是膈下的腹膜下腹横筋膜的延续;它很薄且只是疏松地附着于食管。上层与膈上的腹膜下胸内筋膜相连;它比较厚,比下层含有更多的弹性蛋白,斜向头端走行,与食管壁融合紧密。在两层韧带之间的三角形间隔内有大量的脂肪组织。膈食管韧带协助定位到食管、膈脚的肌纤维,其作用可能是在食管裂孔内限制食管的上下移动。在老年人中,此韧带会变细,而且含有更多脂肪组织。前面的膈食管韧带更厚,其边界在食管壁的外层和膈脚的弓形纤维之间。

反折到食管腹段的腹膜很短,且直接与胃底的后表面相连,它有时被称为胃膈韧带。它包绕左胃血管的食管分支和后迷走神经的腹腔支,因此可以认为,它形成一个短而宽的系膜到食管腹段上。

食管腹段长只有1～2 cm,围绕食管末端的筋膜(贲门)延续为胃小弯的筋膜(小网膜),与幽门筋膜(胃、十二指肠韧带)和胆囊筋膜(肝胃韧带)形成一个整体。这种筋膜连续性保证了机械活动传递到所有上消化道的相关结构,因此,当食物进入胃中时,会将机械张力传导至肝胆和胰腺,适时分泌胆汁和胰液,以协同帮助消化(图2-10)。

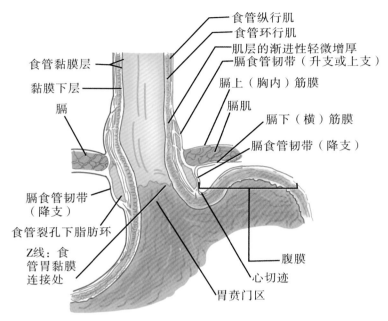

食管黏膜层

黏膜下层

膈

膈食管韧带
(降支)

食管裂孔下脂肪环

Z线:食管胃黏膜连接处

食管纵行肌

食管环行肌

肌层的渐进性轻微增厚

膈食管韧带（升支或上支）

膈上（胸内）筋膜

膈肌

膈下（横）筋膜

膈食管韧带（降支）

腹膜

心切迹

胃贲门区

图2-10　食管远端－胃周围筋膜

(二)内脏神经

食管由迷走神经(副交感神经)和交感神经支配。食管交感神经节前纤维发自 $T_2 \sim T_7$ 脊髓段,节后纤维起自颈下神经节或星状神经节,某些交感纤维先加入交感神经心支或者喉返神经,然后再分布到食管;也有分支直接到食管。食管腹段有来自胃丛及膈丛的纤维;也有来自内脏大或小神经的交感神经纤维分布。副交感神经节前纤维来自迷走神经背核,走行于迷走神经中,形成广泛的食管丛(节后神经元位于食管壁内)(表2-1,图2-11)。

表 2-1　食管的内脏神经

类型	分析
副交感神经（迷走神经）	(1) 迷走神经含有运动纤维,作用于食管壁上的横纹肌和平滑肌 (2) 来自脑干疑核的特殊躯体运动纤维经喉返神经(迷走神经的分支)支配环咽肌和食管上 1/3 的横纹肌 (3) 来自迷走神经背核的一般内脏运动纤维经食管丛在食管壁局部换元之后支配食管下 2/3 段平滑肌 (4) 迷走神经含有支配黏膜黏液腺分泌的内脏运动纤维和内脏感觉纤维(感觉神经回到迷走神经下神经节)
交感神经	(1) 起于脊髓胸段 $T_2 \sim T_7$ 的交感运动纤维支配食管 (2) 上位神经节的纤维到达颈中神经节和颈下神经节,与节后神经元形成突触,节后神经元的轴突支配食管颈部和食管胸部的血管 (3) 来自下位神经节的纤维直接到达食管丛或腹腔神经节(经内脏大神经),换元后节后神经元轴突支配远段食管 (4) 食管内脏性疼痛的传入纤维经交感纤维到达胸段上 4 个节段,由于这些节段也接受心脏的传入纤维,因此有时对于辨别食管疼痛和心源性疼痛是有困难的
食管固有神经	(1) 食管有发达的固有神经系统,它由有神经节的肌间神经丛和很少的有神经节的黏膜下神经丛构成,受外在的自主神经的支配 (2) 支配食管腹段的副交感神经是从食管旁神经丛上直接派生出来的,在较小程度上,来源于迷走神经前面和后面 (3) 这些神经是食管远端运动的动力,对食管下括约肌起兴奋和抑制作用,它们能维持食管的基本形态,在吞咽时随着松弛括约肌,协调食管远端的蠕动

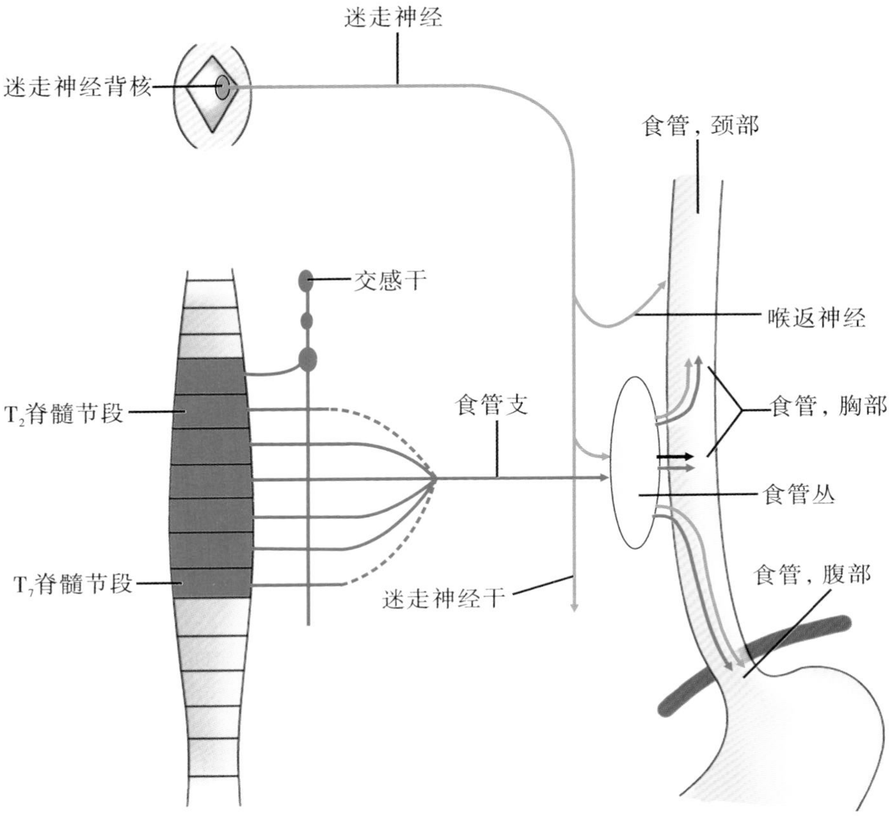

食管的
内脏神经

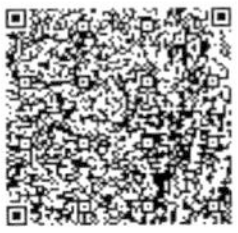

图 2-11　食管的内脏神经

（三）功能分析

食管为食物经口腔、咽部进入胃的通道，当食团经过食管上括约肌后，该括约肌反射性地收缩，随即食管产生从上至下的蠕动，食团向胃的方向推进。食团刺激食管感受器可以使得近端平滑肌收缩，远端舒张，从而推动食物进入胃（图 2-12）。食团对食管壁感受器的刺激，可反射性地引起食管下括约肌（LES）舒张，食团经贲门顺利进入胃。食管下括约肌并非真正解剖意义上的括约肌，而是位于食管与胃连接处的一段长 1 ~ 2 cm 的高压区，其内压一般比胃内压高，可阻止胃内容物反流入食管，起到了类似生理性括约肌的作用（图 2-13）。

内脏－躯体功能评估与解剖学分析

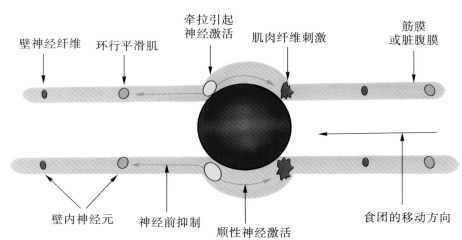

壁神经纤维　　环行平滑肌　　牵拉引起神经激活　　肌肉纤维刺激　　筋膜或脏腹膜

壁内神经元　　神经前抑制　　顺性神经激活　　食团的移动方向

食管的蠕动

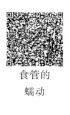

食管的蠕动

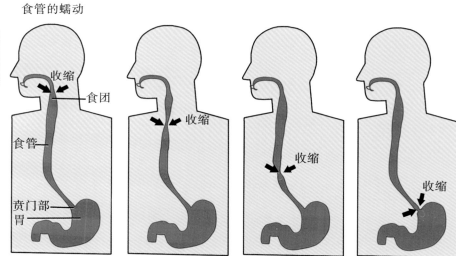

收缩　　食团

食管

贲门部胃

收缩

收缩

收缩

图 2-12　食管的蠕动

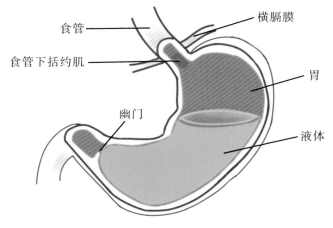

图 2-13 食管下括约肌

LES 的张力受神经-体液因素的调节。食管蠕动开始时,迷走神经抑制性纤维末梢释放血管活性肠肽(VIP)或一氧化氮,使得 LES 张力下降,便于食团进入胃,而食团进入胃又可引起迷走神经兴奋性纤维末梢释放乙酰胆碱,使 LES 收缩,防止胃内容物反流入食管。体液因素如促胃液素和胃动素等也使 LES 收缩,而促胰液素、缩胆囊素和前列腺素 A_2 等使 LES 松弛。

四、功能障碍

若食管出现功能障碍,可表现为进食困难,进食时感觉到异物感,有喉炎、咳嗽、哮喘等表现。尤其会出现夜间咳嗽,餐后加重,胃灼热(烧心)、反酸(图 2-14)等。

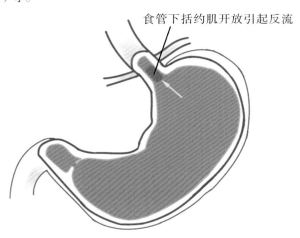

图 2-14 食管功能障碍

五、神经反射区

当食管功能障碍时,可以通过恢复食管对应的外周肌筋膜(反射区)的功能,来改善食管的功能(躯体－内脏反射)(表2-2)。

表2-2　食管神经反射区

低级神经中枢	躯体神经	反射区
交感神经:脊髓胸段 T_2 ~ T_7 灰质侧角	胸神经 T_2 ~ T_7	后支支配区:椎体 T_2 ~ T_7 之间的竖脊肌、多裂肌、回旋肌和筋膜及皮肤
		前支支配区:第 2 ~ 7 肋间肌、第 2 ~ 7 肋间的筋膜和皮肤
副交感神经:迷走神经背核	三叉神经和颈神经 C_1 ~ C_2	三叉神经的支配区:面部和发部前方皮肤、筋膜和咀嚼肌
		颈神经 C_1 的支配区:枕下肌群、颏舌肌、甲状舌骨肌;颅骨骨膜
		颈神经 C_2 支配区:胸锁乳突肌、头和颈长肌、头前直肌;枕部、耳郭后部、颏下部、下颌角及其下方的皮肤;枕骨骨膜

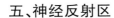

第二节　胃－躯体功能评估与解剖学分析

一、解剖

(一)概述

胃是消化管中最为膨大的部分,呈囊袋状,下以幽门和十二指肠相续(图2-15)。成人胃容量约为 1 500 mL。胃是受纳和消化食物的器官,同时也具有内分泌功能。

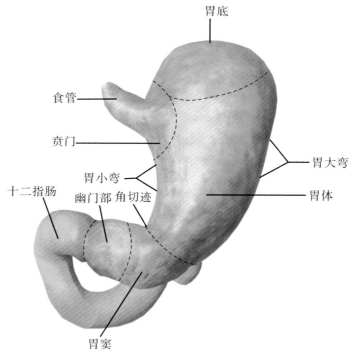

胃的整
体观

图 2-15　胃的整体观

（二）形态结构

　　胃的入口连接食管,称为贲门。出口的右下方与十二指肠相连接,称为幽门。胃的左侧边缘称为胃大弯,右侧边缘称为胃小弯。在大弯处有宽阔的、向下垂的腹膜褶皱,覆盖在前面,在小弯、肝门之间称为小网膜,其右端是通向肝的血管和总胆管的通道。在小网膜和胃的背面被腹膜覆盖的部分称为网囊（图 2-16）。

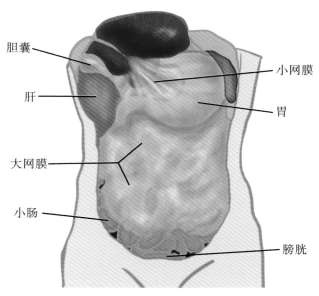

胆囊

肝

大网膜

小肠

小网膜

胃

膀胱

图2-16　胃的形态结构

(三) 位置和毗邻

　　胃在中度充盈时,大部分位于左季肋区,小部分位于腹上区(图2-17)。胃前壁左侧部分与膈相邻,被肋弓掩盖;前壁的中间部分恰位于剑突下方,是临床进行胃触诊的部位;前壁的右侧部分与肝左叶和方叶相邻。胃后壁隔网膜囊与胰、横结肠、左肾上部和左侧肾上腺相邻。胃底与膈和脾相邻(图2-18)。

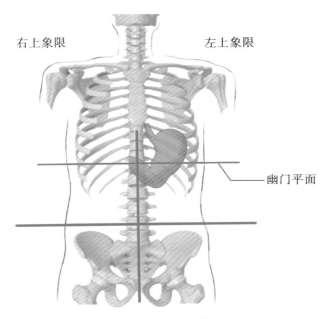

右上象限　　　　　左上象限

幽门平面

图2-17　胃的位置（前面观）

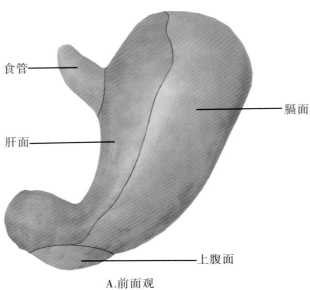

食管

膈面

肝面

上腹面

A.前面观

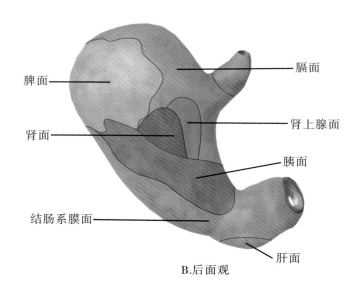

脾面

肾面

结肠系膜面

膈面

肾上腺面

胰面

肝面

B.后面观

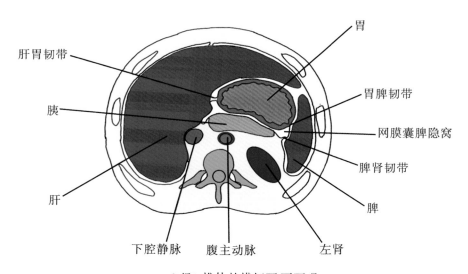

肝胃韧带

胰

肝

下腔静脉

腹主动脉

胃

胃脾韧带

网膜囊脾隐窝

脾肾韧带

脾

左肾

C.经L$_1$椎体的横切面(下面观)

图2-18　胃的毗邻

胃的位置常因体位和胃内容物充盈程度而产生较大变化,甚至体型也影响胃的位置。胃的贲门和幽门的位置相对较固定,贲门多位于第11胸椎体的稍左侧,幽门约在第1腰椎体的右侧。胃底的位置相对较恒定,其最高点在左锁骨中线外侧,约平第6肋间隙。胃大弯的位置较低,其最低点一般在脐平面,但是胃高度充盈时,胃大弯的下缘可以降至脐平面以下,甚至降至髂嵴平面以下。同时,不同体型的人群,胃的形态也不同(图2-19)。

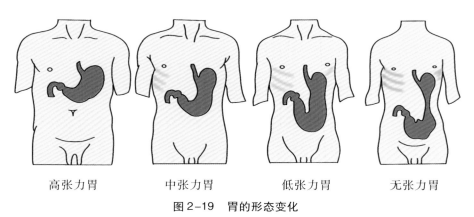

高张力胃　　　　中张力胃　　　　低张力胃　　　　无张力胃

图2-19　胃的形态变化

二、组织结构

胃壁由四层结构组成,从内向外依次为黏膜层、黏膜下层、肌层和外膜(图2-20)。黏膜的表面有胃腺。胃腺在贲门的周围、胃体和幽门的周围所表现的性质不同。当胃收缩时,可以看到由平滑肌收缩引起的黏膜上纵向皱纹。副交感神经分布于胃腺中,促进胃酸的分泌。

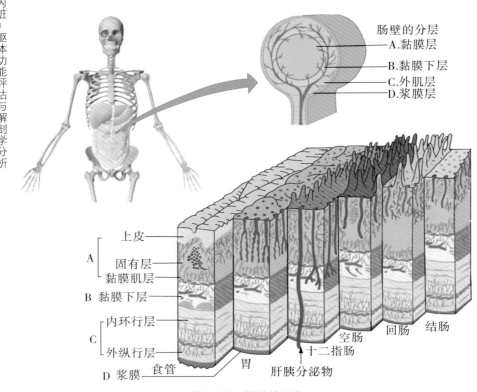

肠壁的分层
A.黏膜层
B.黏膜下层
C.外肌层
D.浆膜层

上皮
A 固有层
黏膜肌层
B 黏膜下层
内环行层
C
外纵行层
D 浆膜
食管　胃　　肝胰分泌物　十二指肠　空肠　回肠　结肠

图2-20　胃壁的层次

1. 黏膜层　胃的黏膜层较厚,血供丰富,活体呈橘红色(图2-21)。胃空虚时,由于平滑肌层舒张,整个胃壁弹性回缩,黏膜与黏膜下层在胃腔表面形成许多皱襞。当胃充盈时,随着胃壁的扩张,黏膜皱襞消失,胃腔面的黏膜变平坦。但是在胃的小弯侧,有4～5条与小弯走行方向平行的纵行皱襞比较恒定,不受胃充盈的影响,这几条皱襞之间的纵沟称为胃道。

食管与贲门交界处的黏膜表面有一条呈锯齿状的环行线,称为食管胃黏膜线。胃黏膜表面有纵横交错的浅沟,将其分成许多直径2～6 mm的胃小区。黏膜表面遍布不规则小孔,称胃小凹,由上皮向固有层凹陷形成。每个胃小凹底部有3～5条胃腺开口。

胃底
食管
贲门口
幽门 胃体
十二指肠
幽门管
幽门窦

表面黏液细胞

黏液

颈黏液细胞

黏液
壁细胞

胃小凹

内因子

胃壁

腺峡(颈)

主细胞

黏膜层

胃腺(体)

胃蛋白酶
神经内分泌细胞

胃底

G细胞——胃泌素
D细胞——长生抑素
肠嗜铬样细胞——组胺

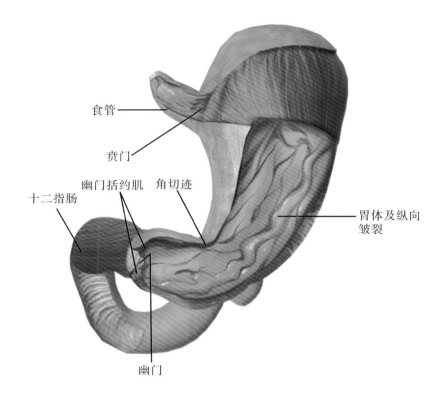

食管

贲门

幽门括约肌　角切迹

十二指肠

胃体及纵向
皱裂

幽门

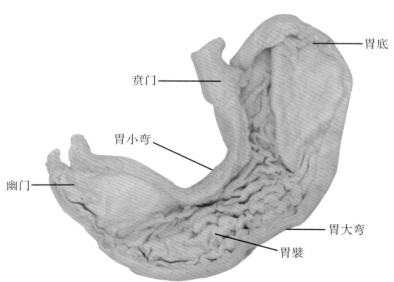

胃底

贲门

胃小弯

幽门

胃大弯

胃襞

图2-21　胃的黏膜层

（1）上皮　为单层柱状，主要由表面黏液细胞组成。细胞核位居基底部，顶部胞质充满黏原颗粒，在苏木精－伊红染色切片上，黏原颗粒不着色，故细胞顶部呈透明或空泡状。细胞间有紧密连接。细胞分泌含高浓度碳酸氢根的不可溶性黏液，覆盖于上皮表面，既可起润滑作用，又可防止高浓度盐酸与胃蛋白酶对黏膜的消化损伤。表面黏液细胞 3～5 d 更新 1 次，脱落的细胞由胃小凹底部和胃腺颈部的干细胞增殖补充。

（2）固有层　内有大量紧密排列的胃腺，其间有少量结缔组织，结缔组织内有成纤维细胞、浆细胞、肥大细胞、嗜酸性粒细胞和较多淋巴细胞，以及少量散在的平滑肌细胞。胃腺有以下 3 种：胃底腺、贲门腺和幽门腺。胃底腺又称泌酸腺，是数量最多的一种胃腺，分布于胃底和胃体部，为单管状或分支管状。胃底腺由主细胞、壁细胞、颈黏液细胞、干细胞和内分泌细胞组成（表 2-3）。贲门腺分布于近贲门处宽 1～3 cm 的区域，为黏液性腺。幽门腺分布于幽门部宽 4～5 cm 的区域，此区胃小凹最深。幽门腺为弯曲的多分支管状黏液性腺，腺腔较大，含少量壁细胞和较多 G 细胞。3 种腺体的分泌物混合组成胃液，成人每日的分泌量为 1.5～2.5 L，pH 值为 0.9～1.5，主要成分是盐酸、胃蛋白酶和黏液等。

表 2-3　胃底腺的主要细胞

类型		形态	分布	功能
主细胞		呈柱状	胃底腺的下半部	分泌胃蛋白酶原
壁细胞		细胞较大，呈圆形或圆锥形，核圆且居中	大多数位于胃底腺的上半部	分泌盐酸（也称胃酸）和内因子
颈黏液细胞		呈楔形	位于胃底腺顶部	分泌可溶性的酸性黏液
干细胞		胞体较小，呈低柱状	位于胃底腺顶部至胃小凹深部一带	增殖的干细胞向上迁移分化为表面黏液细胞，向下迁移分化为胃底腺的各种细胞
内分泌细胞	ECL 细胞	胞体较小，形态不规则	位于胃底腺底部或体部	合成和释放组胺
	D 细胞	呈卵圆形或长菱形	可见于胃底腺、贲门腺和幽门腺	分泌生长抑素

（3）黏膜肌层　由内环行和外纵行两薄层平滑肌组成。

2. 黏膜下层　由疏松结缔组织构成,内含丰富的胶原纤维、血管淋巴管及黏膜下神经丛,还可见成群的脂肪细胞。

3. 肌层和外膜　与胃机械性消化活动相适应,胃壁的肌层较厚,由外纵、中环、内斜三层平滑肌构成(图2-22)。各层间有少量结缔组织、肌间神经丛和 Cajal 间质细胞(ICC)。外层的纵行平滑肌在胃小弯和胃大弯处增厚。中层的环行平滑肌环绕整个胃,较纵行肌发达。环行平滑肌在幽门处特别增厚形成幽门括约肌。增厚的括约肌将其表面的黏膜顶起,形成环形的黏膜皱襞即幽门瓣。幽门瓣突入胃肠腔内,与括约肌一起发挥延缓胃内容物排空,防止肠内容物反流入胃的作用。内层的斜行平滑肌由食管的环行平滑肌移行而来,主要分于胃的前、后壁。胃的外膜即腹膜的脏层,由薄层结缔组织与间皮共同构成,称为浆膜。浆膜表面光滑,利于胃肠活动。

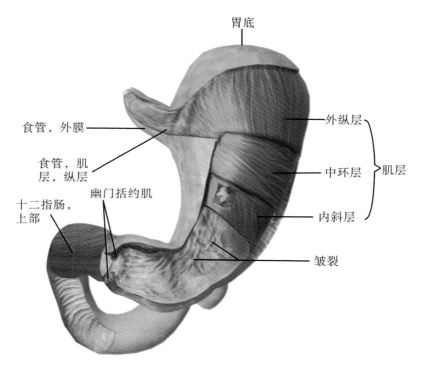

胃底

食管,外膜

食管,肌层,纵层

十二指肠,上部

幽门括约肌

外纵层

中环层

内斜层

肌层

皱裂

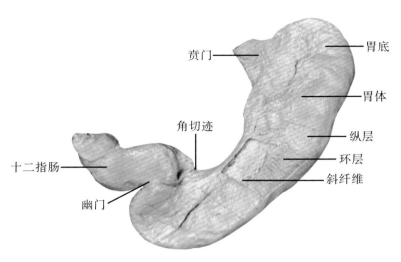

图 2-22　胃的肌层

三、功能单元

(一)内脏筋膜

每日数次食物进入胃后会改变其大小和形状。胃的脏层筋膜附着在两个可移动的大网膜和小网膜上,之所以有两个网膜首先是因为胃要根据摄取食物的量而扩大。维持躯干基础张力的肌筋膜使腹壁在容纳内脏器官的同时,又能适应它们的变化,如果这种适应性受到损害时,腹壁的基础张力和内脏器官的基础张力就会受到相互影响。

小网膜由两层腹膜组成,两层腹膜借不等量的结缔组织和脂肪组织分隔开,来源于腹侧的胃系膜。它从肝的脏面下方至食管腹段、胃、幽门和十二指肠上部。向上,小网膜在肝下面的附着点呈"L"形,"L"形的垂直部分是由静脉韧带裂形成;向下,附着点翻转,在肝门中水平走行,完成"L"形。小网膜走在肝和胃之间的部分称为肝胃韧带,走在肝和十二指肠之间的部分称为肝十二指肠韧带。在肝胃韧带的两层之间靠近胃的附着点处,该韧带内含有胃左和胃右血管、迷走神经的分支及淋巴结。小网膜的前层从静脉韧带裂下降至食管腹段、胃和十二指肠的前面。后层则从静脉韧带裂下降,走在胃和幽门的后面。在胃小弯处,小网膜的两层腹膜分开包裹胃,与胃前后表面的脏腹膜相融合。小网膜的后层形成小囊的部分前表面。

胃靠着主动脉,并且反折出每侧的胸膜腹膜管的存在,并由短的背侧系膜,即胃背系膜连接到体壁,后者直接和除了尾侧短段的,几乎所有余下部分的小肠的背系膜(中肠)直接连续。腰部的筋膜通常被当作仅由腹膜形成,胃和肝被腹膜所包裹,腹膜后筋膜连同胰结肠韧带、肝十二指肠韧带和肝胰韧带,连接胰、脾和肝。胃包括食管的远端(贲门)、十二指肠(幽门)及胰腺外分泌部和肝(胆总管)在膈和横结肠系膜之间。胃位于腹膜的两层膜之间,其向上延伸到小网膜,向下延伸至大网膜,大网膜有时向下延伸到耻骨联合(图2-23)。

胃的筋膜

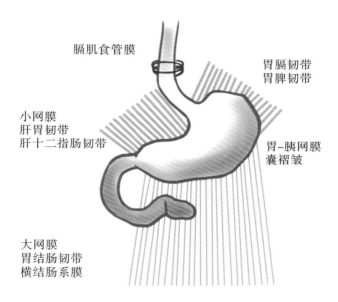

膈肌食管膜

胃膈韧带
胃脾韧带

小网膜
肝胃韧带
肝十二指肠韧带

胃-胰网膜
囊褶皱

大网膜
胃结肠韧带
横结肠系膜

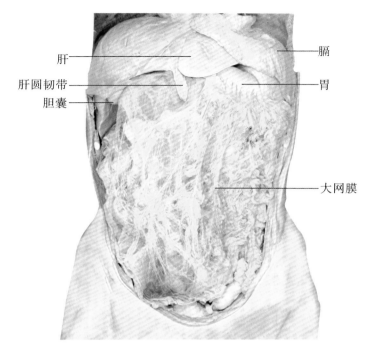

肝

肝圆韧带

胆囊

膈

胃

大网膜

图2-23 胃的筋膜

（二）内脏神经

胃由交感神经和副交感神经（迷走神经）支配。交感神经主要来自脊髓 $T_5 \sim T_{12}$ ，通过内脏大小神经和腹腔丛分布于胃。它们沿动脉形成动脉周围丛，自腹腔干分布于胃。部分交感神经纤维来自肝丛，它们通过小网膜到达胃体上部和胃底，有些神经还由内脏大神经的直接分支提供。胃交感神经可引起血管收缩、抑制胃蠕动、促进幽门括约肌收缩（图2-24）。

支配胃的副交感神经来自迷走神经。迷走神经自食管丛延续至腹腔内形成迷走神经前、后干到达胃的前后壁，并形成胃前丛及胃后丛，胃前丛的分支分布于贲门胃体前上面、幽门部及肝等，其中进入并支配胃窦的分支称拉氏支，前干发出的肝支还分出神经支到幽门管、幽门括约肌。胃后丛的分支分布于胃体后下面及幽门窦。胃副交感神经可促进胃黏膜的分泌，还可引起胃肌系统的运动。它还在胃排空过程中对幽门括约肌的协调松弛起作用。

胃的感觉神经支配来自迷走神经节及脊神经节。两类神经节细胞的纤维混合在交感神经（内脏大、小神经，内脏最小神经，腰内脏神经）及副交感神经(迷走神经)中到达胃。

　　现已确定在幽门括约肌内含有多种神经递质,包括乙酰胆碱、一氧化氮、肽和血管活性肠肽。括约肌的抑制受一氧化氮能神经纤维的调节,同时基本的张力主要是胆碱能神经纤维调节(许多其他因素包括酸和腔内营养都会影响幽门括约肌的收缩)。

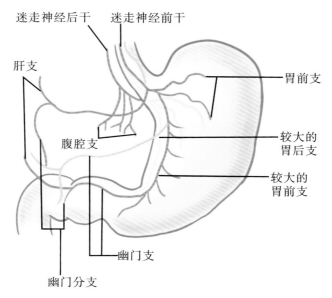

胃的神经

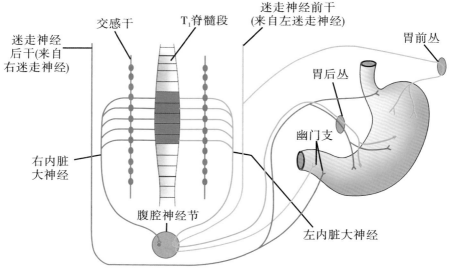

图2-24　胃的神经

（三）功能分析

1. 胃液的性质、成分、功能和调节　纯净的胃液是无色、透明的酸性液体（pH 值为 0.9～1.5），正常成人每日分泌胃液 1.5～2.5 L。胃液的主要成分有盐酸、胃蛋白酶原、黏液和内因子，此外，还有水、Na^+、K^+ 等无机成分（表 2-4）。同时胃液分泌的调节分为头期、胃期和肠期（图 2-25）。

表 2-4　胃液的主要成分

类型	主要分泌细胞	功能
盐酸	壁细胞	①激活胃蛋白酶原，并为胃蛋白酶提供适宜的 pH 环境；②使食团中蛋白质变性而易于水解；③杀死进入胃内的细菌，对维持胃和小肠的无菌状态意义重大；④盐酸随食糜排入小肠后，可间接地引起胰液、胆汁和小肠液的分泌；⑤盐酸形成的酸性环境有助于小肠内铁和钙的吸收
胃蛋白酶原	主细胞	活化的胃蛋白酶原（胃蛋白酶）能使蛋白质水解成少量多肽和游离氨基酸
内因子	壁细胞	防止维生素 B_{12} 破坏及促进其在肠内的吸收
黏液和碳酸氢盐	胃黏膜表面的上皮细胞、泌酸腺的颈黏液细胞、贲门腺和幽门腺	具有润滑作用，防止食物中粗糙成分的机械损伤

胃液调节

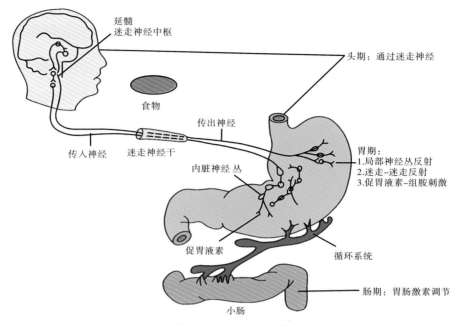

图 2-25　胃液的调节

2. 胃的运动　胃除具有暂时储存和消化食物的功能之外,还具有泵的功能,能把胃内容物排入十二指肠。而胃的运动主要由胃壁的平滑肌来执行(图2-26)。根据胃壁肌层的结构和功能特点,可将胃划分为头、尾两个区。头区是指胃底和胃体上1/3,运动较弱,其主要功能是接纳和储存食物;尾区是指胃体的下2/3和胃窦,运动较强,其功能是磨碎食物,使之与胃液充分混合,以形成食糜,并将食糜逐步地推进至十二指肠。

(1)胃的运动形式

1)紧张性收缩:胃平滑肌经常处于一定程度的微弱而持续的收缩状态,称之为紧张性收缩。在空腹时,胃就有一定的紧张性收缩,进餐后略有加强。其生理意义在于:①使胃保持一定的形状和位置。②维持一定的胃内压,有利于胃液渗入食团中,促进化学性消化。③为其他形式运动有效进行的基础。④进食后,头区的紧张性收缩有所加强,可将食物缓慢地推进至胃的尾区。

2)容受性舒张:在进食过程中,食物刺激口腔、咽、食管等处的感受器,反射性地引起胃底和胃体上部肌肉的舒张,称之为胃的容受性舒张。这一运动形式使胃容量由空腹时的仅约50 mL增大至进食后的1.5 L,使胃能够容纳、接受吞咽入胃的大量食物,而胃内压却无明显升高,从而防止食糜过早地进入小肠,有助于食物的胃内消化。胃的容受性舒张是通过迷走-迷走反射而实现,但其传出神经末梢释放的递质可能是一种肽类物质,如血管活性肠肽或一氧化氮。

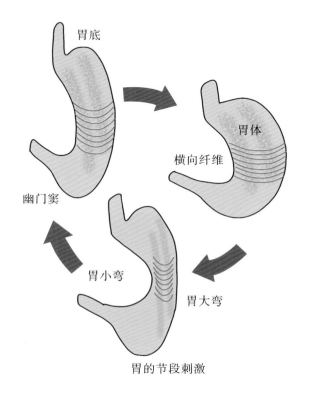

胃运动

图2-26　胃的运动

3)蠕动:胃壁内的环行肌和纵行肌相互协调地连续性收缩和舒张运动即形成蠕动。空腹时,基本见不到胃的蠕动,食物进入胃后约5 min便可引起蠕动。胃的蠕动起始于胃的中部,逐步地向幽门方向推进,形成蠕动波。人胃的蠕动波频率约为3 次/min,而每个蠕动波传到幽门约需1 min,因此,常常是一波未平,一波又起。

(2)胃的排空　食物从胃排入十二指肠的过程称为胃排空,通常食物入胃5 min后即有部分食糜开始排空(图2-27)。胃排空的速度与食物的物理性状和化学组成密切相关。液体食物比固体食物排空快;颗粒小的食物比大块的食物排空快;等渗液体比非等渗液体排空快。食物中3种主要营养物的排空速度依次为:糖类>蛋白质>脂肪类。混合食物,通常需要4~6 h完全排空。

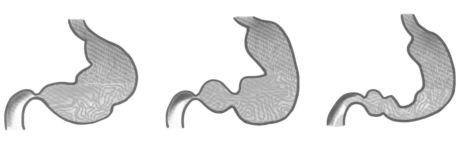

图2-27　胃的排空

（3）消化间期的胃运动　空腹状态下（消化间期）,胃会出现一种特殊的运动形式,称为消化间期移行性复合运动（MMC）。MMC是一种周期性胃运动,其特点是伴有较长静息期的间歇性强力收缩。MMC开始于胃体上1/3,并以一定速度向回肠末端传播。MMC周期为90~120 min。

（4）呕吐　呕吐是胃及小肠上段内容物从口腔强力驱出的过程（图2-28）。呕吐是在延髓呕吐中枢参与下的一种复杂的反射活动。食物机械扩张、食物的化学成分、颅内压增加、旋转运动及剧烈疼痛等均可引起呕吐。引起呕吐的各种刺激作用于相应的感受器,其传入冲动由迷走神经和交感神经传入到延髓外侧网状结构的背外侧缘的呕吐中枢,传出冲动则沿迷走神经、交感神经、膈神经和脊神经等到达胃、小肠、膈和腹肌等。呕吐时,胃和食管下端舒张,膈和腹肌强烈收缩,从而挤压胃内容物通过食管而进入口腔。同时,十二指肠和空肠上端的蠕动增强、加快并可转为痉挛,而此时胃和食管舒张,胃-十二指肠压力梯度倒转,十二指肠内容物进入胃内,因此呕吐物中常混有小肠液和胆汁。呕吐是一种防御性反射。

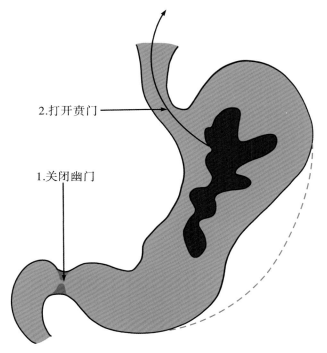

2.打开贲门

1.关闭幽门

图2-28　呕吐时胃的收缩

　　当机体摄入有害物质时,可通过呕吐将其排出体外。但长期剧烈的呕吐不仅影响进食和正常的消化功能,还会丢失大量的消化液,从而造成机体水、电解质和酸碱平衡紊乱(图2-29)。

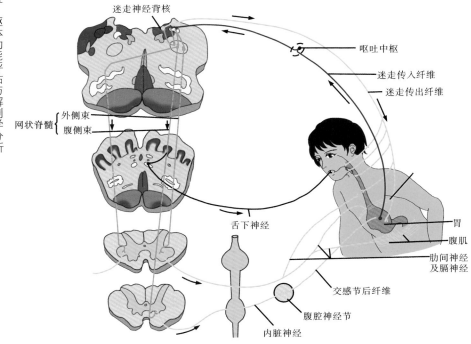

图2-29　呕吐反射通路

四、功能障碍

外周肌筋膜的病变会通过躯体-内脏反射造成胃的功能障碍,进而出现胃胀或胃饱胀感的症状。例如,吃了一个苹果后就有饱腹感,这不是因为胃胀,而可能是因为胃的感觉神经兴奋性增加造成的。当食物到达胃的时候,肌层松弛。胃充满后大约间隔1 h胃活动开始增加。食物存留在胃内的时间长度取决于食物的数量和性质,如液体的大约1 h,肉类的大约4 h。当食物进入胃后,会通过内脏-内脏反射导致肝、胆、胰腺的功能改变(胆汁分泌和胰液分泌)。

若胃出现了功能障碍,可导致上腹痛或不适、上腹胀、早饱、嗳气、恶心,也会出现胃灼热、反酸。

五、神经反射区

当胃功能障碍时,可以通过恢复外周对应肌筋膜(反射区)的功能,来改善胃的功能(躯体-内脏反射)(表2-5)。

表2-5 胃神经反射区

低级神经中枢	躯体神经	反射区
交感神经:脊髓胸段 T_5~T_{12} 灰质侧角	胸神经 T_5~T_{12}	后支支配区:椎体 T_5~T_{12} 之间的竖脊肌、多裂肌、回旋肌和筋膜及皮肤
		前支支配区:第5~12肋间肌、第5~12肋间的筋膜和皮肤;腹肌和腹部皮肤
副交感神经:迷走神经背核	三叉神经和颈神经 C_1~C_2	三叉神经的支配区:面部和发部前方皮肤、筋膜和咀嚼肌
		颈神经 C_1 的支配区:枕下肌群、颏舌肌、甲状舌骨肌;颅骨骨膜
		颈神经 C_2 的支配区:胸锁乳突肌、头和颈长肌、头前直肌;枕部、耳郭后部、颏下部、下颌角及其下方的皮肤;枕骨骨膜

第三节 十二指肠-躯体功能评估与解剖学分析

一、解剖

(一)概述

十二指肠起于胃的幽门,续于空肠,全长约25 cm(图2-30)。

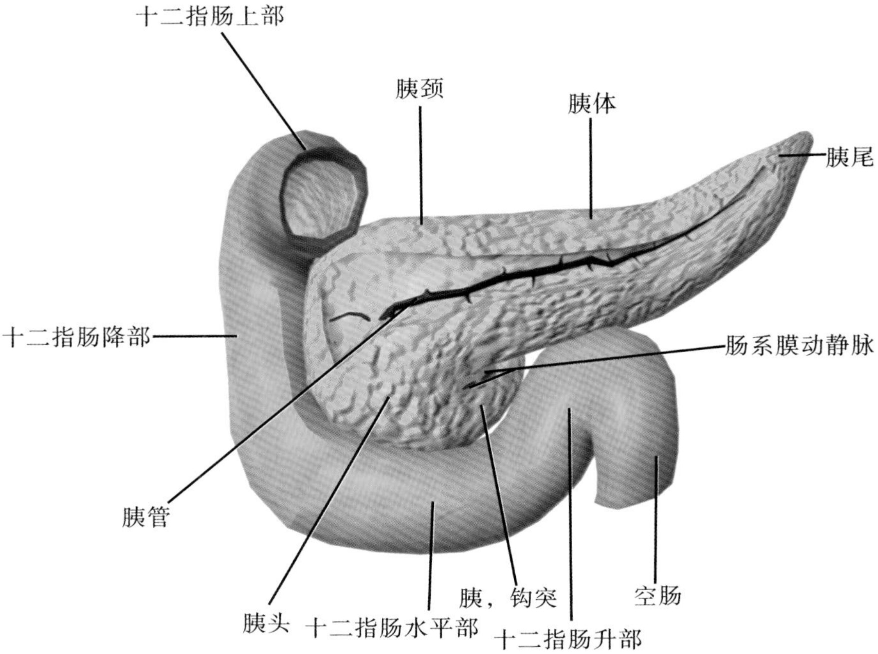

图 2-30　十二指肠整体观

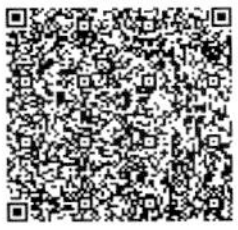

十二指肠整体观

（二）形态结构

作为起始段的小肠，十二指肠长度最短，管径最大，位置最为固定。全长呈"C"字形弯曲，包绕胰头。根据肠管的走行将其分为上部、降部、水平部和升部四部分。十二指肠除了起始端和终末端被腹膜包裹，其余大部分为腹膜外位器官，被腹膜覆盖固定于腹后壁上。十二指肠腔既接受胃液，也接受胰液和胆汁，因此是肠道中非常重要的消化器官（图 2-30）。

（三）位置和毗邻

1. 上部　上部发自幽门，向右后方走行，至胆囊颈的后下方转折向下，移行为降部。该部长约 5 cm，是十二指肠中活动度最大的一部分。十二指肠上曲为上部向降部转折时形成的弯曲。十二指肠上部近侧端与幽门连接的一段肠管，管壁较薄，管径较大，腔内黏膜无环状皱襞，光滑平坦，临床称此段为十二指肠球，为十二指肠溃疡和穿孔的好发部位。

2. 降部　降部起自十二指肠上曲，在 $L_1 \sim L_3$ 和胰头右侧下行，达第三腰椎体水平后弯向左行，移行为水平部，全长 7 ~ 8 cm。降部转折为水平部的弯曲为十二指肠下曲。降部的腔内黏膜形成发达的环状皱襞，但在后内侧壁上有一纵行的皱襞,称为十二指肠纵襞,其下端的圆形隆起为十二指肠大乳头,为肝胰壶腹的开口处。大乳头的上方 1～2 cm 处有时可见十二指肠小乳头,为副胰管的开口处。

3. 水平部 水平部又称下部,长约 10 cm,自十二指肠下曲起始,横越下腔静脉、第三腰椎体和腹主动脉前方,达第三腰椎体左侧向后移行为升部。肠系膜上动、静脉从胰体下缘潜出后,紧贴水平部的前面下行。起于腹主动脉的肠系膜上动脉与腹主动脉之间形成尖朝上的夹角,十二指肠水平部远侧段恰穿过该三角区。该夹角的角度受小肠系膜内空、回肠产生重力的影响。如果空、回肠重力产生的牵拉力过大,夹角变小,从而挤压穿过夹角的十二指肠水平部,引起肠梗阻,发生肠系膜上动脉压迫综合征。在发育过程中,如果肠系膜上动脉自腹主动脉发出的位置过低,也可使夹角变小,引起肠梗阻。

4. 升部 升部长 2～3 cm,始于水平部末端,斜向左上方,升至第二腰椎体左侧急转向下,移行为空肠。此部转折移行为空肠处亦有一弯曲,称为十二指肠空肠曲。该弯曲的后上壁有一束肌纤维和结缔组织构成的十二指肠悬肌将肠管固定于右侧膈脚上。十二指肠悬肌和包绕其表面的腹膜皱襞共同构成十二指肠悬韧带又称为 Treitz 韧带。

二、组织结构

十二指肠壁与胃壁相似,分为四层结构,其腔面的环形皱襞由黏膜及黏膜下层共同向肠腔突出形成(图 2-31)。

(一)黏膜

黏膜表面由上皮和固有层向肠腔突出形成许多细小的肠绒毛。十二指肠绒毛发达,呈叶片状。绒毛根部上皮向固有层内陷形成管柱状的小肠腺。

1. 上皮 上皮为单层柱状,绒毛部上皮由吸收细胞、杯状细胞和内分泌细胞组成。十二指肠吸收细胞除具有小肠吸收细胞的结构和功能外还向肠腔分泌肠激酶。杯状细胞数量较少,分泌黏液。内分泌细胞种类很多,如 G、I、K、M 和 S 细胞能分泌多种胃肠激素,在调节消化腺的分泌和消化道的运动等方面发挥重要作用。

2. 固有层 由致密结缔组织构成,内有小肠腺,还有较多的淋巴细胞、浆细胞、巨噬细胞和嗜酸性粒细胞等。可见孤立淋巴小结。

3. 黏膜肌层 由内环行和外纵行两薄层平滑肌组成。

(二)黏膜下层

黏膜下层为较致密的结缔组织,内有大量十二指肠腺,为黏液性腺,其

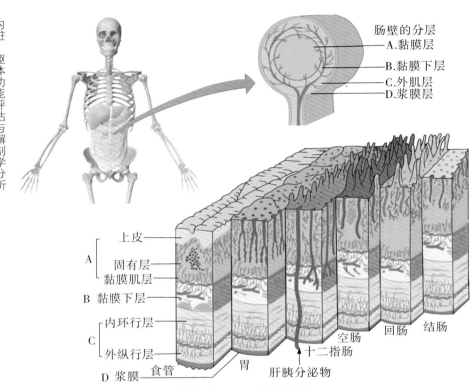

图 2-31　十二指肠壁层次

导管穿过黏膜肌层开口于小肠腺底部。此腺分泌黏稠的碱性黏液(pH 值 8.2～9.3),保护十二指肠免受胃酸侵蚀。人十二指肠腺还分泌尿抑胃素,具有抑制胃液分泌和刺激小肠上皮细胞增殖的作用。此层中也有黏膜下神经丛分布。

(三)肌层和外膜

肌层由内环行和外纵行两层平滑肌组成。平滑肌之间有肌间神经丛,在肌间的结缔组织中有 Cajal 间质细胞。外膜在十二指肠后壁为纤维膜,其余为浆膜。

三、功能单元

(一)内脏筋膜

十二指肠发育自前肠的尾部和中肠的头部,腹侧十二指肠系膜头部连续着胃腹系膜,并只在前肠区连接。十二指肠的后部有厚的背侧十二指肠系膜,其连续着胃背系膜的尾部和中肠尾部的系膜(图2-32)。在前面观,前肠腹侧肠系膜最尾缘延伸到十二指肠的较短开始部分。

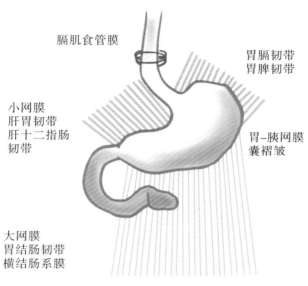

膈肌食管膜

胃膈韧带
胃脾韧带

小网膜
肝胃韧带
肝十二指肠
韧带

胃－胰网膜
囊褶皱

大网膜
胃结肠韧带
横结肠系膜

图2-32 十二指肠筋膜

(二)内脏神经

同胃的神经支配。

(三)功能分析

1. 内分泌功能 十二指肠上皮的柱状细胞参与消化糖类和蛋白质,参与分泌性免疫球蛋白A的释放,并分泌肠激酶。杯状细胞主要分泌黏液,有润滑和保护作用。帕内特细胞分泌防御素溶菌酶,对肠道微生物有杀灭作用。十二指肠液由胰腺外分泌液、胆汁、十二指肠分泌液及胃液组成。

十二指肠还能分泌多种胃肠激素,如促胰液素、胆囊收缩素、胃动素、5-羟色胺和P物质等。十二指肠的S细胞分泌促胰液素,刺激胰液和胆汁的分泌,抑制胃酸分泌和胃肠运动。I细胞分泌胆囊收缩素,刺激胰酶的合成和分泌,增加胰液分泌,拮抗促胃液素引起的胃酸分泌,刺激胆囊收缩和Oddis括约肌(位于十二指肠大乳头处)收缩(图2-33)。Mo细胞和ECL细胞分泌胃动素,调节消化间期的移行性复合运动促进胃肠平滑肌收缩。K细胞分泌抑胃肽,刺激胰岛素释放,抑制胃酸和胃蛋白酶分泌。十二指肠含有一定数量的G细胞可以刺激胃酸分泌。

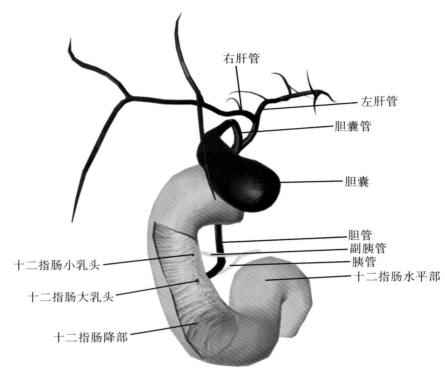

十二指肠
大乳头

图 2-33　十二指肠大乳头

右肝管

左肝管

胆囊管

胆囊

胆管
副胰管
胰管
十二指肠水平部

十二指肠小乳头

十二指肠大乳头

十二指肠降部

2. 运动　紧张性收缩活动在空腹时即存在, 使小肠平滑肌保持一定紧张性, 使小肠内维持一定的腔内压。小肠的紧张性收缩运动是小肠有效进行其他形式运动的基础。消化期的运动主要是分节运动和蠕动。分节运动在空腹时几乎不存在, 进食后才逐渐变强, 有利于消化液与食糜充分混合, 进行化学性消化和吸收。蠕动是环行肌和纵行肌相互协调的连续性收缩, 常见于进食过程中, 使食糜向前推进 (图 2-34)。在消化间期和禁食期, 可以出现移行性复合运动, 起源于胃或小肠上端, 沿肠管向肛门方向移行。MMC 促进胃肠道的协调性运动, 对肠道起"清道夫"作用。

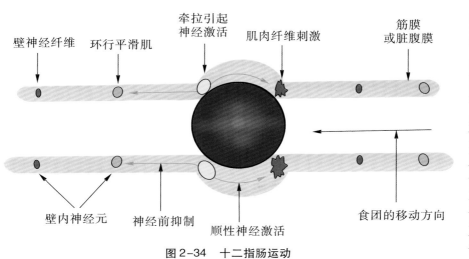

图 2-34　十二指肠运动

十二指肠的运动受到肠平滑肌基本电节律、神经（中枢神经系统、外周自主神经及肠壁内在神经）和体液因素的调控。肠壁内在神经对小肠运动起主要作用。即使切断外来神经的支配，肠道蠕动仍可以进行，具有高度的自主性。肠道局部的扩张、牵拉、温度改变及化学物质等可刺激肠壁内在神经，引起平滑肌的收缩。

四、功能障碍

若十二指肠功能障碍，常会出现上腹痛，其性质多为灼痛，亦可为钝痛、胀痛、剧痛或饥饿样不适感。可伴有反酸、胃灼热、嗳气、上腹胀、恶心、呕吐。可因精神情绪不良或过劳而诱发。长期反复发作者可出现消瘦、营养不良、贫血、水与电解质代谢乱。

五、神经反射区

当十二指肠功能障碍时，可以通过恢复对应外周肌筋膜（反射区）的功能，改善十二指肠的功能（躯体-内脏反射）（表2-6）。

表2-6　十二指肠神经反射区

低级神经中枢	躯体神经	反射区
交感神经:脊髓胸段 T_5 ~ T_{12} 灰质侧角	胸神经 T_5 ~ T_{12}	后支支配区:椎体 T_5 ~ T_{12} 之间的竖脊肌、多裂肌、回旋肌和筋膜及皮肤
		前支支配区:第5~12肋间肌、第5~12肋间的筋膜和皮肤;腹肌和腹部皮肤
副交感神经:迷走神经背核	三叉神经和颈神经 C_1 ~ C_2	三叉神经的支配区:面部和发部前方皮肤、筋膜和咀嚼肌
		颈神经 C_1 的支配区:枕下肌群、颏舌肌、甲状舌骨肌;颅骨骨膜
		颈神经 C_2 的支配区:胸锁乳突肌、头和颈长肌、头前直肌;枕部、耳郭后部、颏下部、下颌角及其下方的皮肤;枕骨骨膜

第四节　系膜小肠-躯体功能评估与解剖学分析

一、解剖

系膜小肠是指有系膜固定于腹后壁的小肠,成人长约 6 m,为消化管中最长的一段(图2-35)。

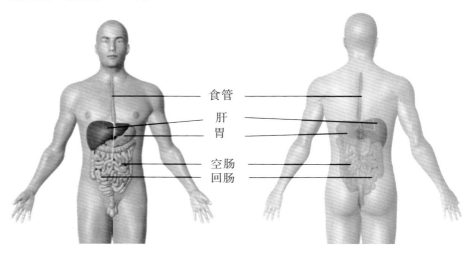

食管
肝
胃
空肠
回肠

图2-35　小肠整体观

（一）形态结构

系膜小肠起于十二指肠空肠曲，末端接续于盲肠，全长分为空肠和回肠两部分。系膜小肠是消化管道中食物消化和吸收的主要场所，十二指肠对胃消化过的食糜做进一步的消化，空肠则主要吸收消化分解后的食物分子，并将其送入血液和淋巴液中。

空肠和回肠盘曲迂回的肠管被肠系膜完全包裹悬系固定于腹后壁，故又称为系膜小肠，此结构保证该段肠管有较大的活动度。由于肠系膜的附着，因此可以分出系膜缘和游离缘，前者是肠系膜附着的边缘，后者则是系膜缘对侧游离的边缘，故又称对系膜缘。

（二）位置和毗邻

空肠和回肠无明显界限，一般将系膜小肠的近侧段 2/5 部分称为空肠，远侧段 3/5 部分称为回肠。空肠多位于左腰区和脐区，回肠则常位于脐区、右腹股沟区和盆腔内。空肠和回肠在形态结构上有区别，但是变化是逐渐发生的。一般说来，空肠管径较粗，管壁较厚，血管分布丰富，颜色较红，而回肠的管径较细，管壁较薄，血管分布较少，颜色较浅淡。另外，肠系膜的厚度从空肠向回肠也是逐渐增厚，系膜内的脂肪含量逐渐增加。

二、组织结构

空肠和回肠的管壁结构基本相似，均由黏膜、黏膜下层、肌层和外膜组成（图 2-36）。

（一）黏膜

空肠和回肠腔面由黏膜和黏膜下层共同向管腔面突起，形成环形、半环形或螺旋状走行的皱襞，空肠头段最发达，向下逐渐减少、变矮，至回肠中段以下基本消失。空肠黏膜表面有发达的肠绒毛，呈长指状，回肠则为短锥状。皱襞和肠绒毛使小肠内表面积扩大约30倍。

1. 上皮　为单层柱状，绒毛部上皮由吸收细胞、杯状细胞和少量内分泌细胞组成。小肠腺除上述细胞外，还有帕内特细胞和干细胞。

2. 固有层　在疏松结缔组织中除有大量的小肠腺外，还有丰富的淋巴细胞、浆细胞、巨噬细胞和嗜酸性粒细胞等。绒毛中轴的结缔组织内有 1～2 条纵行的毛细淋巴管，称中央乳糜管，其起始端为盲端，向下穿过黏膜肌层进入黏膜下层形成淋巴管丛。中央乳糜管管腔较大，管壁由薄层内皮细胞围成，无基膜，内皮细胞间隙宽，乳糜微粒等易进入管腔内。

3. 黏膜肌层　由内环行和外纵行两薄层平滑肌组成。肌纤维收缩可促进固有层内的小肠腺分泌物排出和血液运行,利于物质吸收和转运。

（二）黏膜下层

黏膜下层为较致密的结缔组织,含有较多的血管和淋巴管,并有黏膜下神经丛分布,在回肠部可见集合淋巴小结穿过黏膜肌层伸抵此层。

（三）肌层和外膜

肌层由内环行和外纵行两层平滑肌组成。小肠的环行肌较厚,纵行肌较薄,两层平滑肌间有肌间神经丛和 ICC。外膜均为浆膜,与小肠系膜相连续。

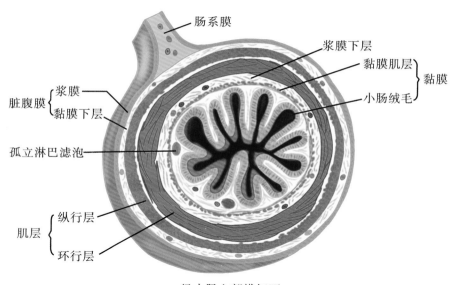

经小肠上部横切面

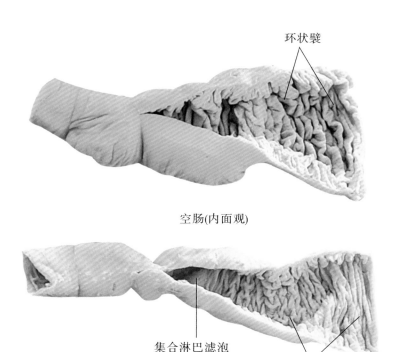

环状襞

空肠(内面观)

集合淋巴滤泡

环状襞

回肠(内面观)

图 2-36　小肠壁层次

三、功能单元

(一)内脏筋膜

　　小肠被腹膜包绕,并通过肠系膜(图 2-36)固定于脊柱,系膜小肠表面为脏层腹膜(图 2-37)。腹膜壁层覆盖着髂筋膜,一层疏松结缔组织将其隔开。肠系膜的根部位于后腹壁的中央区,起自十二指肠空肠曲,向回盲瓣延伸,终止于右侧髂骶关节前方。进出肠的血管均在肠系膜中穿过。

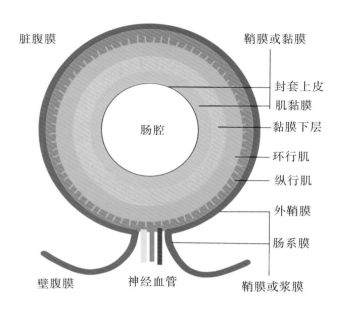

图 2-37　小肠筋膜（断面）

（二）内脏神经

系膜小肠由迷走神经（副交感神经）及交感神经支配。迷走神经纤维来自迷走神经后干的分支，经腹腔丛，分布至小肠；交感神经纤维来自内脏大、小神经，节前纤维主要在 $T_5 \sim T_{12}$ 脊髓节段（图 2-38）。节后纤维通过腹腔丛及肠系膜上丛发出。这两种纤维都与小肠动脉伴行，进入小肠系膜。迷走神经纤维在小肠系膜内可能独自经行，也可能伴随血管而行，但经常以后种方式进入小肠壁。在小肠系膜内两种纤维可从其直径加以区别，迷走神经是节前纤维较粗（B 纤维），交感神经为节后纤维较细（C 纤维）。迷走神经穿管壁的纵行肌层进入肠肌丛，有些纤维进一步延伸入黏膜下层。而交感神经一般与肠系膜血管紧密伴行，在浆膜下层相互吻合，形成浆膜下丛。

内脏传出神经在肠道的主要目的地为肌间神经丛的肠神经元。迷走神经的传出神经可促进食管运动，胃酸分泌和胃排空，胆囊收缩和胰腺的外分泌；交感神经的节后纤维与腹腔干和肠系膜动脉的分支同分布于肌间和黏膜下神经节（抑制）、血管（收缩）和括约肌（收缩）中。

内脏感觉神经末梢分布于肠壁全层，感受包括肌的过度收缩或牵张、缺血和炎症在内的多种刺激，感觉神经元位于迷走神经的节状神经节和胸部及腰骶部的背根神经节。迷走传入神经在前肠较多，与饱胀感等反射有关，而痛觉与不适感主要由脊髓通路介导。

　　肠的内源性神经分布起自数千个小神经节内的遍及肠壁的肠神经节，每个神经节都由神经元胞体和起支持作用的肠神经胶质细胞组成。人类肠神经系统有 2 亿～6 亿个神经元。肠神经系统分布于食管到肛门及胰腺和胆道。孤立的肠神经元可通过以下几种方式发挥作用：①作为感觉神经感知机械刺激和化学刺激；②作为运动神经支配上皮细胞（影响吸收、分泌和激素释放）、平滑肌细胞（兴奋、抑制）、小动脉（血管收缩或舒张）和淋巴组织；③或作为中间神经元交换和整合信号。这些肠神经元一同作用时，可加入包括肠壁内局部神经反射、经椎旁交感神经节的神经反射、经中枢神经系统的神经反射（肠－脑轴）在内的肠神经反射。肠神经元的功能可受局部环境因素的影响，如肠道菌群、进食状态、整体因素（免疫系统、压力和疾病状态）。在异常分泌、吸收不全、胃肠运动障碍和疼痛的作用下，肠道的病理状态会加重。

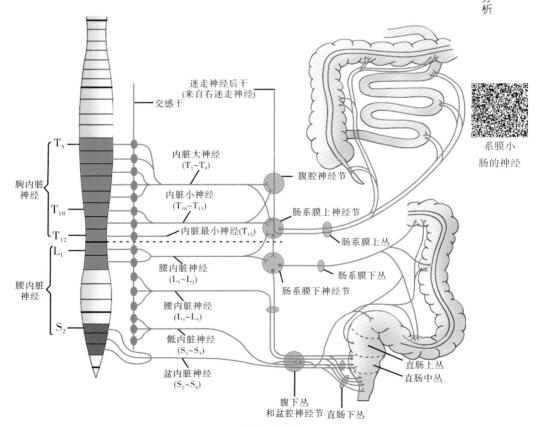

图 2-38　系膜小肠的神经

（三）功能分析

经胃初步消化的食糜进入十二指肠后，开始了小肠内的消化。小肠内的消化包括小肠平滑肌运动所致的机械消化和小肠液、胰液及胆汁中丰富的消化酶所致的化学消化。在多种消化力强的消化酶作用下，三大营养物质在小肠内变成可吸收的小分子物质，如葡萄糖、脂肪酸和氨基酸等（图2-39）。另外，食物在小肠内停留的时间较长，随食物的性质而不同，一般为3~8 h，有利于充分地消化和吸收。因此，食物通过小肠后，消化过程基本完成，未被消化的食物残渣进入大肠。

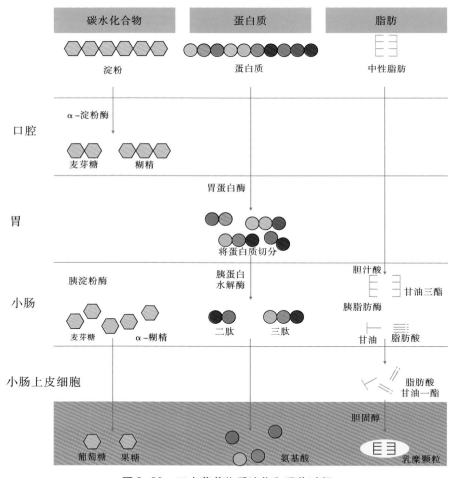

图2-39 三大营养物质消化和吸收过程

1.小肠液的分泌　小肠液主要由小肠内两种腺体分泌，即十二指肠腺和小肠腺。十二指肠腺也称勃氏腺，分布于十二指肠黏膜下层中，分泌碱性液体。小肠腺也称李氏腺,分布于全部小肠的黏膜层内,主要分泌小肠液。此外,十二指肠接收胰液和胆汁,参与小肠内的化学性消化。

2. 小肠液的成分和作用 小肠液是一种弱碱性液体,pH 值为 7.6,渗透压接近于血浆。成人每日分泌量为 1.5~3.0 L,除水分外还含有无机盐、黏蛋白和肠致活酶等。小肠液中还常混有脱落的肠上皮细胞、白细胞,以及由肠上皮细胞分泌的免疫球蛋白等。小肠液中通常检测到由脱落肠上皮细胞释放的多种消化酶,如肽酶(寡肽酶、二肽酶、三肽酶等)、麦芽糖酶和蔗糖酶等。

小肠液的主要生理作用有:①保护十二指肠黏膜免受胃酸侵蚀并在黏膜表面形成一道抵抗机械损伤的屏障;②肠致活酶可激活胰蛋白酶原,从而有利于蛋白质的消化;③小肠液可以稀释消化产物,降低渗透压,有利于吸收。

3. 小肠液分泌调节 小肠液分泌受神经－体液因素的调节,外来神经的作用不是很明显,但肠神经的局部反射起非常重要的作用。食糜对小肠黏膜的机械或化学刺激均可引起小肠液的分泌。尤其是小肠黏膜对扩张刺激最为敏感,小肠内食糜量越多,分泌也越多,上述刺激主要是通过肠壁内神经丛的局部反射引起。在胃肠激素中,促胃液素、促胰液素、缩胆囊素和血管活性肠肽均有刺激小肠液分泌的作用(图 2-40)。

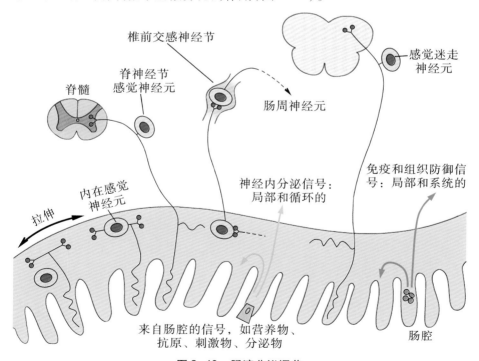

图 2-40 肠液分泌调节

4.小肠的运动 小肠是整个消化道最重要的消化和吸收的场所,小肠的运动不仅提供机械动力也对化学消化起协同作用。小肠平滑肌层由纵行和环行两层肌肉组成,内层为环行肌,外层为纵行肌。小肠运动就是这两层肌肉的协调收缩(图2-41)。

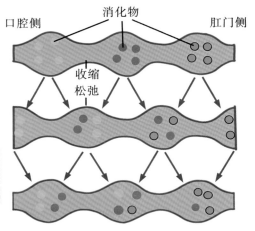

小肠的分节运动

口腔侧　消化物　肛门侧

收缩
松弛

纵行肌和环行肌相互交错收缩,变细的部位左右方向移动,就像手握紧放松管子一般,充分混合消化物

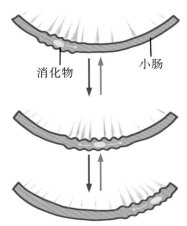

小肠的紧张性收缩

消化物　小肠

有些部位纵行肌反复收缩松弛,该部位就不断变长、变短,消化物就一会儿向左、一会儿向右运动,将消化物充分搅拌

图2-41　小肠运动

小肠运动

(1)小肠的运动形式

1)紧张性收缩:它是小肠各种形式运动的基础,能使小肠保持一定的形状和位置,维持肠腔内一定的压力,当小肠紧张性升高时,食糜在肠腔内混合推进加速;而紧张性降低时,推进则减慢。

2)分节运动:指以小肠壁环行肌的收缩和舒张为主的节律性运动。空腹时,分节运动几乎不存在,食糜进入小肠后逐步加强。在食糜所在的肠管,环行肌隔一定间距多点同时收缩,将收缩食糜分割成许多节段;数秒后,原收缩处舒张,原舒张处收缩,使食糜原来的节段分成两半,邻近的两半合在一起,形成新的节段,如此反复进行,使食糜不断分节并不断形成新的节段。由上至下,小肠的分节运动存在着频率梯度,即小肠上部较快,如在十二指肠约11次/min,向小肠远端频率逐渐减慢,在回肠末端仅6～8次/min。

分节运动的生理意义:①使食糜与消化液充分混合,增加消化液与食糜的接触面积和机会,有利于化学性消化。②增加小肠黏膜与食糜的接触,并不断挤压肠壁以促进血液与淋巴液的回流,从而有助于吸收。③由于分节运动存在由上至下的活动梯度,因此对食糜有较弱的推进作用。

3)蠕动:一种纵行肌和环行肌共同参与的节律性运动。小肠从近端向远端传播的环状收缩波,可起始于小肠的任何部位,推进速度为 0.5 ~ 2.0 cm/min,行 3 ~ 5 cm 后自行消失。蠕动的意义在于使经过分节运动作用的食糜向前推进,到达一个新肠段,再开始分节运动。此外,小肠还有一种进行速度很快、传播较远的蠕动(2 ~ 25 cm/s),称为蠕动冲,可将食糜从小肠的始端一直推送至回肠末端及结肠。蠕动冲可能是一种由吞咽动作或食糜对十二指肠的刺激引起的反射活动。回肠末端可出现与正常蠕动波方向相反的蠕动运动,称为逆蠕动。逆蠕动防止小肠内食糜过早地进入结肠,保证食糜在小肠内充分消化和吸收。小肠蠕动推送肠内容物(包括水和气体)时产生的声音称肠鸣音,肠蠕动增强时,肠鸣音亢进;肠麻痹时,肠鸣音减弱或消失。

4)移行性复合运动:小肠在消化间期发生电活动和收缩活动的周期性变化,这种运动形式称为移行性复合运动。MMC 起源于胃或小肠上段,并沿着肠管向远端移行,其时程为 90 ~ 120 min。

移行性复合运动的生理意义是:①防止消化间期结肠内细菌逆行进入回肠,例如,当移行性复合运动减弱时,常伴有小肠内细菌过度繁殖。②通过移行性复合运动将小肠内残留物包括食物残渣、脱落的小肠上皮细胞碎片等清除到结肠内。③消化间期保持小肠平滑肌良好的功能状态。移行性复合运动产生与胃动素关系密切,例如禁食动物注射胃动素可以诱发移行性复合运动。

(2)回盲括约肌的功能　在回肠末端与盲肠交界处的环行肌明显加厚,长度约 4 cm,具有括约肌的作用,称为回盲括约肌。在静息状态下保持轻度收缩状态,使回肠末端压力高出结肠 15 ~ 20 mmHg。食物进入胃后,可通过肠－胃反射引起回肠蠕动,当蠕动波传播到近回盲括约肌时,括约肌舒张,随着蠕动波进一步向括约肌传播,约 4 mL 食糜被推入结肠。食糜可通过壁内神经丛的局部反射对盲肠产生机械扩张刺激,使回盲括约肌收缩并减弱回肠运动,延缓回肠内容物的通过速度。因此,回盲括约肌一方面防止了小肠内容物过快地排入结肠,延长了食糜停留的时间,有利于小肠内容物的完全消化和吸收,另一方面也阻止了结肠内的食物残渣反流。

(3)小肠运动的调节　小肠运动受肠神经、外来神经及体液因素等的调控。

1）肠神经系统的调节作用：肠内食糜的机械扩张或消化产物的化学刺激均可通过壁内神经丛的兴奋性和抑制性运动神经元调控。小肠肌间神经丛的运动神经元可分为两类：①兴奋性运动神经元末梢释放乙酰胆碱等兴奋性递质；②抑制性运动神经元末梢释放一氧化氮、血管活性肠肽等抑制性神经递质（图2-42）。

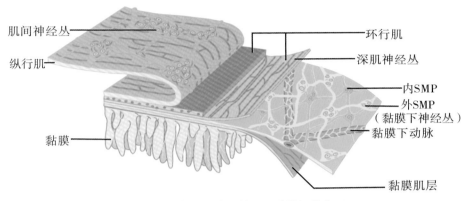

图2-42　小肠运动肠神经系统的调节作用

人类小肠肠神经系统。存在两个有神经节的神经丛：外肌层纵行和环行肌之间的肌间神经丛和黏膜下神经丛（SMP），后者分内、外两部。神经纤维联系各神经节形成支配纵行肌、环行肌和黏膜肌层、固有动脉和黏膜的神经丛。外源轴突则走行于这些神经束之间。此外还有胃肠胰内分泌细胞和肠相关淋巴结的神经分布（此处没有绘出）。

2）外来神经的调节作用：迷走神经（副交感神经）和交感神经是调节小肠运动的主要外来神经。交感神经兴奋抑制小肠运动，副交感神经兴奋增强小肠运动。

3）体液因素的调节作用：肠壁内的神经丛和平滑肌对化学物质具有较高和广泛的敏感性。多种体液因素可直接或间接对小肠运动起调节作用，其中胃肠激素在调节小肠运动中意义重大。例如促胃液素、5-羟色胺、缩胆囊素（CCK）、脑啡肽和胃动素能促进小肠收缩，相反，促胰液素、胰高血糖素、血管活性肠肽和抑胃肽等则抑制小肠运动。

四、功能障碍

若系膜小肠出现功能障碍，可导致腹泻、便秘、腹部胀痛感、食欲减退。常伴有菌群失调。常被诊断为肠易激综合征、慢性肠炎等。

五、神经反射区

当系膜小肠功能障碍时,可以通过恢复对应外周肌筋膜(反射区)的功能,改善系膜小肠的功能(躯体-内脏反射)(表2-7)。

表2-7 系膜小肠神经反射区

低级神经中枢	躯体神经	反射区
交感神经:脊髓胸段 T_5 ~ T_{12} 灰质侧角	胸神经 T_5 ~ T_{12}	后支支配区:椎体 T_5 ~ T_{12} 之间的竖脊肌、多裂肌、回旋肌和筋膜及皮肤
		前支支配区:第5~12肋间肌、第5~12肋间的筋膜和皮肤;腹肌和腹部皮肤
副交感神经:迷走神经背核	三叉神经和颈神经 C_1 ~ C_2	三叉神经的支配区:面部和发部前方皮肤、筋膜和咀嚼肌
		颈神经 C_1 的支配区:枕下肌群、颏舌肌、甲状舌骨肌;颅骨骨膜
		颈神经 C_2 的支配区:胸锁乳突肌、头和颈长肌、头前直肌;枕部、耳郭后部、颏下部、下颌角及其下方的皮肤;枕骨骨膜

第五节 结、直肠及肛管-躯体功能评估与解剖学分析

一、解剖

(一)结肠

广义的结肠包括盲肠、升结肠、横结肠、降结肠、乙状结肠和直肠(图2-43)。成人结肠全长约100 cm。结肠各部的直径不一,自盲肠的75 cm依次减为乙状结肠末端的2.5 cm。结肠有三个显著的外观特征:①纵行肌层不如小肠的分布均匀,聚集成三条大致等距离的结肠带;②结肠带之间,肠壁呈囊状膨隆,形成许多结肠袋;③在结肠带附近的肠管表面附着有许多脂肪组织称为肠脂垂(图2-44)。

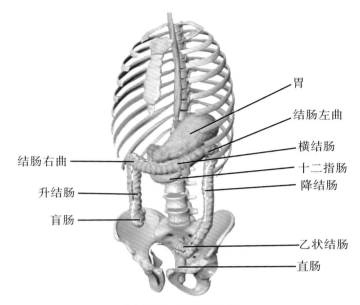

胃

结肠左曲

横结肠

结肠右曲

十二指肠

升结肠

降结肠

盲肠

乙状结肠

直肠

图 2-43　结肠和直肠

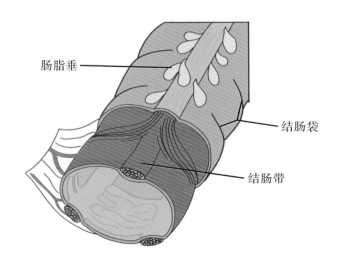

肠脂垂

结肠袋

结肠带

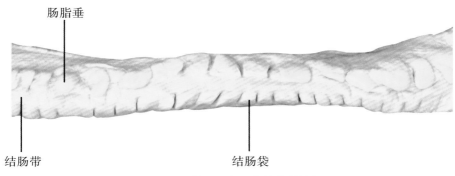

肠脂垂

结肠带　　　　　　　　　　　　　　　结肠袋

图2-44　结肠三个显著的外观特征

1.盲肠　盲肠为广义结肠的起始部,位于右髂窝内,下端为盲囊,长5～7 cm。三条结肠带在盲肠发出阑尾处开始,沿肠的前、后和外侧面行走。回肠末端进入盲肠处,有黏膜和环行肌形成回盲瓣,回盲瓣具有括约肌的作用,可以防止结肠内容物反流入回肠。盲肠通常位于右髂窝,在髂肌表面,但有时也可遇见高位盲肠,在髂窝上方、右肾前面或肝下面;或低位盲肠,在髂窝最下部或越过界线下降入小骨盆;还有见到盲肠左位。盲肠以回盲瓣为界与升结肠相延续。

2.升结肠　升结肠位于腹腔右侧,在盲肠与结肠肝曲之间,通常其前面和两侧覆盖有腹膜,后面无腹膜,仅借疏松结缔组织与腹后壁相连。结肠右曲(肝曲)为升结肠上部向下向前并向左续接横结肠而成,位于肝右叶下面与右肾下极前面之间。升结肠外侧有右结肠旁沟,连通膈下间隙和盆腔。升结肠与横结肠延续段称为结肠右曲。

3.横结肠　由右季肋部结肠右曲开始,向左至左季肋部结肠左曲。横结肠完全覆盖有腹膜,并借横结肠系膜附着于腹后壁。系膜的中间长而左右两侧较短,使横结肠的中部呈弓形下垂。其最低点可低至脐或脐以下。横结肠的前面有胃结肠韧带和大网膜附着。横结肠与降结肠延续段称为结肠左曲,右曲和左曲是结肠相对固定的部位。结肠左曲的位置比右曲高而深,角度较锐。

4.降结肠　起自结肠左曲,沿腹腔左侧向下,至髂嵴移行为乙状结肠。降结肠前面通常覆盖有小肠袢和大网膜,后面与腹后壁及左肾外侧缘邻接。和升结肠一样,降结肠大多数都是前面和侧面覆盖有腹膜,故无系膜。

5.乙状结肠　为降结肠的延续,自左侧髂嵴至第三骶椎水平,续接直肠。乙状结肠也具有系膜。肠管的形状、位置和长度个体差异较大。

结肠的肠壁分为黏膜层、黏膜下层、肌层和浆膜层。结肠的黏膜下层较薄且较疏松,同时,结肠的肌层菲薄。

右半结肠由腹腔神经节和肠系膜上神经节发出的交感神经纤维,以及由迷走神经发出的副交感神经纤维共同组成的肠系膜上丛支配。左半结肠由肠系膜下的交感神经和来自盆神经(骶神经的脏支)的副交感神经支配。

（二）直肠和肛管

1. 直肠　位于盆腔的后部,平骶岬处上接乙状结肠,沿骶、尾骨前面下行,穿过盆膈转向后下,至尾骨平面与肛管相连。直肠的经过并非上下垂直,在矢状面上,它有两个弯曲,上一个称骶曲,凸侧向后,与骶骨前面弧度一致;下一个称会阴曲,凸侧向前。在额状面上,直肠还有侧曲,即直肠上、下部凸向右侧,而中部凸向左侧。

直肠上、下端较窄,下端膨大为直肠壶腹。直肠上 1/3 的前面及两侧覆盖有腹膜,中 1/3 仅前面有腹膜,下 1/3 则全无腹膜。上段直肠前面的腹膜反折成直肠膀胱陷凹或直肠子宫陷凹。直肠黏膜较厚,有 3 个半月形的皱襞,称为直肠横襞或 Houston 瓣。

2. 肛管　为直肠在盆膈以下的部分,其出口为肛门,平时关闭,排便时其直径可达 3 cm。直肠下端由于与口径较小且呈闭缩状态的肛管相接,直肠黏膜呈现 8～10 个隆起的纵行皱襞,称为肛柱。肛柱基底之间有半月形皱襞,称为肛瓣。肛瓣与肛柱下端共同围成的小隐窝,称肛窦。窦口向上,肛门腺开口于此。肛管与肛柱连接的部位,有三角形的乳头状隆起,称肛乳头。肛瓣边缘和肛柱下端共同在直肠和肛管交界处形成一锯齿状的环形线称齿状线。

（1）齿状线　是直肠与肛管的交界线。胚胎时期齿状线是内、外胚层的交界处,故齿状线上、下的血管、神经及淋巴来源都不同,是重要的解剖学标志。其重要性有以下几方面:①齿状线以上是黏膜,受自主神经支配,无疼痛感;齿状线以下为皮肤,受阴部内神经支配,痛感敏锐。②齿状线以上由直肠上、下动脉供应;齿状线以下属肛管动脉供应。③齿状线以上的直肠上静脉丛通过直肠上静脉回流至门静脉;齿状线以下的直肠下静脉丛通过肛管静脉回流至腔静脉。④齿状线以上的淋巴引流主要入腹主动脉旁或髂内淋巴结;齿状线以下的淋巴引流主要入腹股沟淋巴结及髂外淋巴结。

（2）白线　位于齿状线和肛缘之间,是内括约肌下缘与外括约肌皮下部的交界处,外观不甚明显,直肠指诊时可触到一浅沟。

（3）肛管肌　肛管内括约肌为肠壁环肌增厚而成,属不随意肌,受自主神经支配,可协助排便,无括约肛门的功能。肛管外括约肌是围绕肛管的环形横纹肌,属随意肌,分为皮下部浅部和深部。皮下部位于肛管下端的皮下,肛管内括约肌的下方;浅部位于皮下部的外侧深层,而深部又位于浅部的深面,它们之间有纤维束分隔。

(4)肛提肌 是位于直肠周围并与尾骨肌共同形成盆膈的一层宽薄的肌,左右各一,对于承托骨盆的内脏、帮助排便、括约肛管有重要作用。

(5)肛管直肠环 由肛管内括约肌、直肠肌纵肌的下部、肛管外括约肌的深部和邻近的部分肛提肌(耻骨直肠肌)纤维共同构成的肌环,绕过肛管和直肠分界处,在直肠指诊时可清楚触到。此环是括约肛管的重要结构,如手术时不慎完全切断,可引起大便失禁(图2-45)。

肛管

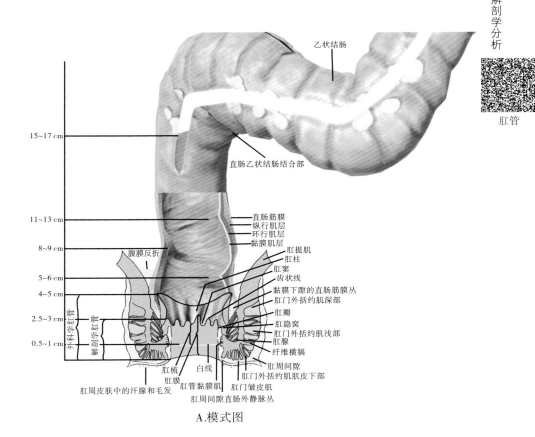

A.模式图

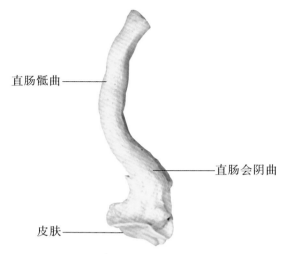

直肠骶曲

直肠会阴曲

皮肤

B.直肠(外面观)实例图

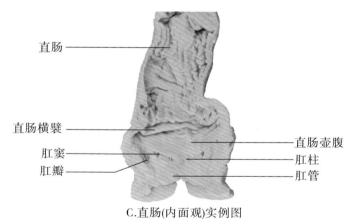

直肠

直肠横襞

肛窦

肛瓣

直肠壶腹

肛柱

肛管

C.直肠(内面观)实例图

图2-45　直肠和肛管

二、组织结构

结肠壁由黏膜、黏膜下层、肌层和外膜组成(图2-46)。

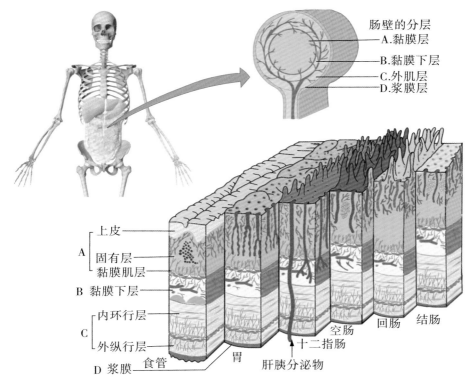

图2-46 结肠壁层次

（一）黏膜

表面光滑，无绒毛。上皮为单层柱状，由吸收细胞和大量杯状细胞组成。固有层内含大量直管状大肠腺，由吸收细胞、杯状细胞、少量干细胞和内分泌细胞组成，无帕内特细胞。固有层内可见孤立淋巴小结。黏膜肌层同小肠。

（二）黏膜下层

黏膜下层为疏松结缔组织，含有血管、淋巴管、神经纤维和黏膜下神经丛，以及成群的脂肪细胞。

（三）肌层

肌层由内环行和外纵行两层平滑肌组成。内环行肌节段性局部增厚，形成结肠袋；外纵行肌局部增厚形成三条结肠带，带间的纵行肌很薄，甚至缺如。

（四）外膜

外膜在盲肠、横结肠和乙状结肠为浆膜；在升结肠和降结肠的前壁为浆膜，后壁为纤维膜；外膜为结缔组织。

三、功能单元

（一）内脏筋膜

结肠表面附着有脏腹膜。横结肠位于结肠右曲和结肠左曲之间，肝结肠韧带固定升结肠的上角（结肠右曲）。膈结肠韧带固定降结肠的左上角（结肠左曲）。乙状结肠系膜将乙状结肠牢牢固定，作用类似于肠系膜根部。结肠系膜在第三骶椎水平终止于直肠。

盆筋膜包绕小骨盆，附着于骨盆的骨性结构、闭孔筋膜以及盆膈下筋膜。腹膜下间隙由三层肌筋膜形成。这三层肌筋膜形成三层隔结构，将小骨盆的脏器包绕在内（图2-47）。

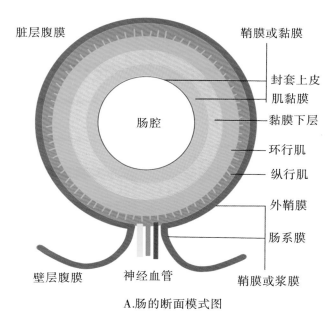

A.肠的断面模式图

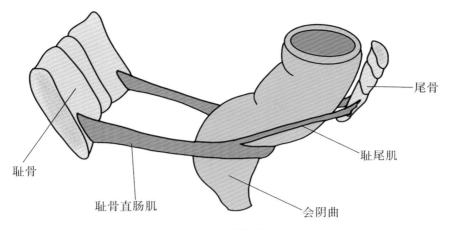

B.直肠侧面观模式图

耻骨

耻骨直肠肌

尾骨

耻尾肌

会阴曲

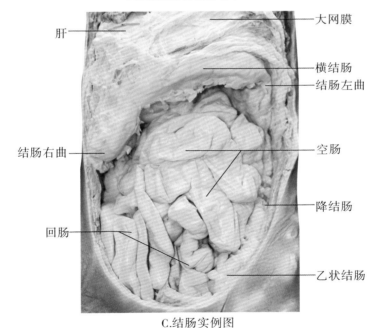

肝

结肠右曲

回肠

大网膜

横结肠

结肠左曲

空肠

降结肠

乙状结肠

C.结肠实例图

图2-47　结肠筋膜

（二）内脏神经

1.结肠的自主神经　结肠的神经包括肠神经系统（由运动神经元、内在感觉神经元及肠壁内的中间神经元构成）、自主神经系统（交感及副交感神经）及外来感觉神经（内脏传入神经）（图2-48）。

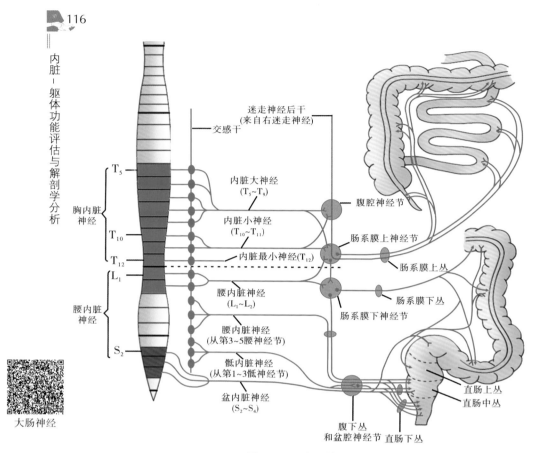

大肠神经

图2-48　大肠神经

　　肠神经系统由包含神经节的神经丛构成,这些神经丛位于黏膜下层或是纵行肌层与环行平滑肌层之间(肌间神经丛)。以上神经共同负责控制黏膜的功能(分泌与血流),并通过调节肠壁的节律性同步收缩来控制肠内容物的排出。肠神经系统中的运动神经元可分为抑制性或兴奋性。机械刺激,例如牵拉和肌组织收缩等,可激活内在感觉神经元,肠壁内的神经内分泌细胞产生的化学刺激亦可激活内在感觉神经元。感觉神经元投射到局部肌层间的中间神经元与运动神经元,从而使反射活动能够沿肠管播散。黏膜下神经丛及肌间神经丛含有 Cajal 间质细胞。总之,以上神经细胞将平滑肌细胞与外来的神经元联系起来,负责调节肠管固有的自律性活动;这些神经细胞的活动受自主神经的调节。

　　迷走神经分布较广,达横结肠右 1/3 或 2/3,在结肠近端,迷走神经与盆神经的支配相互重叠。支配近端结肠(盲肠、阑尾、升结肠及近端横结肠)的迷走神经纤维主要发自迷走神经背核,支配远端结肠、直肠和肛门内括约肌的副交感神经纤维来自 $S_2 \sim S_4$ 副交感神经。支配盲肠、升结肠、近端横结肠及阑尾的交感神经($T_5 \sim T_{12}$)来自内脏神经,在椎前神经节(肠系膜上神经节)交换神经元,节后神经纤维随动脉分支达到肠壁。结肠及直肠近侧部的交感神经在肠系膜下神经节交换神经元,节后神经纤维形成肠系膜下丛,到达肠壁。结肠的感觉神经纤维来自交感神经及副交感神经。其痛觉神经纤维的分布为单侧性,支配盲肠、阑尾、升结肠及右半横结肠的传入神经纤维经右侧交感神经传入,支配左半横结肠、降结肠及乙状结肠的传入纤维经左侧交感神经传入。

2. 直肠的自主神经　直肠壁的肌层为平滑肌,其环行平滑肌层在肛管周围增厚,形成肛门内括约肌,在其外围尚有横纹肌组成的肛门外括约肌。直肠和肛门括约肌的神经支配状况基本与膀胱和尿道括约肌的神经支配相似,即由骶髓副交感核($S_2 \sim S_4$节段)发出的盆内脏神经支配直肠肌层和肛门内括约肌,兴奋时使直肠肌层收缩,肛门内括约肌松弛,引起排便;腰髓($L_1 \sim L_3$)交感神经核发出的腹下神经通过上腹下丛和盆神经丛支配直肠的肌层和肛门内括约肌,其作用与副交感神经相反。属于躯体运动神经的阴部神经支配肛门外括约肌,此神经受抑制,则外括约肌松弛,即能排便。直肠的感觉纤维也分别随交感神经和副交感神经传入脊髓(图2-49)。

直肠的神经支配

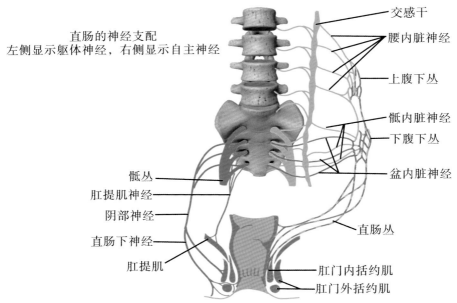

图 2-49　直肠神经

（三）功能分析

大肠内无重要的消化活动,其主要功能是:吸收水和电解质,参与机体对水、电解质平衡的调节;吸收由结肠内微生物产生的 B 族维生素和维生素 K 等;完成对食物残渣的加工,形成和暂时储存粪便,并控制定期排便。

1.大肠液的分泌　大肠黏膜的柱状上皮细胞和杯状细胞分泌的大肠液,富含黏液和碳酸氢盐,其 pH 值为 8.3~8.4。大肠液几乎不含消化酶,基本无消化功能。大肠液中的黏液蛋白可以润滑粪便使其易于下行,保护大肠黏膜免受机械损伤和细菌侵蚀。

大肠内食物残渣对肠壁的机械性刺激是引起大肠液分泌的主要自然刺激。神经系统参与大肠液的分泌调节,如刺激副交感神经可使大肠液分泌增加,而刺激交感神经则可使其分泌减少。

2.大肠内细菌的活动及其意义　大肠内有许多细菌占粪便固体重量的 20%~30%,它们主要来自食物和空气,由口腔入胃,最后到达大肠。大肠内的 pH 值和温度对一般细菌的繁殖极为适宜,细菌便在此大量繁殖。细菌分解食物残渣中的糖和脂肪,其产物有乳酸、醋酸、二氧化碳、沼气、脂肪酸、甘油、胆碱等,此过程称为发酵。细菌也分解蛋白质,称为腐败,其产物有胨、氨基酸、硫化氢、氨、组胺、吲哚等,其中有些成分被肠壁吸收经门静脉到肝脏解毒。大肠内的细菌还利用较为简单的物质合成 B 族维生素和维生素 K,被大肠吸收,并为人体所利用。

3.大肠的运动和排便　大肠的运动较小肠少、弱而慢,对刺激的反应也较迟缓,其特点与大肠作为粪便的暂时储存所相适应。

（1）大肠的运动形式

1）袋状往返运动:袋状往返运动是由环行肌无规律地收缩所引起的,也是空腹时最多见的运动形式。袋状往返运动使结肠袋中的内容物向两个方向做短距离的位移,但并不向前推进。

2）分节或多袋推进运动:一个结肠袋或一段结肠收缩,将内容物推进到下一段的运动。进食后副交感神经兴奋时,此运动加强。

3）蠕动:大肠的蠕动是由一些稳定向前的收缩和舒张波所组成。收缩波前方的肌肉舒张,往往充有气体;收缩波的后面则保持收缩状态,使这段肠管闭合并排空。

大肠还有一种进行很快,且前进很远的蠕动,称为集团蠕动。集团蠕动开始于横结肠,可将一部分大肠内容物推送至降结肠或乙状结肠,3~4 次/d。集团蠕动常见于进食后,可能是胃内食物进入十二指肠,由十二指肠-结肠反射所引起。

（2）排便反射 排入大肠的肠内容物可在大肠内停留10 h以上，在此期间食物残渣中的一部分水和无机盐等被大肠黏膜吸收，同时食物残渣和部分未被吸收的营养物质经过大肠内细菌的发酵和腐败作用，形成了粪便。粪便中除食物残渣外，还包括脱落的肠上皮细胞和大量的细菌。此外，还有机体代谢废物，包括由肝排出的胆色素衍生物，以及由血液通过肠壁排至肠腔中的某些重金属，如钙、镁、汞等的盐类。

正常人的直肠中平时无粪便，当结肠蠕动将粪便推至直肠时，就会引起排便反射。排便反射是低级和高级中枢协调的复杂反射，当直肠壁内的感受器受到粪便刺激时，冲动沿盆神经和腹下神经传至脊髓腰骶段，兴奋初级排便中枢，同时上传到大脑皮质引起便意。初级排便中枢的兴奋，一方面使盆神经的传出冲动增加，引起降结肠、乙状结肠和直肠收缩，肛门内括约肌舒张；另一方面使阴部神经传出冲动减少，引起肛门外括约肌舒张，使粪便排出体外。此外，由于支配腹肌和膈肌的神经兴奋，腹肌和膈肌也发生收缩，腹内压增加，促进粪便的排出。

正常人的直肠对粪便压力刺激具有一定的阈值，当达到阈值时即可产生便意，大脑皮质可以加强或抑制排便。如果环境不允许排便、则由腹下神经和阴部神经发出冲动，使直肠肌层松弛，肛门内、外括约肌收缩，排便反射受到抑制；若环境允许排便，则由盆内神经传出冲动，直肠收缩，肛门内括约肌松弛，并且阴部神经受到抑制，肛门外括约肌开放，粪便即排出。如果便意经常被抑制，会使直肠逐渐地对粪便压力刺激的敏感性降低，导致粪便在大肠内停留过久，水分吸收过多而变得干硬，引起排便困难，此为产生便秘常见的原因之一。当结肠运动及结肠的黏膜吸收和分泌功能异常时，会影响排便功能导致便秘或腹泻等。

四、功能障碍

当结、直肠及肛管功能障碍时，会出现便秘、腹泻、髂窝疼痛或不适。

五、神经反射区

当大肠功能障碍时，可以通过恢复对应外周肌筋膜（反射区）的功能，改善大肠的功能（躯体－内脏反射）（表2-8，表2-9）。

表 2-8　大肠（盲肠、升结肠、横结肠右侧半）神经反射区

低级神经中枢	躯体神经	反射区
交感神经:脊髓胸段 $T_5 \sim T_{12}$ 灰质侧角	胸神经 $T_5 \sim T_{12}$	后支支配区:椎体 $T_5 \sim T_{12}$ 之间的竖脊肌、多裂肌、回旋肌和筋膜及皮肤
		前支支配区:第 5～12 肋间肌、第 5～12 肋间的筋膜和皮肤;腹肌和腹部皮肤
副交感神经:迷走神经背核	三叉神经和颈神经 $C_1 \sim C_2$	三叉神经的支配区:面部和发部前方皮肤、筋膜和咀嚼肌
		颈神经 C_1 的支配区:枕下肌群、颏舌肌、甲状舌骨肌;颅骨骨膜
		颈神经 C_2 的支配区:胸锁乳突肌、头和颈长肌、头前直肌;枕部、耳郭后部、颏下部、下颌角及其下方的皮肤;枕骨骨膜

表 2-9　大肠（左侧半横结肠、乙状结肠和直肠）神经区

低级神经中枢	躯体神经	反射区
交感神经:脊髓 $L_1 \sim L_3$	腰神经 $L_1 \sim L_3$	后支支配区:椎体 $L_1 \sim L_3$ 之间的竖脊肌、多裂肌、回旋肌和筋膜及皮肤
		前支支配区:髂腰肌、股四头肌和内收肌;大腿前方、小腿内侧的皮肤;股骨骨膜
副交感神经:脊髓 $S_2 \sim S_4$	骶神经 $S_2 \sim S_4$	后支支配区:骶后孔周围筋膜和皮肤
		前支支配区:腘绳肌、小腿三头肌、臀肌、腓骨肌和足部固有肌;臀部、大腿后方和内侧、小腿的皮肤

第六节 肝－躯体功能评估与解剖学分析

一、解剖

(一)概述

肝是人体最大的腺体。我国成年男性的肝重量为 1 230～1 450 g,女性的肝重量为 1 100～1 300 g,约为整个体重的1/45。肝的长(左右径)×宽(上下径)×厚(前后径)约为 258 mm×152 mm×58 mm。肝与其他器官相比,血液供应有其自身的特点,既接受和其他脏器一样的动脉血供,又接受肝门静脉的供血。肝门静脉将肠管内吸收的单糖类和氨基酸类营养物质送入肝内进行处理,这是与肝的功能相伴随的特殊血液供应形式(图 2-50)。

(二)形态结构

肝在活体内呈红褐色,质地脆软,为不规则楔形,可分为上、下两面,前、后、左、右四缘。肝的上面膨隆,紧贴膈的下面,故又称为膈面。肝的膈面有矢状位的镰状韧带附着,借此韧带可以将肝分为左、右两叶。肝左叶体积较小,上下径较短,故显得较薄。肝右叶体积较大,整体的上下径较长,故显得厚实。膈面的后部有一片区域无腹膜被覆,称为裸区。恰在该区左侧有一条宽浅的沟,为腔静脉沟,内有下腔静脉通过。肝的下面邻接部分腹腔脏器又称为脏面,由于与脏器相接,显得凹凸不平。肝脏面的中间部分有三条沟,相互连接略呈“H”形,其中两条纵沟,一条横沟。两条纵沟分别为左纵沟和右纵沟,横沟在中间将两条纵沟连接起来。横沟位于脏面正中,经此沟将两纵沟之间的部分分为前方的方叶和后方的尾状叶,沟内有肝左管和肝右管、肝固有动脉的左支和右支、肝门静脉的左支和右支及相关的内脏神经和淋巴管出入,故该沟又称为肝门,亦称第一肝门。出入肝门的上述结构被结缔组织包裹形成肝蒂。左纵沟较右纵沟窄而且深,沟的前部因有肝圆韧带通过,故称肝圆韧带裂。该沟的后部容纳静脉韧带又称静脉韧带裂。肝圆韧带是胎儿发育时期脐静脉闭锁后遗留的结构,此韧带在肝镰状韧带的游离缘内行至脐部。静脉韧带由胎儿时期静脉导管闭锁而成。右纵沟宽而浅,其前部为一浅窝,内容胆囊,称为胆囊窝;后部为管槽状凹陷,容纳下腔静脉,称腔静脉沟。该沟向后上延入膈面,与前方的胆囊窝并不直接相连。在腔静脉沟的上端,有肝左、中、右静脉注入下腔静脉,常称此处为第二肝门。

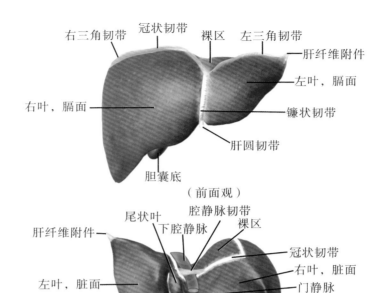

（前面观）

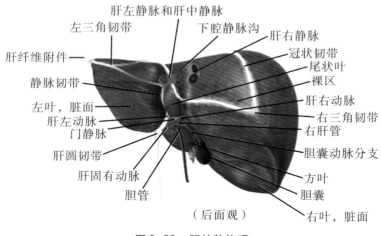

（下面观）

（后面观）

图 2-50　肝的整体观

借肝的脏面呈"H"形分布的左纵沟、右纵沟和横沟,可以将肝分为四叶:肝左叶、肝右叶、方叶和尾状叶。肝左叶为位于肝圆韧带裂和静脉韧带裂左侧的部分,即左纵沟左侧的部分。肝右叶为位于胆囊窝和腔静脉沟右侧的部分,即右纵沟右侧的部分。方叶是位于横沟前方,肝圆韧带裂与胆囊窝之间的部分。尾状叶位于横沟后方,静脉韧带裂与腔静脉沟之间。肝脏面的左叶与肝膈面的左叶基本一致,肝脏面的右叶加上方叶和尾状叶一起,相当于肝膈面的右叶。

肝的前缘是肝脏面与膈面移行处的分界线,薄而锐利。正对胆囊窝处前缘有一胆囊切迹,胆囊底常在此处突出于前缘之外。肝前缘在肝圆韧带通过处亦有一切迹称肝圆韧带切迹。肝后缘钝圆,对向脊柱。肝的右缘是指肝右叶的下缘,比较钝圆。肝左缘即肝左叶的左侧缘,薄而锐利。

除了膈面后份与膈直接接触外,肝的表面绝大部分为浆膜(腹膜)所覆盖,浆膜与肝实质之间有一层结缔组织形成的纤维膜。肝的纤维膜在肝门处更为发达,包绕在进出肝门的诸结构表面,构成血管周围纤维囊,亦称格利森囊(Glisson 囊)。肝表面缺乏浆膜被覆的部位称为肝裸区(图 2-50)。

(三)位置和毗邻

肝大部分位于右季肋区和腹上区,小部分位于左季肋区。肝的前面几乎被肋所掩盖,但是在腹上区左、右肋弓之间有一小部分暴露在剑突的下方,直接与腹前壁相贴。因此右季肋区或腹上区遭受暴力打击时,肝容易被损伤而破裂。

肝的上界与膈形成的穹隆面基本一致。肝的下界与肝前缘一致,右侧半与右侧肋弓平行,中部达剑突下约 3 cm。左侧被肋弓掩盖。因此正常情况下,在肋弓下方不能触及肝。但是在婴幼儿,由于腹腔容积较小,而肝的体积相对较大,致使肝的前缘常低于右侧肋弓 1.5~2.0 cm。7 岁以上的儿童,其肝下缘与肋弓的关系就接近成年人的状态,此时若在右侧肋弓下能触及肝前缘,应考虑病理性肝大。

肝的上面,膈与右侧胸膜腔、右肺和心等脏器相邻,故肝脓肿可以经膈侵入右肺。肝的下面,其右侧前、中、后三部分别与结肠右曲、十二指肠上曲、右肾和右肾上腺相邻;其左侧前部与胃前壁,后部与食管腹段相邻(图 2-51)。

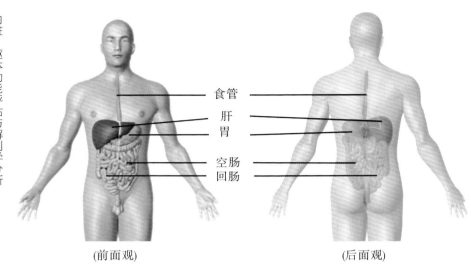

食管
肝
胃
空肠
回肠

(前面观)   (后面观)

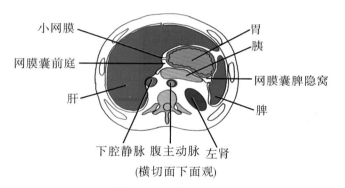

小网膜
网膜囊前庭
肝
胃
胰
网膜囊脾隐窝
脾

下腔静脉　腹主动脉　左肾
(横切面下面观)

图 2-51　肝位置和毗邻

（四）肝的分叶与分段

1. 肝的分叶概念　　根据肝的表面标志可以将肝分为左叶、右叶、方叶和尾状叶四叶。由于肝的分叶根据只是肝表面结构标志，因此此种区域划分实际上并没有考虑肝内重要结构的配布及其位置关系，显然仅是一种解剖学意义上的划分，无太大的临床意义。

2. 肝的分段概念　　肝内有四套管道结构分布，即肝门静脉、肝固有动脉、肝管和肝静脉。其中肝门静脉、肝固有动脉和肝管的主干及各级分支在肝内的走行和配布基本一致。三条管道相互伴行，并且被共同的 Glisson 囊所包被，在肝内形成 Glisson 系统。此外肝内的肝静脉的属支主要走行于

Glisson 系统的分支之间,其走行和配布相对独立,自成肝静脉系统。

　　肝段概念是依据 Glisson 系统在肝内的分布状态提出来的。通过对肝内各管道铸型标本的分析研究,发现肝内有些部位缺乏 Glisson 系统的分布。这些部位称为肝裂。于是肝裂就成为划分肝内含有重要管道结构的自然界线,也是临床肝部分切除的最适宜切口的选择部位。肝裂主要包括正中裂,左、右叶间裂,左外叶段间裂和右后叶段间裂。根据这些肝裂,可以将肝分为 2 个半肝(左半肝和右半肝)、5 个叶(右前叶、右后叶、左内叶、左外叶和尾状叶)及 8 个段(图 2-52)。

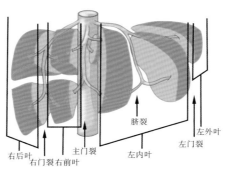

肝叶与肝段

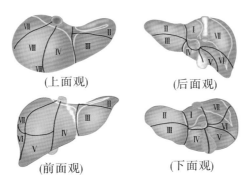

(上面观)　　　　(后面观)

(前面观)　　　　(下面观)

肝段通常以数字(名称)来表示：Ⅰ(尾状叶)；Ⅱ(左外上段)；Ⅲ(左内下段)；Ⅳ(左内上段)(有时分为上部和下部)；Ⅴ(右前下段)；Ⅵ(右后下段)；Ⅶ(右后上段)；Ⅷ(右前上段)。

图 2-52　肝脏的分叶

二、组织结构

肝表面覆以致密结缔组织被膜,除在肝下面各沟、窝处及右叶上面后部为纤维膜外,其余均被覆浆膜。肝门部的结缔组织随门静脉、肝动脉、肝静脉和肝管的分支伸入肝实质,将其分成许多肝小叶。肝小叶之间呈三角形或椭圆形的结缔组织小区为门管区。

(一)肝小叶

肝小叶是肝的基本结构单位,呈多角棱柱体,长约 2 mm,宽约 1 mm,成人肝有 50 万～100 万个肝小叶。有的动物(如猪)的肝小叶间因结缔组织较多而分界明显。人的肝小叶间结缔组织很少,相邻肝小叶常连成一片,分界不清。肝小叶中央有一条沿其长轴走行的中央静脉,肝板和肝血窦以中央静脉为中心呈放射状排列。

肝细胞单行排列成凹凸不平的板状结构,称肝板。相邻肝板吻合连接,形成迷路样结构,其切面呈索状,故也称肝索。在肝小叶周边肝板中的肝细胞较小,嗜酸性较强,称界板。肝板之间为肝血窦,血窦经肝板上的孔互相通连。含氧的肝动脉血液和含各种肠道吸收物的门静脉血液,分别通过门管区小叶间动脉和小叶间静脉注入肝血窦,血液从小叶周边流向中央,其间与肝细胞进行充分的物质交换,然后汇入中央静脉。肝细胞相邻面的质膜局部凹陷,形成微细的胆小管(图 2-53)。

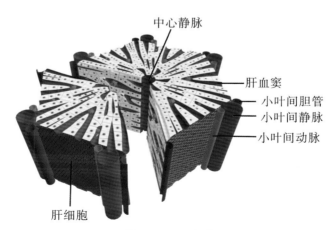

中心静脉

肝血窦
小叶间胆管
小叶间静脉
小叶间动脉

肝细胞

图 2-53　肝小叶

1.肝细胞　肝细胞占肝小叶体积的 79.3%。肝细胞呈多面体形,直径为小管 15～30 μm。肝细胞有三种不同的功能面,即血窦面、细胞连接面和胆小管面。血窦面和胆小管面有发达的微绒毛,使细胞表面积增大,有利于进行物质交换。相邻肝细胞的连接面有紧密连接、桥粒和缝隙连接等结构,有的肝细胞之间还有贯通的细胞间通道。

肝细胞核大而圆,居中,核的常染色质丰富,有一至数个核仁,双核细胞较多。肝的特点之一是多倍体肝细胞数量大,成人肝的四倍体肝细胞占60%以上,这可能与肝细胞长期保持活跃的多种功能,以及肝潜在的强大再生能力相关。肝细胞的胞质嗜酸性,含有弥散分布的嗜碱性团块。电镜下,胞质内各种细胞器丰富而发达,并富含多种内含物。

(1)粗面内质网　呈板层状排列成群,是肝细胞合成蛋白质的场所,合成白蛋白、纤维蛋白原、凝血酶原、脂蛋白和补体等多种血浆蛋白。

(2)滑面内质网　为散在的小管和小泡,其膜上有多种酶规律地分布,如氧化还原酶、水解酶、转移酶及合成酶等。肝细胞摄取的有机物在滑面内质网进行连续的合成、分解、结合和转化等反应,包括胆汁合成、脂类代谢、糖代谢和激素代谢,以及由肠道吸收的有机异物(如药物、腐败产物等)的生物转化。

(3)高尔基复合体　从粗面内质网合成的蛋白质和脂蛋白中,一部分转移至高尔基复合体内储存加工,再经分泌小泡由肝细胞血窦面排出。近胆小管处的高尔基复合体尤为发达,参与胆汁分泌。

此外,肝细胞内的线粒体为肝细胞的功能活动提供能量;溶酶体参与肝细胞结构更新及其功能的维持,还参与胆色素代谢转运和铁储存;过氧化物酶体可消除过氧化氢对肝细胞的毒性作用。肝细胞的内含物包括糖原、脂滴和色素等,其数量因机体的生理和病理状况不同而异。进食后糖原增多,饥饿时糖原减少;正常时脂滴少,肝病时脂滴可增多。

2.肝血窦　肝血窦位于肝板之间,腔大不规则。窦壁由内皮细胞围成,窦内有定居的肝巨噬细胞和自然杀伤细胞(NK cell)。内皮细胞有大量内皮窗孔,大小不等,无隔膜,直径多为 0.1 μm,大的可达 1～2 μm。内皮细胞间隙宽,内皮外无基膜,仅有少量网状纤维附着。因此,肝血窦通透性大,除血细胞和乳糜微粒外,血浆各种成分均可进入窦周隙。

肝巨噬细胞又称库普弗细胞,其形态不规则,胞质嗜酸性。细胞表面有大量皱褶和微绒毛,并以板状和丝状伪足附着在内皮细胞上,或穿过内皮窗孔和细胞间隙伸入窦周隙。胞质内含丰富的溶酶体,并常见吞噬体和吞饮泡。肝巨噬细胞由血液单核细胞分化而来,在清除从门静脉入肝的抗原异物和衰老的血细胞,以及肿瘤监视等方面发挥重要作用。

肝血窦内自然杀伤细胞,又称肝内大颗粒淋巴细胞,附着在内皮细胞或肝巨噬细胞上。细胞核呈肾形,常偏于一侧,胞质内含较多溶酶体。此细胞在抵御病毒感染、防止肝内肿瘤及其他肿瘤肝转移方面起重要作用。

3.窦周隙 窦周隙是肝血窦内皮细胞与肝细胞之间的狭小间隙,宽约0.4 μm,光镜下很难辨认。窦周隙内充满血浆,肝细胞血窦面的微绒毛伸入间隙,浸于血浆中。窦周隙是肝细胞和血液之间进行物质交换的场所。

窦周隙内有散在的贮脂细胞,又称肝星状细胞,细胞形态不规则,有突起附着于内皮细胞基底面和肝细胞表面,或伸入肝细胞之间。其最主要的特征是胞质内含有许多大的脂滴。正常情况下,贮脂细胞处于静止状态,主要参与维生素 A 的代谢,储存脂肪。人体摄取的维生素 A 70% ~85% 储存在贮脂细胞内,机体需要时释放入血液。

4.胆小管 胆小管是相邻两个肝细胞的膜局部凹陷形成的微细管道,在肝板内连接成网。在苏木精-伊红染色中不易看到,用银染法或 ATP酶组织化学染色法可清楚显示。电镜下,肝细胞胆小管面形成许多微绒毛突入管腔。靠近胆小管的相邻肝细胞膜形成由紧密连接、桥粒等组成的连接复合体,封闭胆小管周围的细胞间隙,防止胆汁外溢至细胞间或窦周隙。胆小管内的胆汁从肝小叶中央流向周边。胆小管于肝小叶边缘处汇集成若干短小的管道,称肝闰管(也称赫令管)。肝闰管在门管区汇入小叶间胆管。

(二)门管区

从肝门进出的门静脉、肝动脉和肝管在肝内反复分支,相伴走行于门管区结缔组织内,故在此可见小叶间静脉、小叶间动脉和小叶间胆管断面,称门管区。每个肝小叶周围有 3 ~4 个门管区。小叶间静脉是门静脉的分支,管腔较大而不规则,管壁薄;小叶间动脉是肝动脉的分支,管腔小,管壁较厚;小叶间胆管管壁为单层立方上皮,在肝门处汇合成左右肝管出肝。门管区外的小叶间结缔组织中,还有单独走行的小叶下静脉,由中央静脉汇集形成,在肝门部汇集为肝静脉。

三、功能单元

(一)内脏筋膜

肝绝大部分有覆膜覆盖,只有"裸区"直接与右侧横膈膜相接触。腹膜制带从肝伸展到附近的内脏器官、腹壁和膈。

冠状韧带是从膈向肝右叶的后面反折的腹膜形成,在此韧带的两层之间,肝的一较大三角形区域,即裸区,没有腹膜覆盖。在此处,肝借结缔组织与膈相连,且向下继续与肾旁前间隙相连。在右侧,冠状韧带的两层与右三角韧带相延续。在左侧,两层韧带汇合形成左三角韧带。冠状韧带的上层与膈下腹膜相延续,且向下与肝右侧和上表面的腹膜相连续。冠状韧带的下层向上与肝下面的腹膜相延续,向下与腹后壁右肾上腺和右肾上极的腹膜相延续。由肝下面和右肾上极之间形成的腹膜凹陷称为肝肾陷凹(Morison 陷凹)。

　　腹膜从冠状韧带的下层下降,经右肾的前表面到达十二指肠的上部和结肠右曲的前方。向内侧,它经过十二指肠和肝之间的下腔静脉一短段的前方,在此处腹膜形成网膜孔的后壁。腹膜形成一狭窄的条带,当穿过中线延续为小囊的后壁时逐渐加宽。

　　右三角韧带是一较短的"V"字形腹膜皱襞,由相邻的冠状韧带的两层在肝裸区的右外侧缘形成,且与腹后外侧壁的腹膜相延续。外科手术中如要分离右三角韧带和冠状韧带,须拨开肝右叶,以充分显露肝后下腔静脉的侧面(图 2-54)。

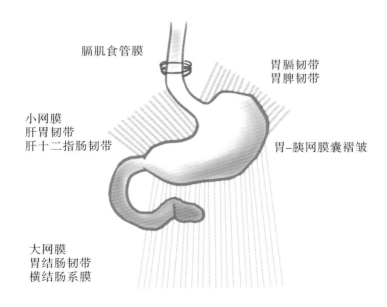

膈肌食管膜

胃膈韧带
胃脾韧带

小网膜
肝胃韧带
肝十二指肠韧带

胃-胰网膜囊褶皱

大网膜
胃结肠韧带
横结肠系膜

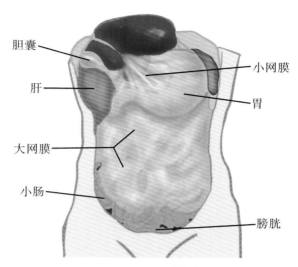

胆囊

小网膜

肝

胃

大网膜

小肠

膀胱

图 2-54　肝脏筋膜

　　左三角韧带处的腹膜与膈上食管裂孔处相延续,向后续于腹后壁。向下,它在脾的后面反折至横结肠系膜的最外侧部分和结肠左曲。腹膜向下延伸至降结肠的外侧,并入盆,形成左结肠旁沟。在肝的下方,腹膜向下延续于腹后壁,在前外侧腹壁和升结肠之间形成右侧的结肠旁沟。

　　肝由内包膜所围绕,这个包膜延续至肝实质。肝也有外包膜(腹膜),它形成膈下韧带,固定于肝。膈的侧壁由肋间神经支配,肋间神经接收插入膈下表面的多条韧带受到任何异常牵引所产生的信号。

　　右三角韧带支撑肝右叶而左三角韧带支撑肝左叶。镰状韧带和肝圆韧带似乎不具有支持或固定的作用。腹膜并不完全包裹肝,因为它在冠状韧带处终止。膈肌中央腱在该韧带上,这一排列与连接膈和心包的心包膈韧带近似。

　　(二) 内脏神经

　　肝接受交感神经与副交感神经(迷走神经)支配(图 2-55)。左迷走神经发出肝支经小网膜直接进入肝;右迷走神经发出腹腔支先进入腹腔神经丛,再分支到肝,构成肝前神经丛和肝后神经丛。肝前神经丛的神经纤维沿动脉分布,随之入肝内。肝后神经丛位于门静脉后方,其纤维沿门静脉入肝。支配肝的交感神经节前神经元位于 $T_7 \sim T_{10}$,经过腹腔神经节发出,经肝前及肝后神经丛进入肝。进入肝的自主神经既支配肝内血管,也到达肝实质结构,主要参与肝的代谢和肝血窦血流的控制。

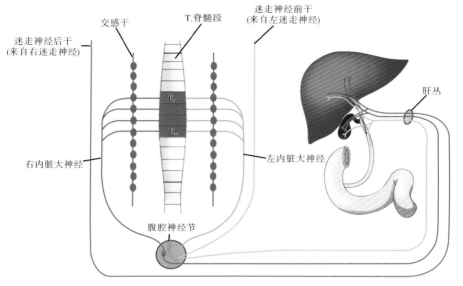

图 2-55 肝的神经支配

肝的传入纤维伴行于肝的交感神经及迷走神经纤维。肝的传入神经纤维伴交感神经纤维行走,部分来自双侧 $T_4 \sim T_{10}$ 背根节,伴迷走神经的传入纤维来自双侧迷走神经下节。同时肝表面腹膜的神经支配为膈神经(图 2-56)。

肝神经

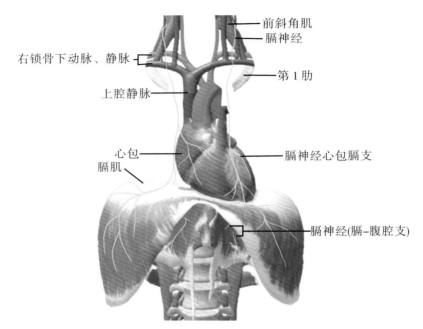

右锁骨下动脉、静脉 ——

上腔静脉 ——

心包 ——

膈肌 ——

—— 前斜角肌
—— 膈神经

—— 第 1 肋

—— 膈神经心包膈支

—— 膈神经(膈–腹腔支)

图 2-56　膈神经

(三) 功能分析

　　肝是人体内最大的消化腺,也是体内新陈代谢的中心站。从消化角度,肝进行胆汁分泌是最重要的功能。在消化期,肝分泌的和胆囊内的胆汁经胆总管排入十二指肠,参与小肠内食物的化学消化。肝除了分泌胆汁参与食物的消化和吸收过程外,还参与多种物质代谢和血浆蛋白合成过程,具有解毒、防御和免疫等多种生理功能。

　　1. 肝在代谢中的作用　在机体新陈代谢过程中肝参与多种营养物质的代谢,如糖的分解、储存糖原,参与蛋白质、脂肪、维生素、激素的代谢等。

　　(1)糖代谢　经小肠黏膜吸收的单糖由门静脉到达肝,在肝内转变为肝糖原而储存。一般成人储存的肝糖原仅够禁食 24 h。肝糖原在调节血糖浓度以维持其稳定中具有重要作用。当机体急需血糖时,如劳动、饥饿、发热时,血糖大量消耗,肝细胞能将肝糖原分解为葡萄糖进入血液循环,所以肝病患者血糖常波动。

　　(2)蛋白质代谢　从消化道吸收的氨基酸在肝内经历蛋白质合成、脱氨和转氨等作用,蛋白质进入血液循环供全身器官组织需要。血浆蛋白主要在肝内合成,由于血浆蛋白可作为体内各种组织蛋白更新之用,因此血浆蛋白对维持机体蛋白质代谢意义重大。肝将氨基酸代谢产生的氨合成尿素，经肾排出体外。因此，肝病时血浆蛋白减少，血氨升高。

（3）脂肪代谢　肝是脂肪运输的枢纽，消化吸收的一部分脂肪进入肝，再转变为体脂而储存。饥饿时，储存的脂肪可先被运送到肝被氧化分解。在肝内，中性脂肪可水解为甘油和脂肪酸，而甘油可通过糖代谢途径被利用，脂肪酸可完全氧化为二氧化碳和水。脂肪酸、胆固醇、磷脂合成主要在肝内进行，当脂肪代谢紊乱时，可使脂肪堆于肝内形成脂肪肝。

（4）热量的产生　安静时机体的热量主要由内脏器官提供，而在劳动和运动时主要由肌肉产热。在内脏中，肝是代谢旺盛的器官，安静时，肝的血流温度比主动脉高 $0.4 \sim 0.8\ ℃$。

（5）维生素、激素代谢　人体95%的维生素 A 都储存在肝内，另外维生素 C、维生素 D、维生素 E、维生素 K、维生素 B_1、维生素 B_6、维生素 B_{12}、烟酸、叶酸等多种维生素储存和代谢的场所也是肝。正常情况下血液中各种激素的水平保持动态平衡，多余的经肝处理失去活性。当肝功能不全时，可能出现雌激素、醛固酮和抗利尿激素灭活障碍，出现肝掌、蜘蛛痣、腹水等临床表现。

2. 解毒作用　肝是人体的主要解毒器官，可保护机体免受损害，使毒物成为无毒的或溶解度大的物质，随胆汁或尿排出体外。肝解毒主要有以下四种方式。①化学方法：如氧化、还原、分解、结合和脱氧作用。②分泌作用：一些重金属如汞，以及来自肠道的细菌，可随胆汁分泌排出。③蓄积作用：某些生物碱（如士的宁、吗啡等），可蓄积于肝，然后逐渐少量释放，以降低中毒程度。④吞噬作用：细菌、染料及其他颗粒性物质，可被肝的库普弗细胞吞噬。

3. 其他作用

（1）防御功能　肝是最大的单核吞噬细胞系统。肝静脉窦内皮层含有大量的库普弗细胞，有很强的吞噬能力，门静脉血液中99%的细菌经过肝静脉窦时被吞噬。

（2）调节血液循环量　正常时肝内静脉窦可以储存一定量的血液，机体失血时，从肝内静脉窦排出较多的血液，以补偿周围循环血容量的不足。

（3）制造凝血因子　肝是合成人体内多种凝血因子的主要场所。人体内 12 种凝血因子，其中 4 种都是在肝内合成的。肝病时可引起凝血因子缺乏，造成凝血时间延长及出血倾向。

四、功能障碍

肝功能不全可能起消化不良、右上腹部隐痛、不能耐受某些食物、皮肤病（湿疹和瘙痒）、右肩不适,甚至出现凝血障碍,营养不良。

五、神经反射区

当肝功能障碍时,可以通过恢复对应外周肌筋膜（反射区）的功能,改善肝的功能（躯体－内脏反射）（表2-10）。

表2-10　肝神经反射区

低级神经中枢	躯体神经	反射区
交感神经:脊髓胸段 T_7 ~ T_{10} 灰质侧角	胸神经 T_7 ~ T_{10}	后支支配区:椎体 T_7 ~ T_{10} 之间的竖脊肌、多裂肌、回旋肌和筋膜及皮肤
		前支支配区:第7~10肋间肌、第7~10肋间的筋膜和皮肤;腹肌和腹部皮肤
副交感神经:迷走神经背核	三叉神经和颈神经 C_1 ~ C_2	三叉神经的支配区:面部和发部前方皮肤、筋膜和咀嚼肌
		颈神经 C_1 的支配区:枕下肌群、颏舌肌、甲状舌骨肌;颅骨骨膜
		颈神经 C_2 的支配区:胸锁乳突肌、头和颈长肌、头前直肌;枕部、耳郭后部、颏下部、下颌角及其下方的皮肤;枕骨骨膜
腹膜的神经:脊髓 C_4	膈神经	后支的支配区:颈后 C_4 水平的肌肉、筋膜和皮肤

第七节　肝外胆道系统－躯体功能评估与解剖学分析

一、解剖

（一）概述

胆汁由肝内细胞产生,经各级胆管收纳,汇集后出肝门,再经分布于肝外的一套管道系统输送到十二指肠,此系统统称为肝外胆道系统,由肝左管、肝右管、肝总管、胆囊、胆囊管和胆总管构成（图2-57）。

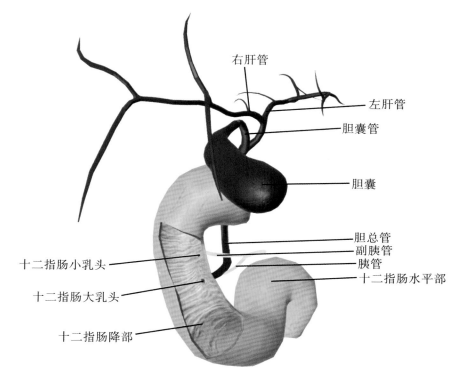

右肝管

左肝管

胆囊管

胆囊

胆总管

副胰管

胰管

十二指肠水平部

十二指肠小乳头

十二指肠大乳头

十二指肠降部

图 2-57　肝外胆道系统整体观

（二）形态结构

1. 肝总管　肝总管由肝左管和肝右管出肝门后汇合而成。肝左、右管分别由左、右半肝内的毛细胆管逐级汇合而成。肝总管位于十二指肠韧带内，其下端与胆囊管汇合成胆总管。

2. 胆囊　胆囊位于胆囊窝内，借疏松结缔组织与肝下面相连。胆囊呈长梨形，长 8 ~ 12 cm，宽 3 ~ 5 cm，容量为 40 ~ 60 mL，为储存浓缩胆汁的器官。

胆囊分底、体、颈和管四个部分。胆囊底为胆囊伸向前方的盲端，圆钝略显膨大，多超出肝下缘，与腹前壁的腹腔面直接接触。胆囊底的体表投影相当于右腹直肌外侧缘与右侧肋弓相交处。胆囊体是胆囊底与胆囊颈之间的部分，充盈空虚时的伸缩性较大。胆囊颈为胆囊体向后延续变细的一段，内腔黏膜呈螺旋状皱襞，称螺旋襞。此结构便于控制胆汁的流动，同时也是胆结石易于嵌顿的部位。

　　胆囊管与肝总管汇合处与肝的脏面共同围成一个三角形区域,称为胆囊三角(Calot 三角)部位。胆囊动脉一般经此处分布于胆囊,为临床手术中寻找胆囊动脉的标志区。

　　3.胆总管　肝总管与胆囊管汇合以后继续下行,移行为胆总管。胆总管继续下行与胰管汇合后,开口于十二指肠降部,全长 4～8 cm,管径 3～6 m。胆总管在十二指肠上部上方起始于肝十二指肠韧带内,然后经十二指肠上部的后方、胰头与十二指肠降部之间或胰头的后方,最后斜穿十二指肠降部后内侧壁,在肠壁内与胰管汇合,形成略为膨大的肝胰壶腹(Vater 壶腹),开口于十二指肠大乳头。肝胰壶腹是胆总管和胰管开口于十二指肠降部之前所形成的一个共同结构,是一个能够控制胆汁和胰液排放的重要结构。壶腹的周围有环行平滑肌肌束包绕,称为肝胰壶腹括约肌(奥迪括约肌)。此外,在胆总管和胰管的末端也有少量平滑肌束包绕,分别称为胆总管括约肌和胰管括约肌。肝胰壶腹括约肌平时维持收缩状态,使肝外输送胆汁的管道系统处于关闭状态。此时肝细胞分泌的胆汁只能经胆囊管进入胆囊储存。一旦进食,尤其是摄入高脂肪的食物后,胆囊收缩,此时肝胰壶腹括约肌舒张,胆囊内的胆汁经胆囊管和胆总管排入十二指肠(图 2-58)。

胆管及其
功能

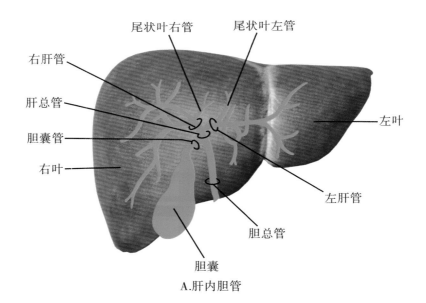

A.肝内胆管

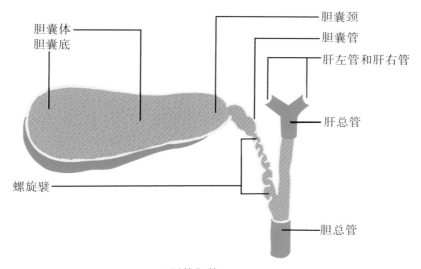

B.肝外胆管

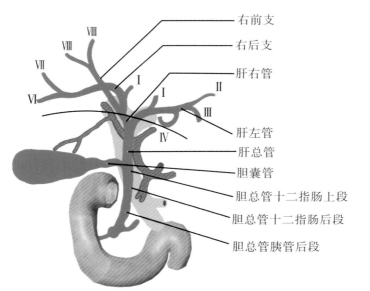

C.胆管与十二指肠

图2-58 肝外胆管形态结构

二、组织结构

胆囊壁由黏膜、肌层和外膜组成。黏膜有许多高而分支的皱襞突入腔内,胆囊收缩排空时,皱襞高大明显;胆囊充盈扩张时,皱襞减少,黏膜变平。黏膜上皮为单层柱状上皮,固有层为薄层结缔组织,肌层的平滑肌厚薄不一,胆囊底部较厚,颈部次之,体部最薄。外膜较厚,大部分为浆膜。

胆囊的功能是储存和浓缩胆汁。胆囊容量为 40 ~ 60 mL,从肝排出的胆汁流入舒张的胆囊内储存。胆囊上皮细胞能主动吸收胆汁中的水和无机盐,浓缩胆汁。

三、功能单元

(一)内脏筋膜

腹膜覆盖部分胆囊,肝的肝内胆管与左、右肝胆管相联,这些汇合形成肝总管,然后加入胆囊管(源自胆囊)。胆囊管与胰管一起在肝胰管壶腹部(十二指肠乳头)进入十二指肠。奥迪括约肌调节十二指肠壶腹的胆汁释放。

(二)内脏神经

胆囊及输胆管道的神经支配来自交感(节前神经元位于脊髓 $T_7 \sim T_{10}$)及副交感神经。胆总管下端的神经源于胃十二指肠神经丛。胃十二指肠神经是由腹腔神经节分支和右迷走神经的腹腔部分的分支汇合而成。胃十二指肠神经丛伴随胃十二指肠动脉,在胆总管十二指肠连接处,胃十二指肠神经丛的纤维常跟随胰十二指肠上动脉和它的分支到达输胆管道。来自胃十二指肠神经的纤维常终止于胆总管的内在神经丛和邻近的肠肌神经丛(图 2-59)。

胆囊及输胆管道的感觉神经伴随交感神经及迷走神经行走。同时胆道表面的腹膜神经支配为膈神经(图 2-60)。

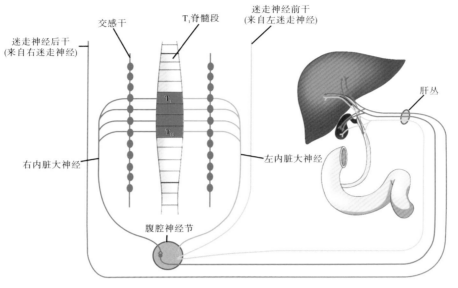

图 2-59　肝外胆道的神经

胆管神经

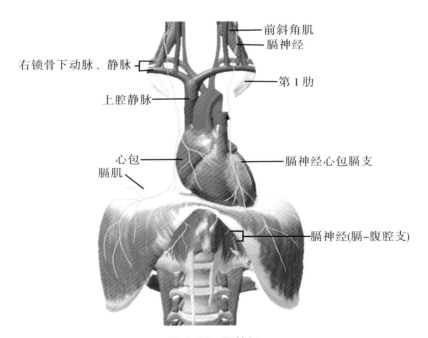

图 2-60　膈神经

（三）功能分析

1.胆汁的成分和功能　胆汁是一种苦味的液体，刚从肝分泌的胆汁为金黄色，pH 值为 7.4，胆囊内胆汁为橘棕色，pH 值为 6.8。胆汁中不含消化酶，其成分中除水分外，主要含有胆盐、胆固醇、卵磷脂、脂肪酸、黏蛋白、胆色素和无机盐。胆盐是胆汁参与消化及吸收的主要成分，胆色素是血红蛋白的分解产物，不仅决定胆汁的颜色，排入小肠后也影响大便的颜色（表 2-11）。

在正常情况下，胆汁中的胆盐（或胆汁酸）、胆固醇和卵磷脂的适当比例是维持胆固醇溶解状态的必要条件。当胆固醇分泌过多，或胆盐、卵磷脂合成减少时，胆固醇就容易沉积下来，此为形成胆石的原因之一。

表 2-11　胆汁的功能

功能	分析
乳化脂肪	胆汁中的胆盐、胆固醇和卵磷脂等都可作为乳化剂，降低脂肪的表面张力，并使其裂解成微滴，分散在肠腔内，从而增加了脂肪酶与脂肪的接触面积，促进脂肪的分解作用
促进脂肪吸收	胆盐因其结构特点，即为双嗜性分子，当达到一定浓度后，可聚合而形成疏水性部分朝内，亲水性部分朝外的微胶粒，脂肪酸、甘油一酯等均可掺入微胶粒中，形成水溶性复合物，对脂肪消化产物的吸收意义重大
促进脂溶性维生素的吸收	胆汁通过促进脂肪分解产物的吸收，也促进脂溶性维生素（维生素 A、维生素 D、维生素 E、维生素 K）的吸收

2.胆汁分泌的调节　肝细胞不断分泌胆汁，但消化间期储存在胆囊内，而在消化期肝分泌和胆囊内的胆汁排入小肠内。在消化期食物是胆汁分泌和排放的自然刺激物，其具体机制通过神经体液调节来实现。

（1）迷走神经的作用　进食的过程中食物分解产物如蛋白质分解产物等的化学刺激，食物对消化道扩张的机械刺激均可兴奋迷走神经，反射性地引起肝胆汁分泌和胆囊收缩，但其作用弱。迷走神经兴奋也可以刺激促胃液素分泌，间接引起肝胆汁分泌和胆囊收缩。

（2）体液因素的作用　多种胃肠激素等体液因素参与胆汁的分泌和排放。

缩胆囊素：消化期肠道内食物中的蛋白质、脂肪分解产物刺激小肠黏膜Ⅰ细胞分泌和释放缩胆囊素，通过血液循环作用于胆管、胆囊和奥迪括约肌上的受体,引起胆囊平滑肌收缩和奥迪括约肌松弛,使胆汁通过胆总管排放到十二指肠内。

促胰液素:促胰液素的主要作用是促进胰液分泌,但也可以刺激肝胆汁分泌,主要是促进胆汁中的水分和碳酸氢盐的分泌,对胆盐分泌的影响较少。

促胃液素:促胃液素通过血液循环作用于肝,刺激胆汁分泌并使胆囊收缩引起胆汁排放。促胃液素也促进胃酸分泌,后者作用于小肠黏膜分泌促胰液素而促进肝胆汁分泌。

胆盐:进入小肠内的胆盐发挥生理作用后,90%的以上被回肠末端黏膜吸收,通过门静脉又回到肝,再形成胆汁排放到十二指肠,这一过程称为胆盐的肠肝循环。返回到肝的胆盐较强地刺激肝细胞分泌胆汁,但对胆囊无明显作用。

3.胆汁的储存和排出

(1)胆汁储存:非消化期间,肝分泌的胆汁储存在胆囊内,肝每日分泌800~100 mL胆汁,大部分经胆囊浓缩后储存在胆囊内。金黄色碱性肝胆汁中的大部分水和电解质,由胆囊黏膜吸收返回血液,留下胆汁中有效成分储存在胆囊内,变成棕黄色或墨绿色呈弱酸性的胆囊胆汁。胆囊黏膜分泌黏液性物质,主要是黏蛋白,可保护和润滑胆囊黏膜免受胆汁的溶解,并使胆汁容易通过胆囊管。

(2)胆汁排出:胆汁的排出受体液因素和神经系统的调节,进食3~5 min后,缩胆囊素含量增加,缩胆囊素有收缩胆囊和舒张胆总管下端及奥迪括约肌的作用,胆囊收缩时可产生2.94 kPa的压力,促使胆汁排至十二指肠。进食脂肪丰富的食物时,30 min胆囊即可开始排出胆汁。迷走神经兴奋也引起胆囊收缩,奥迪括约肌松弛,促进胆汁排出。在临床上,当胆囊炎或奥迪括约肌功能失调时,胆汁排出障碍,胆汁淤滞,固体成分沉淀,成为息肉或结石的成因之一。

胆囊的另一重要功能是调节胆管内压力平衡作用,肝细胞分泌的胆汁持续不断地排入胆囊和肝外胆道,并维持一定的压力。在肝内外胆管压力增高时,胆囊可以容纳和浓缩较多的胆汁维持胆道内正常压力平衡。因此,当胆囊被切除后,调节压力平衡作用消失,然而肝分泌出的胆汁不会减少,反而全部胆汁经奥迪括约肌排入十二指肠腔内,此时胆道相对狭窄,排泄不畅。日积月累就必然发生胆总管代偿性扩张病变,扩张的胆总管导致胆汁流异常,极易形成胆总管结石(图2-61)。

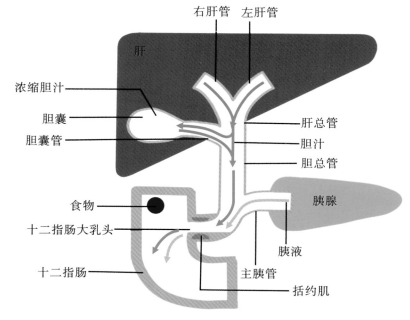

图2-61　胆汁流动

4. 免疫功能　胆囊不仅具有储存、浓缩和排出胆汁功能,而且还有分泌和免疫功能。胆囊每天可分泌 20 mL 的白色液体,由胆囊黏膜固有层分泌,含有免疫球蛋白 A(IgA),而且胆囊内 IgA 的浓度远远高于血液,具有保护肠道黏膜免受次级胆酸等损伤因子侵犯的作用。因此,胆囊成为肠道免疫球蛋白的主要供给来源,对于胆道系统的免疫防御具有重要意义。

四、功能障碍

肝外胆道代表肝的外分泌的一部分,当功能障碍时,会出现右上腹部疼痛或不适、消化不良、腹泻,甚至出现黄疸。

五、神经反射区

当肝外胆道功能障碍时,可以通过恢复对应外周肌筋膜(反射区)的功能,改善肝外胆道的功能(躯体－内脏反射)(表2-12)。

表 2-12 肝外胆道神经反射区

低级神经中枢	躯体神经	反射区
交感神经：脊髓胸段 $T_7 \sim T_{10}$ 灰质侧角	胸神经 $T_7 \sim T_{10}$	后支支配区：椎体 $T_7 \sim T_{10}$ 之间的竖脊肌、多裂肌、回旋肌和筋膜及皮肤
		前支支配区：第 7~10 肋间肌、第 7~10 肋间的筋膜和皮肤；脐以上的腹肌和腹部皮肤
副交感神经：迷走神经背核	三叉神经和颈神经 $C_1 \sim C_2$	三叉神经的支配区：面部和发部前方皮肤、筋膜和咀嚼肌
		颈神经 C_1 的支配区：枕下肌群、颏舌肌、甲状舌骨肌；颅骨骨膜
		颈神经 C_2 的支配区：胸锁乳突肌、头和颈长肌、头前直肌；枕部、耳郭后部、颏下部、下颌角及其下方的皮肤；枕骨骨膜
腹膜的神经：脊髓 C_4	膈神经	后支的支配区：颈后 C_4 水平的肌肉、筋膜和皮肤

第八节 胰腺-躯体功能评估与解剖学分析

一、解剖

(一)概述

胰腺由外分泌部和内分泌部组成，是人体非常重要的腺体。胰腺的外分泌部分泌胰液，内含多种消化酶，有分解消化蛋白质、糖类和脂肪的功能。胰液经主胰管和副胰管收纳后，输送排放到十二指肠降部。胰腺的内分泌部即胰岛，散在分布于胰的实质内，分泌多种激素进入血液或淋巴，主要调节糖的代谢。

(二)形态结构

胰腺可以分为头、颈、体、尾四个部分，各部分之间无明显界限。头部和颈部在腹部正中线的右侧，体部和尾部则在正中线的左侧(图 2-62)。

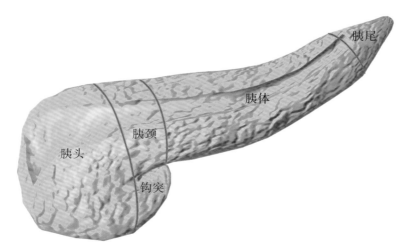

胰尾

胰体

胰颈

胰头

钩突

图 2-62　胰腺的形态结构

胰头是胰腺右侧端的膨大部分,对向十二指肠形成的"C"形陷凹内,其右侧端及上、下方均被十二指肠肠管包绕。胰管是位于胰实质内的管道系统,稍偏向背侧,其走行与胰的长轴一致,从胰尾经胰体走向胰头,沿途接受大量小叶间导管汇入,最后在十二指肠降部的后内侧壁内与胆总管汇合形成肝胰壶腹,开口于十二指肠大乳头。胰管到达胰头时,有一小管从主胰管分出,行于胰头处主胰管上方,向右侧开口于十二指肠小乳头。该小管称为副胰管,主要引流胰头前上部的胰液(图 2-63)。

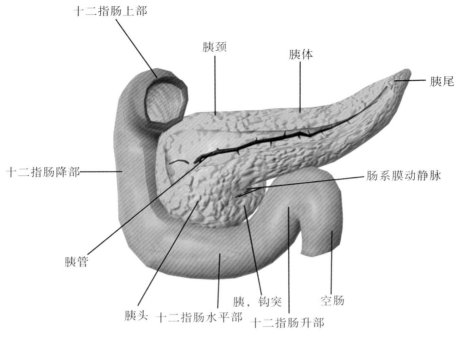

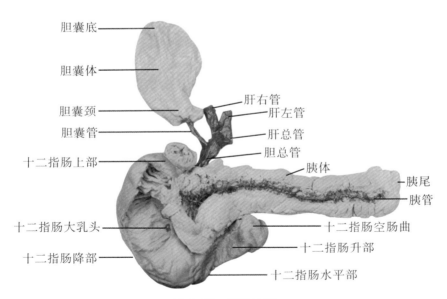

图 2-63 胰腺导管

（三）位置和毗邻

胰腺位于腹后壁的腹膜后间隙内，是一个狭长的腺体结构，呈灰红色，长 17～20 cm，宽 3～5 cm，厚 1.5～25.0 cm，重 82～117 g。横置于腹上区和左季肋区，平对第 1～2 腰椎体。其前面隔网膜囊与胃后壁相邻，后面有下腔静脉、胆总管、肝门静脉和腹主动脉重要结构经过。胰腺的右端被十二指肠环抱，左端抵达脾门。

胰头恰在第二腰椎体的右前方。胰颈是位于胰头和胰体之间的狭窄扁薄部分，长 2.0～2.5 cm。胰颈的前上方毗邻胃幽门，其后方有肠系膜上静脉和肝门静脉起始部通过。胰体是胰颈与胰尾之间的部分，略呈三棱柱状，占胰腺的大部分。胰体恰横位于第一腰椎体前方，故稍微向前凸起。胰体的前面隔网膜囊与胃后壁相邻。胰尾为胰体向左上方延伸的末端，较细，位于左季肋区，在脾门下方与脾的脏面相接触。胰尾各面均有腹膜包被，而胰体只是前面有腹膜被覆。胰尾常常与进出脾门的血管一起被脾肾韧带的两层腹膜包被（图 2-64）。

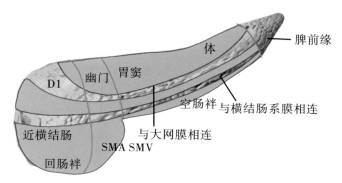

A.胰腺前表面的毗邻。蓝色区域为腹膜覆盖区，此区与其相邻的器官均有腹膜间隙相隔。脾位于脾肾韧带前层的前面并且不直接与脾组织相接触。D1:十二指肠球球；SMA:肠系膜上动脉；SMV:肠系膜上静脉

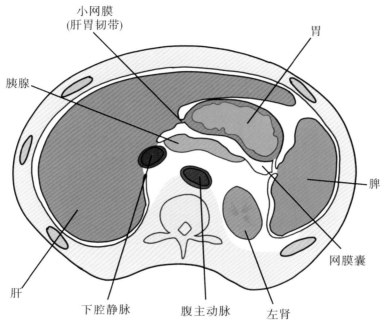

B.横切面，下面观

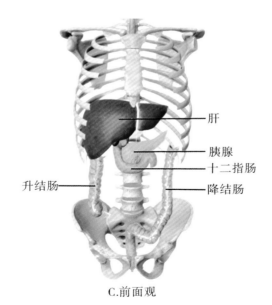

C.前面观

图2-64　胰腺的位置和毗邻

二、组织结构

胰腺表面覆以薄层结缔组织被膜,结缔组织伸入腺内将实质分隔为许多小叶。胰腺实质由外分泌部和内分泌部(胰岛)组成(图2-65)。

朗格汉斯细胞群构造

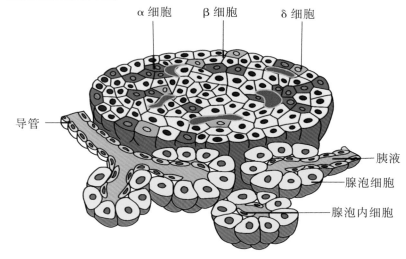

胰腺的
组织

图2-65　胰腺的组织结构

（一）外分泌部

胰腺外分泌部主要由浆液性复管泡状腺组成。

腺泡是由一层锥体形胰腺泡细胞组成,细胞底部位于基膜上。每个腺泡含40~50个胰腺泡细胞,无肌上皮细胞。细胞核圆形,靠近基部,核仁明显。具有合成蛋白质的细胞结构特点,基部胞质内含有丰富的粗面内质网和核糖体。顶部胞质因含酶原颗粒而呈嗜酸性,酶原颗粒数量因细胞功能状态不同而异,饥饿时增多,进食后颗粒减少。胰腺腺泡腔内常见染色较浅的扁平或立方形细胞,称泡心细胞,胞核圆形或卵圆形。泡心细胞是延伸入腺泡腔内的闰管起始部上皮细胞。胰腺泡细胞分泌多种消化酶,如胰蛋白酶原、胰糜蛋白酶原、胰淀粉酶、胰脂肪酶、核酸酶等,分别消化食物中的各种营养成分。

导管由闰管、小叶内导管、小叶间导管和主导管(胰管)组成。闰管细而长,管壁为单层扁平或立方上皮,其伸入腺泡的一段由泡心细胞组成。闰管远端逐渐汇合形成小叶内导管。小叶内导管在小叶间结缔组织内汇合成小叶间导管,后者再汇合成一条主导管。从小叶内导管至主导管,管腔渐增大,上皮由单层立方逐渐变为单层柱状,主导管为单层高柱状上皮,上皮内可见杯状细胞。胰腺导管上皮细胞可分泌水和碳酸氢盐等多种电解质。

（二）内分泌部（胰岛）

胰岛是由内分泌细胞组成的球形细胞团,分布于腺泡之间,苏木精－伊红染色浅,易辨认。成人胰腺约有 100 万个胰岛,约占胰腺体积的 1.5%,以胰尾部较多。胰岛大小不等,直径 75 ~ 500 μm,大的由数百个细胞组成,小的仅有十几个细胞。胰岛细胞间有丰富的有孔型毛细血管。人胰岛主要有 A、B、D、PP 四种细胞（表 2-13）。

表 2-13　胰岛内主要细胞类型、特点和功能

类型	特点	功能
A 细胞	又称甲细胞、α 细胞,约占胰岛细胞总数的 20%。细胞体积较大,多分布在胰岛周边部	分泌高血糖素,使血糖浓度升高
B 细胞	又称乙细胞、β 细胞,数量较多,约占胰岛细胞总数的 70%,主要位于胰岛的中央部	分泌胰岛素,使血糖降低
D 细胞	又称丁细胞、D 细胞,数量少,约占胰岛细胞总数的 5%。D 细胞分散于胰岛周边部,A、B 细胞之间,并与 A、B 细胞紧密相贴,细胞间有缝隙连接	分泌生长抑素,以旁分泌方式或经缝隙连接直接作用于邻近的 A 细胞、B 细胞或 PP 细胞抑制这些细胞的分泌功能
PP 细胞	数量很少,主要存在于胰岛的周边部,也可见于外分泌部的导管上皮内及腺细胞间	分泌胰多肽抑制胃肠运动、胰液分泌及胆囊收缩

三、功能单元

（一）内脏筋膜

起初,胰体延伸入背侧十二指肠系膜,并头部延伸入胃背系膜。随着胃的旋转,这部分的胃背系膜指向左侧,形成网膜囊的后壁。这部分胃背系膜的背层与体腔壁（腹膜）的壁层融合,胰腺便主要成了腹膜后位器官。胃背系膜的融合区域并不延伸到包含了胰尾这样远的左侧,而胰尾通过了脾肾韧带。胰的前缘提供了大网膜后叶附着物的主线。胰腺位于横结肠系膜根部的后面。横结肠系膜将腹腔分成上部和下部。

（二）内脏神经

胰的神经来自迷走神经（副交感神经）及交感神经（图2-66）。副交感神经节前纤维来自迷走神经背核，交感神经节前纤维来自胸髓 $T_6 \sim T_{12}$。副交感神经节前神经纤维与胰腺副交感节后神经元形成突触，胰腺副交感节后神经元在胰小叶、小叶间结缔组织和胰岛呈单根，或丛集分布于神经节中。胰腺神经节在胰头、胰颈最为丰富，神经节中胆碱能神经元占主导，但是也存在一氧化氮能神经元、肽能神经元和多巴胺能神经元。胰腺不仅接受迷走神经元的调控，还接受来自胃、十二指肠的肠神经元、交感神经元和其他胰腺神经元的调控。这些神经纤维在胰泡间分支呈现网状并调控胰腺泡细胞和胰岛细胞，共同调节胰腺内、外分泌功能。Cajal 间质细胞进一步加强了自主神经与胰腺泡之间的联系。

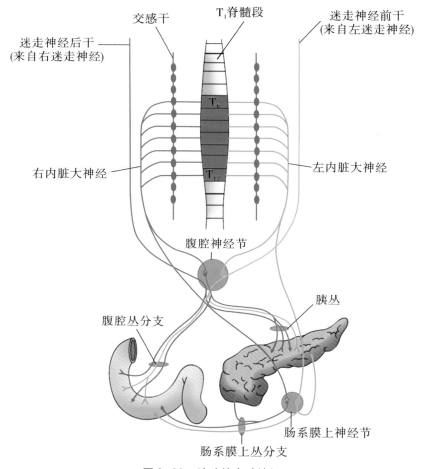

图2-66　胰腺的内脏神经

胰的感觉神经自迷走神经下节及 $T_6 \sim T_{12}$ 背根节,分别经迷走神经和交感神经传入中枢。副交感神经传入神经纤维经过迷走神经传递来自胰腺导管、腺泡和胰岛的感觉信息。

（三）功能分析

1. 外分泌部　胰腺是消化系统重要的腺体之一,具有外分泌和内分泌两种功能。由腺细胞和导管细胞产生胰液,主要成分是碳酸氢盐和多种消化酶,在食物消化中具有重要的作用。胰腺内胰岛是大小不一、形状不定的细胞团,散布在腺胞间,包含多种内分泌细胞。

（1）胰液的性质和成分　胰液是无色、无味的碱性液体,pH 值为 7.8 ～ 8.4,渗透压与血浆相等,成人每日分泌量为 1 ～ 2 L。胰液成分中除含有大量水分和 HCO_3^- 等无机盐及 Na^+、K^+、Cl^- 等无机离子外,主要含有多种消化酶（胰淀粉酶、胰蛋白酶原、糜蛋白酶原、胰脂肪酶、羧基肽酶、核糖核酸酶和脱氧核糖核酸酶等）。

（2）胰液作用

1）HCO_3^-:胰液中最多的无机盐是由胰腺小导管上皮细胞分泌的 HCO_3^-,当胰腺外分泌增加时,其浓度在胰液中最高可达 145 mmol/L,是血浆的 5 倍,因此胰液呈碱性。HCO_3^- 的作用包括:①中和进入十二指肠的盐酸,保护肠黏膜免受盐酸的侵蚀;②为小肠内的多种消化酶活动提供最适的 pH 环境（pH 值 7 ～ 8）。

2）消化酶:胰腺的腺泡细胞分泌多种消化酶,例如消化蛋白质的酶、消化脂肪的酶、消化淀粉的酶及消化核酸的酶等。主要消化蛋白质的酶包括胰蛋白酶原、糜蛋白酶原和羧基肽酶原,还有少量的弹性蛋白酶原;主要消化淀粉的酶是 α-淀粉酶,对淀粉的水解效率都很高;主要消化脂肪的酶是胰脂肪酶,可将甘油三酯分解为脂肪酸、甘油一酯和甘油;除上述消化酶外,胰腺还分泌消化核酸的酶,主要包括核糖核酸酶和脱氧核糖核酸酶,分别水解核酸为单核苷酸。

胰腺神经

在正常生理条件下,胰腺分泌的各种消化酶不会消化胰腺自身组织。因为胰液中的消化酶在释放入小肠之前以无活性的酶原形式存在,另外,胰液中还含有从胰腺腺泡细胞分泌的少量的胰蛋白酶抑制物,可以使胰蛋白酶失活。由于胰液中的很多消化酶包括糜蛋白酶、各种脂肪酶等都是在胰蛋白酶的作用下激活,因此,正常生理条件下一般不会发生胰液中的消化酶消化自身组织的现象。但是如果某种原因导致胰蛋白酶激活异常增多时,如暴饮暴食引起的胰液分泌过度、胆总管或胰管痉挛导致的胰液排出受阻,引起胰管内压力升高,胰腺腺泡细胞损伤,胰液中的消化酶渗入胰腺组织被组织液激活引起消化自身组织,即引起急性胰腺炎。

（3）胰液分泌的调节　胰液的分泌在消化间期,其分泌量少仅占最大分泌量的10%～20%,且表现出每60～120 min的周期性分泌高峰,其峰值接近餐后的最大分泌量,同时伴有胃酸和胆汁分泌增加。胰液分泌周期与胃肠消化间期运动周期同步,这对消化间期清除残留在肠腔的食物残渣、脱落上皮细胞和细菌具有一定的意义。

开始进食后胰液分泌受神经、体液因素的调节,食物从口腔到小肠的过程成为胰液分泌的机械和化学刺激,反射性地引起胰液分泌。食物刺激消化道不同部位引起的胰液分泌,可以人为分为头期、胃期和肠期。

1）头期胰液分泌:头期胰液分泌为食物的形象、气味及食物对口腔黏膜的直接刺激和咀嚼与吞咽动作均可以通过条件和非条件反射引起胰液分泌。食物对头面部感受器刺激传入神经是迷走神经,中枢是延髓迷走神经核,传出神经纤维释放的递质是乙酰胆碱（ACh）。ACh主要作用于胰腺腺泡细胞,而对胰腺导管上皮细胞的作用较弱,因此,迷走神经兴奋引起的胰液分泌特征是胰液中酶含量丰富,而水和碳酸氢盐含量少。此外,迷走神经通过促进胃窦和小肠黏膜释放促胰液素,间接引起胰液分泌。头期胰液分泌的量为消化期胰液分泌量的20%左右。

2）胃期胰液分泌:进入胃内的食物对胃产生机械和化学刺激,如扩张胃刺激及蛋白质分解产物对胃黏膜的刺激等。这些机械和化学刺激通过迷走–迷走反射引起胰液分泌,也可以通过刺激胃窦黏膜G细胞分泌促胃液素,间接引起胰液分泌。消化期胰腺碳酸氢盐的分泌量取决于胃排空时进入十二指肠内的胃酸量,因此胃内食糜成分可以改变胰腺分泌碳酸氢盐的量。胃期胰液分泌的量仅占消化期胰液分泌量的5%～10%。

3）肠期胰液分泌:经胃排空进入十二指肠的食糜主要通过食物分解产物的化学刺激引起肠期胰液分泌。此期胰液分泌占整个消化期胰液分泌的70%,而且分泌消化酶量多,水和碳酸氢盐的量也多,此为胰液分泌最重要的时期。食糜中蛋白质和脂肪的水解产物通过刺激小肠黏膜分泌和释放促胰液素和缩胆囊素,具有很强的刺激胰液分泌作用。此外,食物的消化产物刺激小肠黏膜,通过迷走–迷走反射促进胰液分泌。

促胰液素:由小肠上段S细胞分泌。引起促胰液素分泌的最强的刺激物是盐酸,其次是蛋白质和脂肪分解产物,糖类几乎没有刺激作用。促胰液素主要作用于胰腺导管上皮细胞,刺激水分和碳酸氢盐分泌,但对腺泡细胞的作用弱,因此胰酶分泌作用弱。此外,促胰液素还可以促进胆汁分泌,抑制胃酸和促胃液素分泌。

缩胆囊素:缩胆囊素(CCK)由小肠黏膜 I 细胞分泌。引起 CCK 分泌的最强刺激物是蛋白分解产物,其次是脂肪分解产物,胃酸较弱,糖类几乎没有作用。CCK 的主要作用是引起很强的胆囊收缩,增加胆汁排出,同时刺激胰腺腺泡细胞合成和分泌胰酶,故也曾称为促胰酶素。另外,CCK 对于胰腺腺泡细胞起营养作用,即促进胰腺组织蛋白质和核糖核酸的合成。CCK 不仅通过腺泡细胞膜上的 CCK 受体起作用,也通过迷走－迷走反射刺激胰酶分泌。

2.内分泌部　胰岛中的 B 细胞产生胰岛素(降低血糖),A 细胞产生胰高血糖素(升高血糖),G 细胞产生促胃液素,D1 细胞产生胰血管活性肠肽,主要与糖代谢的调节相关。此外,还有产生生长抑素、胰多肽、5－羟色胺等物质的细胞。

每个人都需要使其血糖水平维持在生理范围内,当血糖的调节机制出现问题会引发诸如糖尿病这样严重的疾病。血糖的动态平衡依赖于两种激素:胰岛素和胰高血糖素。当血糖升高时,B 细胞会反应性生成胰岛素;当血糖降低时,A 细胞则反应性生成胰高血糖素。同时当血糖较高时,A 细胞能抑制 B 细胞的反应(图 2-67)。

四、功能障碍

(一)胰腺外分泌部分功能障碍

胰腺外分泌功能损害是导致消化不良的根源,影响蛋白质和脂肪的消化和吸收,可出现胃的饱满或坠重并伴随打嗝,大量的蛋白质和脂肪随粪便排出,产生胰性腹泻。大便恶臭或酸臭,不成形,表面可见发光的油滴,甚至导致体重减轻、消瘦。腹痛部位以上腹部最为常见,其次为左季肋部、背部。疼痛可向背部肋缘、肩胛区放射。

(二)胰腺内分泌部分功能障碍

由于胰腺内分泌腺体的破坏引起糖代谢障碍,导致糖尿病发生。内分泌功能低下,合并糖尿病,导致葡萄糖代谢障碍;病程越长,病情越重,体重下降越明显。

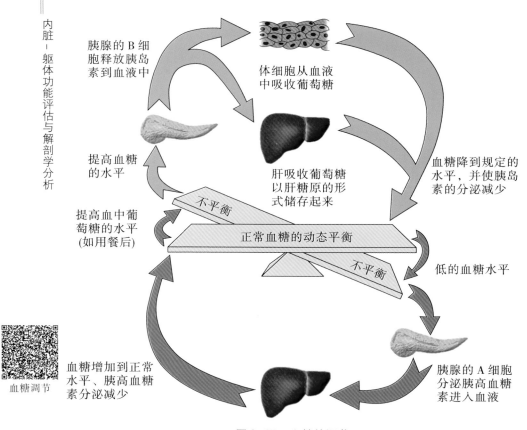

胰腺的 B 细胞释放胰岛素到血液中

体细胞从血液中吸收葡萄糖

提高血糖的水平

血糖降到规定的水平，并使胰岛素的分泌减少

肝吸收葡萄糖以肝糖原的形式储存起来

不平衡

提高血中葡萄糖的水平（如用餐后）

正常血糖的动态平衡

不平衡

低的血糖水平

血糖增加到正常水平、胰高血糖素分泌减少

胰腺的 A 细胞分泌胰高血糖素进入血液

血糖调节

图 2-67　血糖的调节

五、神经反射区

当胰腺功能障碍时，可以通过恢复对应外周肌筋膜（反射区）的功能，改善胰腺的功能（躯体-内脏反射）（表 2-14）。

表 2-14　胰腺神经反射区

低级神经中枢	躯体神经	反射区
交感神经:脊髓胸段 T_6 ~ T_{12} 灰质侧角	胸 神 经 T_6 ~ T_{12}	后支支配区:椎体 T_6 ~ T_{12} 之间的竖脊肌、多裂肌、回旋肌和筋膜及皮肤
		前支支配区:第 6 ~ 12 肋间肌、第 6 ~ 12 肋间的筋膜和皮肤;腹肌和腹部皮肤
副交感神经:迷走神经背核	三叉神经和颈 神 经 C_1 ~ C_2	三叉神经的支配区:面部和发部前方皮肤、筋膜和咀嚼肌
		颈神经 C_1 的支配区:枕下肌群、颏舌肌、甲状舌骨肌;颅骨骨膜
		颈神经 C_2 的支配区:胸锁乳突肌、头和颈长肌、头前直肌;枕部、耳郭后部、颏下部、下颌角及其下方的皮肤;枕骨骨膜

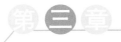

呼吸系统-躯体功能评估
与解剖学分析

  呼吸系统由呼吸器官和呼吸运动装置构成。前者包括鼻、咽、喉、气管、主支气管和肺,其中肺由肺实质(肺内支气管和肺泡)和肺间质(结缔组织、血管、神经、淋巴管和淋巴结等)构成,表面被覆胸膜,主要功能为肺通气和肺换气;骨性胸廓和呼吸肌是呼吸运动的结构基础和肺通气的动力源泉。在神经系统的支配下,呼吸肌有节律地收缩、舒张,使得胸廓连同肺一起交替发生扩张和缩小,完成吸气和呼气的过程,实现肺通气,并为肺换气及呼吸的其余各个环节提供基础(图3-1)。

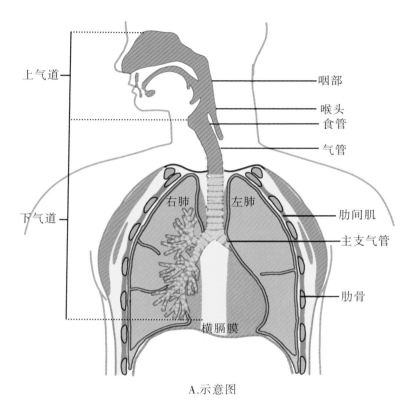

上气道

下气道

咽部
喉头
食管
气管
右肺　左肺
肋间肌
主支气管
肋骨
横膈膜

A.示意图

呼吸系统

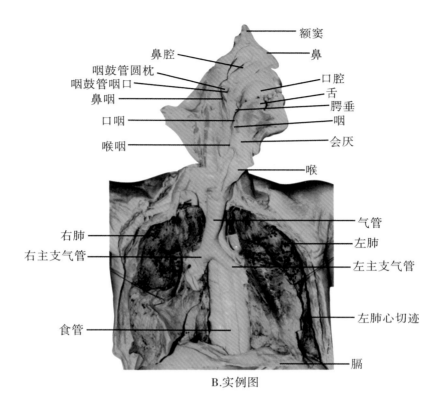

B.实例图

图3-1　呼吸系统

第一节　气管-躯体功能评估与解剖学分析

一、解剖

(一)气管

气管位于颈部中央,食管的前方,为一后面略扁的圆筒状管道,上接环状软骨,向下于胸骨角水平分为左、右主支气管,其分叉处称为气管杈,内面有一向上凸出并略微偏左的半月状隆起,称为气管隆嵴。气管壁由15～20个缺口朝后的"C"形气管软骨、平滑肌和结缔组织构成。后壁无软骨支持,由弹性纤维和平滑肌封闭,称为膜壁。

（二）主支气管

从气管分出的各级分支称为支气管,其中第1级分支为左、右主支气管。右主支气管长1.9～2.6 cm,外径1.2～1.5 cm,与气管延长线的夹角为22°～25°;左主支气管长4.5～5.2 cm,外径0.9～1.4 cm,与气管延长线的夹角为35°～36°(图3-2)。

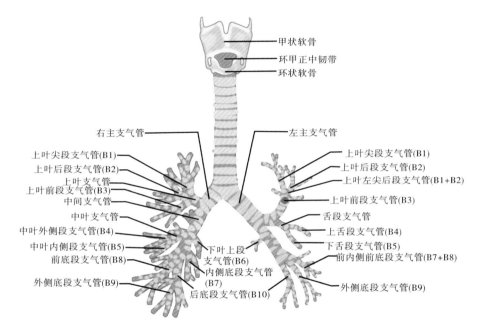

甲状软骨

环甲正中韧带

环状软骨

右主支气管

左主支气管

上叶尖段支气管(B1)

上叶后段支气管(B2)

上叶支气管

上叶前段支气管(B3)

中间支气管

中叶支气管

中叶外侧段支气管(B4)

中叶内侧段支气管(B5)

前底段支气管(B8)

外侧底段支气管(B9)

下叶上段支气管(B6)

内侧底段支气管(B7)

后底段支气管(B10)

上叶尖段支气管(B1)

上叶后段支气管(B2)

上叶左尖后段支气管(B1+B2)

上叶前段支气管(B3)

舌段支气管

上舌段支气管(B4)

下舌段支气管(B5)

前内侧段前底段支气管(B7+B8)

外侧底段支气管(B9)

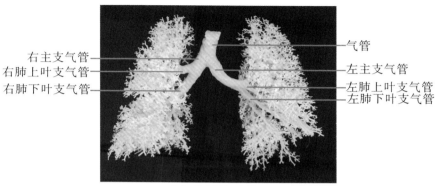

右主支气管
右肺上叶支气管
右肺下叶支气管

气管
左主支气管
左肺上叶支气管
左肺下叶支气管

支气管树铸型(前面观)

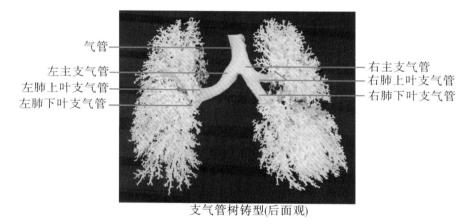

气管
左主支气管
左肺上叶支气管
左肺下叶支气管

右主支气管
右肺上叶支气管
右肺下叶支气管

支气管树铸型(后面观)

图3-2　气管和主支气管

二、组织结构

(一)气管

气管壁由内向外依次分为黏膜层、黏膜下层和外膜层(图3-3)。

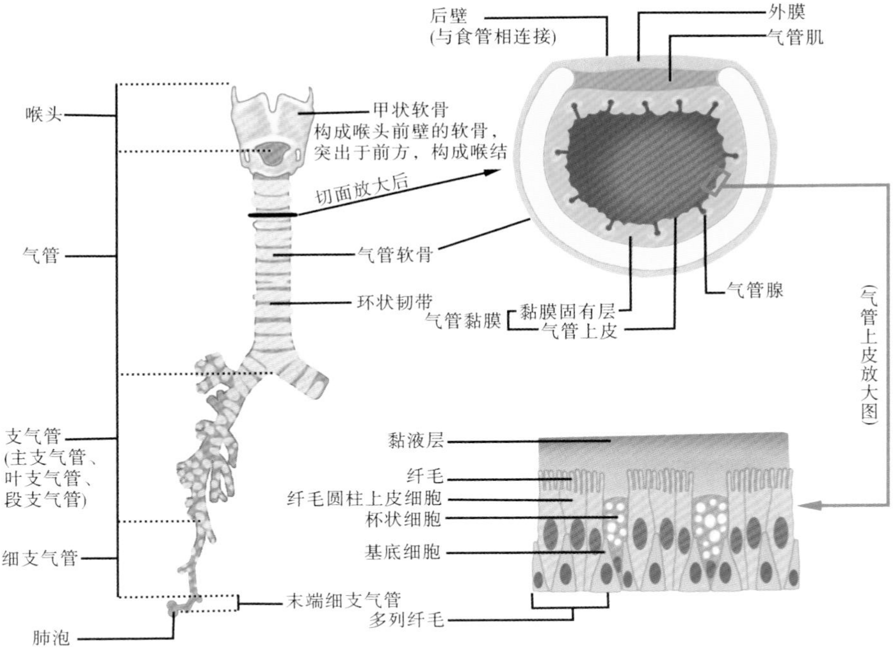

图3-3　气管壁的层次

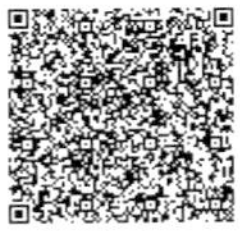

1.黏膜层　黏膜层由上皮和固有层组成。上皮为假复层纤毛柱状上皮,由纤毛细胞、杯状细胞、基细胞、刷细胞和小颗粒细胞组成(表3-1)。上皮与固有层之间有较厚的基膜。固有层结缔组织中富含纵行的弹性纤维、弥散的淋巴组织和浆细胞。浆细胞合成免疫球蛋白A,入管腔,发挥免疫防御作用。

表3-1　气管黏膜上皮细胞

细胞类型	特点	功能分析
纤毛细胞	数量最多,呈柱状,游离面有密集的纤毛	纤毛频向咽部方向摆动,将黏液及附于其上的尘埃、细菌等推向咽部被咳出,净化吸入的空气;感染或慢性刺激如吸烟、粉尘、大气污染,可损伤气管和支气管黏膜上皮,使纤毛粘连、变短、倒伏、数量减少,是慢性支气管炎发生的重要原因

续表 3-1

细胞类型	特点	功能分析
杯状细胞	数量较多,散布于纤毛细胞间,其分泌的黏蛋白与气管腺的分泌物共同在上皮表面形成黏液性屏障	可黏附溶解吸入空气中的尘埃颗粒、细菌和其他有害物质;慢性气管炎时杯状细胞可增多
基细胞	位于上皮深部,细胞矮小呈锥体形,是干细胞	可增殖分化为纤毛细胞和杯状细胞
刷细胞	呈柱状,游离面富有微绒毛,形如刷状	刷细胞的功能尚未定论,有人认为是基细胞分化的中间阶段;也有报道其基部与感觉神经末梢形成突触,可能有感受刺激的功能

2. 黏膜下层　黏膜下层为疏松结缔组织,有较多血管、淋巴管和混合性气管腺,气管腺的黏液性腺泡分泌黏液,参与构成上皮表面的黏液性屏障;浆液性腺泡分泌的稀薄液体位于黏液层下方,有利于纤毛的正常摆动。

3. 外膜　外膜由 15～20 个"C"形的透明软骨环和疏松结缔组织构成,软骨环之间以弹性纤维构成的膜状韧带连接,它们共同构成管壁的支架,使气流保持通畅并有一定弹性。软骨环的缺口处为气管后壁,内有弹性纤维组成的韧带和平滑肌束,有利于食物通过时为食管的扩张提供空间。

(二)支气管

支气管分为肺外和肺内两部分,肺外支气管与气管相似。下面重点讲述肺内支气管(图 3-2,图 3-3)。

1. 叶支气管至小支气管　叶支气管至小支气管管壁结构与肺外支气管相似,但随着管径变小,管壁变薄,结构发生移行性改变。

黏膜上皮仍为假复层纤毛柱状上皮,但杯状细胞逐渐减少。固有层变薄,其外侧出现少量环行平滑肌束。黏膜下层支气管腺体逐渐减少。外膜结缔组织内的软骨由完整的软骨环变为不规则的软骨片,并逐渐减少。

2. 细支气管　细支气管直径约 1 mm,黏膜上皮由起始段的假复层纤毛柱状上皮逐渐变为单层柱状纤毛上皮,杯状细胞很少或消失;管壁内腺体和软骨片逐渐减少,甚至消失;环行平滑肌相对增多。

每一细支气管连同它的分支和肺泡组成一个肺小叶,其周围有薄层结缔组织相隔。肺小叶呈锥体形,直径 1.0～2.5 cm,其尖端指向肺门,底部朝向肺表面。每叶肺有 50～80 个肺小叶,它们是肺的结构单位。

3.终末细支气管　终末细支气管直径约 0.5 mm,黏膜上皮为单层柱状上皮,杯状细胞、腺体和软骨片全部消失,平滑肌为完整的一层。

在电镜下可见终末细支气管的上皮由纤毛细胞和分泌细胞组成,纤毛细胞较少,分泌细胞较多。分泌细胞又称为克拉拉细胞。游离面呈圆顶状突向管腔,顶部胞质内可见发达的滑面内质网和分泌颗粒。克拉拉细胞的分泌物稀薄,内含蛋白水解酶,可分解管腔内的黏液,降低分泌物的黏稠度,有利于排出;细胞内还有较多的氧化酶系,可对吸入的毒物或某些药物进行生物转化和解毒。上皮损伤时,克拉拉细胞能分裂增殖,分化为纤毛细胞。

三、功能单元

(一)内脏筋膜

气管前层又称气管前筋膜或内脏筋膜。紧贴在舌骨下肌群的后面,经甲状腺及其血管、气管颈部及颈动脉鞘的前方;两侧于胸锁乳突肌的深面与颈筋膜浅层相连;上方附于舌骨,下方续于纤维心包。此筋膜于甲状腺左、右侧叶的后外方分为前、后两层,包绕甲状腺,形成甲状腺鞘。在甲状腺与气管、食管上端邻接处,腺鞘后层增厚形成甲状腺悬韧带。

气管被容纳于纵隔中,后部与食管的邻接面是平坦的纤维肌质壁。颈段气管前方有皮肤、颈浅筋膜、胸骨舌骨肌和胸骨甲状肌覆盖。气管在上纵隔中和食管、主动脉弓、头臂干、左颈总动脉、锁骨下动脉、胸内侧动脉一起被容纳(图 3-4)。

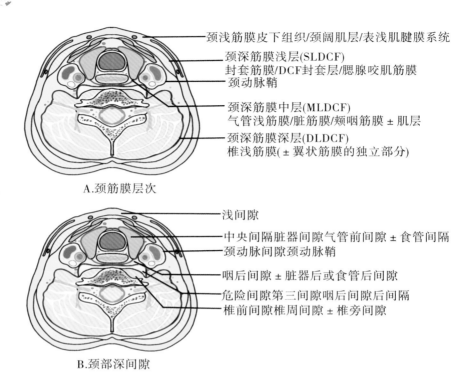

颈浅筋膜皮下组织/颈阔肌层/表浅肌腱膜系统
颈深筋膜浅层(SLDCF)
封套筋膜/DCF封套层/腮腺咬肌筋膜
颈动脉鞘
颈深筋膜中层(MLDCF)
气管浅筋膜/脏筋膜/颊咽筋膜±肌层
颈深筋膜深层(DLDCF)
椎浅筋膜(±翼状筋膜的独立部分)

A.颈筋膜层次

浅间隙
中央间隔脏器间隙气管前间隙±食管间隔
颈动脉间隙颈动脉鞘
咽后间隙±脏器后或食管后间隙
危险间隙第三间隙咽后间隙后间隔
椎前间隙椎周间隙±椎旁间隙

B.颈部深间隙

气管筋膜

胸廓内静脉
胸廓内动脉
第1肋
第2肋
上腔静脉
膈神经
气管
迷走神经
右喉返神经
锁骨下袢
椎动脉
第一胸神经前支
第一肋间神经
第二胸神经前支

胸骨
胸膜胸骨反折
头臂干
前斜角肌
左颈总动脉
左膈神经
左迷走神经
左喉返神经
左锁骨下动脉
中斜角肌
食管
胸导管
肋间上动脉
颈下神经节

C.颈胸膜的相关结构，由下往上仰视

图3-4　气管的筋膜

（二）内脏神经

气管由迷走神经及交感神经的分支支配。交感神经的节前纤维来自脊髓的上胸段侧角神经元（$T_2 \sim T_6$），经交感干的颈上、星状及 $T_2 \sim T_4$ 神经节换元，节后纤维组成分散的小支分布到气管。副交感神经的节前纤维来自迷走神经背核，经迷走神经喉返神经发出气管支分布到气管。气管上交感和副交感神经相互交织成疏松网状的神经丛，分两层，分别位于外膜及黏膜下层中。丛内有少数细小而散在的气管神经节，这种神经节细胞为副交感节后神经元，所以迷走神经内的节前纤维与其形成突触和换元，并发出短的节后纤维分布于气管的平滑肌、黏膜腺和血管，至气管的迷走神经纤维，主要来自左侧喉返神经，但也有一些纤维来自右侧喉返神经。同时，在气管、支气管树壁内的小神经节上，与传出的迷走节前轴突形成突触，它们可能对外在神经的传入进行整合和调整，或通过局部反射机制对气管功能的某些方面实行局部控制（图 3-5）。

气管的内脏传入纤维离开气管后，伴随迷走神经及交感神经走行，除迷走神经下神经节外。伴随交感神经走行的感觉纤维源自 $C_2 \sim T_6$ 背根神经节。支配气管的交感神经、副交感（迷走神经）感觉神经节细胞中，均含有降钙素基因相关肽（CGRP）。

（三）功能分析

气管是一个能活动的器官，其位置可以迅速改变，深吸气时气管权可下降至第 6 胸椎水平。儿童颈部活动度更大，如完全伸展时气管长度能增加约 1 cm；气管由不完全透明的软骨环及相邻纤维弹性组织叠加在一起构成。气管后部与食管的邻接面是平坦的纤维肌质壁。

咳嗽是重要的防御反射机制。它增强呼吸道内分泌物和颗粒清除效果，保护呼吸系统去除吸入外来异物（吸气、呼气过程中，发生病原体、特定物质、积累分泌物、发炎和炎症媒介物吸入）。咳嗽过程分成三个阶段动作：首先是深吸气，产生有效咳嗽所需的足够空气量；接着是压缩期，胸壁、腹壁肌肉用力收缩造成快速胸内压上升，冲击、压迫关闭的会厌；最后，会厌开启，快速喷出的气流夹带呼吸道黏液排入上呼吸道，同时发出咳嗽音。

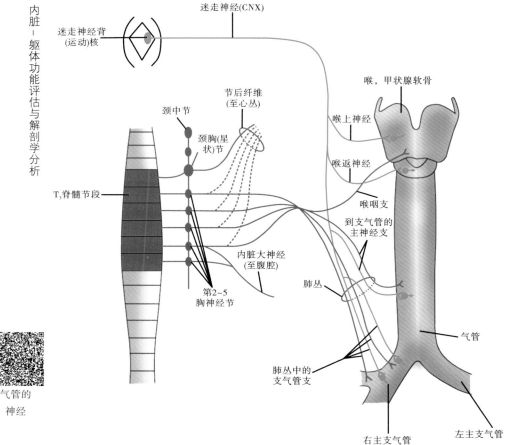

图3-5 气管的神经

四、功能障碍

若支配气管的神经失衡,会造成无效干咳,可表现为声音嘶哑、慢性咳嗽、呼吸有阻力感。

五、神经反射区

当气管功能障碍时,可以通过恢复外周肌筋膜(反射区)的功能,改善气管神经的功能(躯体-内脏反射)(表3-2)。

表 3-2　气管神经反射区

低级神经中枢	躯体神经	反射区
交感神经:脊髓胸段 T_2 ~ T_6 灰质侧角	胸神经 T_2 ~ T_6	后支支配区:椎体 T_2 ~ T_6 之间的竖脊肌、多裂肌、回旋肌和筋膜及皮肤
		前支支配区:第 2 ~ 6 肋间肌、第 2 ~ 6 肋间的筋膜和皮肤
副交感神经:迷走神经背核	三叉神经和颈神经 C_1 ~ C_2	三叉神经的支配区:面部和发部前方皮肤、筋膜和咀嚼肌
		颈神经 C_1 支配区:枕下肌群、颏舌肌、甲状舌骨肌;颅骨骨膜
		颈神经 C_2 支配区:胸锁乳突肌、头和颈长肌、头前直肌;枕部、耳郭后部、颏下部、下颌角及其下方的皮肤;枕骨骨膜

第二节　肺 - 躯体功能评估与解剖学分析

一、解剖

(一)概述

肺由肺内支气管和肺泡构成,是完成肺换气的器官。左、右两肺位于气管权胸腔内膈的上方,分居于纵隔的两侧。右肺因膈下有肝而较宽短;左肺因心的位置稍偏左而相对狭长(图 3-6)。

(二)形态结构

肺表面被脏胸膜覆盖。透过透明的胸膜可见许多呈多边形的小区,即肺小叶的轮廓。左、右两肺均呈圆锥状,有一尖、一底、两面和三缘。

肺尖圆钝,经胸廓上口突入颈根部,超出锁骨内侧 1/3 段上方 2.5 cm。肺底与膈对应,略向上凹。

肺的前、后、外侧面呈圆弧形,面对肋和肋间肌,故称为肋面。肺的内侧面与纵隔相邻,称为纵隔面,此面中央有一椭圆形凹陷,称为肺门。有支气管,肺动、静脉,支气管动、静脉,肺的淋巴管和神经进出。

肺的前缘锐利。左肺前缘下份向外侧的凹陷称为左肺心切迹,切迹下

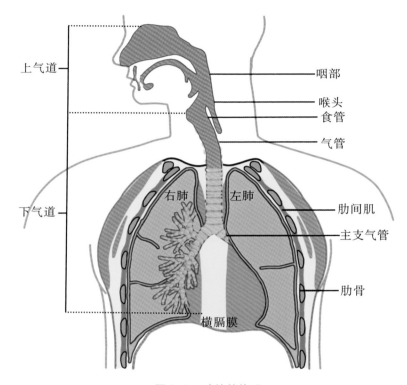

图 3-6　肺的整体观

方的舌状突起称为左肺小舌。肺的后缘圆钝,下缘由肺底与肋面和纵隔面交界而成,亦相对锐利。

　　左肺表面有一自外上行向内下的斜裂将其分为上、下两叶。右肺除斜裂外,还有一水平裂,故右肺可分为上、中、下三叶。

　　左、右主支气管于肺门处分为肺叶支气管(第 2 级支气管)。其中左主支气管分为上、下叶支气管,分别进入左肺上叶和下叶;右主支气管分为上、中、下叶支气管,进入右肺上叶、中叶和下叶。肺叶支气管进入相应肺叶后继续分出第 3 级支气管,称为肺段支气管。肺段支气管再反复依次分成小支气管、细支气管、终末细支气管、呼吸性细支气管、肺泡管和肺泡囊。肺泡可开口于肺泡囊、肺泡管和呼吸性细支气管,四者都具有气体交换功能,是实现肺换气的部位。由于肺内支气管反复分支呈树状,故称为支气管树。

　　在肺内,每一肺段支气管及其所属的肺组织合称为一个支气管肺段或简称肺段。各肺段略呈圆锥形,尖端朝向肺门,底部达肺表面。相邻肺段借少许疏松结缔组织分隔。每一肺段由相应的肺段支气管及其分支分布。肺动脉的分支与支气管的分支伴行进入肺段,而肺静脉的属支则行于各肺段间的疏松结缔组织中。当一支肺段支气管被堵时,相应肺段通气受阻,提示肺段是肺组织相对独立的结构和功能单位。

　　按照肺段支气管的数目和分布,左、右肺一般均可分为 10 个肺段,但左肺常出现共干肺段支气管(如尖段与后段支气管共干,内侧底段与前底段支气管共干等),故部分个体的左肺仅有 8 个肺段(图 3-6,图 3-7)。

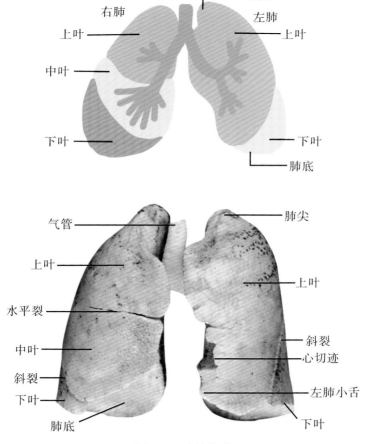

图 3-7　肺的分叶

二、组织结构

肺表面被覆一层浆膜,即胸膜脏层,其表面光滑润泽,便于肺在胸腔内扩张与回缩。肺组织可分为实质和间质两部分,实质即肺内支气管的各级分支及其终末的大量肺泡;间质包括肺内结缔组织及其中的血管、淋巴管和神经。支气管进入肺后,顺序分支为叶支气管(左肺 2 支,右肺 3 支)、段支气管、小支气管、细支气管、终末细支气管、呼吸性细支气管、肺泡管、肺泡囊和肺泡。叶支气管至终末细支气管为气体出入肺的导气管道,称为肺的导气部;自呼吸性细支气管至肺泡为肺换气的部位,称为肺的呼吸部,因支气管在肺内反复分支呈树枝状,故称为支气管树(图 3-8)。

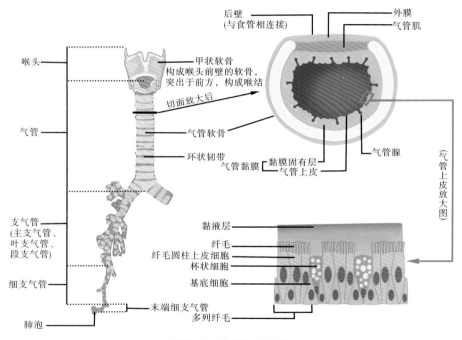

图 3-8　肺的组织结构

1.导气部　导气部由叶支气管至小支气管、细支气管、终末细支气管组成。

2.呼吸部　肺的呼吸部是完成肺换气功能的部位,包括呼吸性细支气管、肺泡管、肺泡囊和肺泡,其共同特点是都有肺换气功能。

(1)呼吸性细支气管　呼吸性细支气管是终末细支气管的分支,直径在

0.5 mm 以下。该段支气管壁已有少量平滑肌、弹性纤维细胞及分泌细胞；上皮外有少量平滑肌和弹性纤维。Ⅰ级呼吸性细支气管及其远端所属的肺组织称为肺腺泡，是肺的基本功能单位。15～25 个肺腺泡构成 1 个肺小叶。

（2）肺泡管　肺泡管是呼吸性细支管的分支，管壁有更多肺泡或肺泡囊的开口，故其自身管壁结构很少，仅在相邻肺泡开口之间保留少许，腔面衬以单层立方或扁平上皮，上皮外有少量平滑肌和弹性纤维，因肌纤维环绕肺泡开口处，故相邻肺泡间残留的管壁呈结节状膨大。

（3）肺泡囊　肺泡囊为数个肺泡共同开口的囊腔，该处已无平滑肌，仅有少量结缔组织，故切片中无结节状膨大。

（4）肺泡　肺泡是气道的终末部分，为多面形囊泡，直径约 200 μm，开口于肺泡囊、肺泡管或呼吸性细支气管，是肺进行气体交换的场所。成人的肺有 3 亿～4 亿个肺泡，总面积可达 70 m^2，有利于肺换气的充分进行。肺泡壁由单层肺泡上皮组成相邻。肺泡之间有少量结缔组织，称肺泡隔（图 3-9）。

肺泡

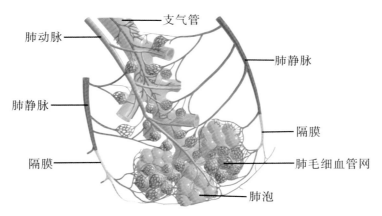

图 3-9　肺泡

肺泡上皮由Ⅰ型肺泡细胞和Ⅱ型肺泡细胞组成。

1）Ⅰ型肺泡细胞：细胞扁平，又称扁平细胞。细胞含核部分较厚，并向肺泡腔内突出；无核部分胞质菲薄，仅厚约 0.2 μm。电镜下，胞质内细胞器不发达，但可见较多吞饮小泡，小泡内含表面活性物质和细胞吞入的微小尘埃。相邻Ⅰ型肺泡细胞之间或与Ⅱ型肺泡细胞之间紧密连接，可防止组织液渗入肺泡腔。Ⅰ型肺泡细胞在肺泡上皮细胞数量中约占 25%，但由于胞体薄而大，大于 95% 的肺泡表面均被其覆盖，是进行肺换气的部位。Ⅰ型肺泡细胞无分裂增殖能力,损伤后由Ⅱ型肺泡细胞增殖、分化、补充。

2)Ⅱ型肺泡细胞:细胞呈圆形或立方形,顶端突入肺泡腔。细胞核圆形,胞质着色浅,呈泡沫状。电镜下,Ⅱ型肺泡细胞游离面有短小的微绒毛,胞质内有较发达的粗面内质网、高尔基复合体、线粒体、溶酶体等细胞器,核上方还可见高电子密度的分泌颗粒,故又称分泌细胞。分泌颗粒内含有肺表面活性物质,其主要成分为磷脂蛋白质、糖胺聚糖等。细胞将颗粒内容物胞吐释放后,肺表面活性物质在肺泡上皮表面形成一层薄膜,具有降低肺泡表面张力、进而减小吸气时肺扩张的阻力、稳定肺泡大小及防止肺水肿等作用。

肺泡隔为相邻两肺泡之间的薄层结缔组织,属肺的间质,其内有丰富的连续毛细血管和弹性纤维,并有较多的巨噬细胞、少量的浆细胞及肥大细胞等。肺泡隔内密集的毛细血管紧贴肺泡上皮,有利于 O_2 和 CO_2 的交换。气体交换时,须通过肺泡腔内的含有表面活性物质的液体层、Ⅰ型肺泡细胞与基膜、薄层结缔组织、毛细血管基膜和连续内皮共六层结构,这些结构称为呼吸膜或气-血屏障。

此外,肺泡隔内还有成纤维细胞、肺巨噬细胞、浆细胞、肥大细胞和淋巴管及神经纤维。肺巨噬细胞来源于血液中的单核细胞,数量较多,广泛分布于间质内,肺泡隔中最多,有的游走进入肺泡腔,称为肺泡巨噬细胞。肺巨噬细胞有活跃的吞噬功能,能清除进入肺泡和肺间质的灰尘、病菌等异物,并能分泌多种生物活性物质,发挥重要的免疫防御作用。吞噬了较多尘粒后的肺巨噬细胞称为尘细胞。

三、功能单元

(一)内脏筋膜(胸膜)

每侧肺均有胸膜覆盖,它是一层浆膜,在胸腔内形成封闭的囊。根据分布部位不同,胸膜可分为脏胸膜和壁胸膜。脏胸膜(或称肺胸膜)紧贴附在肺表面及叶间裂,包被所有肺叶。与其相连的壁胸膜覆盖于纵隔器官、膈肌的大部分区域及该侧一半的胸廓内面。脏胸膜和壁胸膜在肺根周围相互延续。

位于这两层胸膜之间的潜在腔隙称胸膜腔,内含一层阻隔薄膜液(浆液),能减轻呼吸运动过程中两层胸膜间的摩擦;同时浆液分子的内聚力又能使两层胸膜紧贴,使肺随胸廓的运动而张缩。内在肺组织弹性回缩和外在胸壁扩张牵拉,共同产生胸膜腔内负压状态。任何相关结构弹性改变或腔内积存气体、液体,都将会局部甚至全面改变呼吸活动。

在外伤或疾病导致胸壁或肺破裂时,胸膜腔与大气相通,空气将立即自外界或肺泡进入负压的胸膜腔内,形成气胸,此时胸膜腔内压等于大气压,使得保持肺处于扩张状态的跨肺压消失,肺将因其自身的向内回缩力导致塌陷。因此,胸膜腔内负压是维持肺扩张状态的重要因素,胸膜腔的密闭状态是形成胸膜腔内负压的前提。通过密闭的胸膜腔把肺与胸廓两个弹性结构紧密联系在一起,从而使得不具有主动张缩能力的肺可以自如地随着胸廓的容积变化而扩大或缩小(图3-10)。

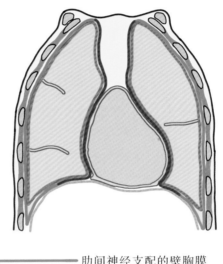

———— 肋间神经支配的壁胸膜

———— 膈神经支配的壁胸膜

———— 自主神经支配的脏胸膜

图3-10 肺的筋膜

肺的筋膜
与神经

(二)内脏神经

肺丛由较粗大的迷走神经支气管支及较小的交感神经分支组成,位于肺根支气管及血管的前面及后面,分别称肺前丛和肺后丛,两丛相互联系,肺前丛由迷走神经及心深丛的分支组成,左肺前丛尚接受心浅丛的分支;肺后丛由迷走神经、心深丛及$T_2 \sim T_6$交感神经节的分支组成,左肺后丛尚接受左喉返神经的分支。肺前、后丛分支随支气管及肺动脉分支入肺,神经纤维可达肺的胸膜脏层(图3-11)。

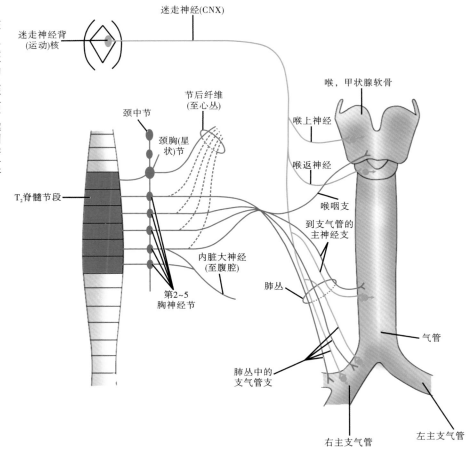

图 3-11　肺的神经

　　自主神经调控呼吸道多个功能层面,包括呼吸道平滑肌、黏膜下层腺体和上皮表皮杯状细胞黏液分泌,以及血管通透性和血流。肋胸膜和膈周边胸膜的神经支配来自肋间神经,纵隔胸膜和膈中央部的膈胸膜的神经支配来自膈神经,刺激前者疼痛沿着肋间神经传向胸壁或腹壁;刺激后者则引起颈下部和肩部疼痛(C_3、C_4、C_5皮节)。

　　(三)功能分析

　　1.肺通气　肺通气是肺与外界环境之间的气体交换过程。实现肺通气的结构基础包括呼吸道、肺泡、胸廓和呼吸肌等。呼吸道是肺通气时气体进出肺的通道,同时还具有加温、加湿、过滤和清洁吸入气体及引起防御反射

（咳嗽反射和喷嚏反射）等保护作用;肺泡是肺换气的主要场所;呼吸肌收缩舒张引起的胸廓节律性呼吸运动是实现肺通气的原动力。

肺泡内的压力（肺内压）与大气压之差是推动气体进出肺的直接动力。在一定的海平面时,大气压是相对恒定的,因此,生理情况下,只有通过肺内压的主动升降,才能形成肺内压与大气压间的压力梯度,推动气体流动。在自然呼吸过程中,肺内压的变化产生于肺的扩大与缩小。当肺扩大使得肺内压低于大气压时,引起吸气;反之,肺缩小使得肺内压高于大气压时,引起呼气。虽然肺本身不能主动扩大和缩小,但由于肺的脏胸膜与胸廓的壁胸膜紧贴在一起,呼吸肌舒缩所引起的胸廓扩张和缩小将引起肺容积和肺内压的相应变化。由呼吸肌舒缩所引起的胸廓节律性的扩张和缩小称为呼吸运动,胸廓扩大为吸气运动,胸廓缩小为呼气运动,因此,呼吸运动是肺通气的原动力（图3-12）。

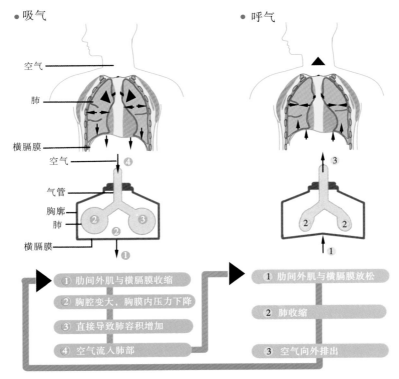

图3-12　肺的通气

（1）肺内压　肺内压是指肺泡内的压力。在吸气或呼气停止并保持呼吸道通畅时,肺内压等于大气压。在吸气初期,由于肺的扩张,肺内压低于大气压,空气入肺,随着肺内气体量的逐渐增加,肺内压逐渐升高,直至等于大气压,吸气停止。反之,在呼气初期,随着肺的回缩,肺内压高于大气压,气体出肺,肺内气体量逐渐减少,肺内压随之下降,至呼气末降至大气压水平,呼气停止。

（2）呼吸肌的作用　呼吸运动的结构基础为胸廓和呼吸肌。在中枢神经系统的控制下,呼吸肌发生节律性收缩,可使胸廓的容积发生周期性变化,从而带动胸廓内的肺也随之收缩,进而引起肺内压改变,驱动气体出入肺,完成肺通气过程。

膈肌收缩时,膈顶下降使胸腔的上下径增大,胸腔容积增大（图3-13）。肋间外肌收缩时,将下位肋上提,同时肋弓向外侧翻转,使胸廓前后径、左右径均增大,胸廓容积增大。平静呼吸时,膈肌和肋间外肌均参与了吸气过程,其中因膈肌收缩而增加的胸腔容积约占一次通气量的4/5。在用力吸气时,除膈肌和肋间外肌收缩外,斜角肌和胸锁乳突肌等辅助吸气肌也发生收缩,加强上提胸骨及第1肋的作用,使胸廓的容积进一步增大,以加强吸气。

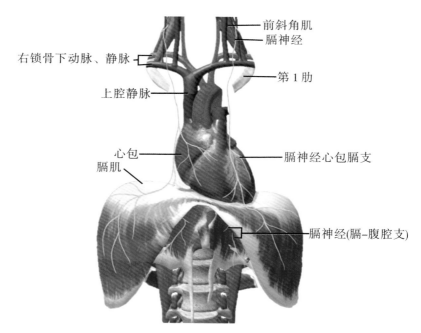

图3-13　膈肌

平静呼气时,膈肌和肋间外肌舒张,已被扩展的肺依其自身的弹性回缩力回位,并带动胸廓缩小,使之上下径、前后径和左右径均缩小,从而引起胸廓和肺的容积缩小,肺内压增大,高于大气压而引起呼气。用力呼气时,除膈肌和肋间外肌舒张外,还有呼气肌收缩,以进一步增加呼气。肋间内肌为主要呼气肌,其走行方向与肋间外肌相反,收缩时使肋骨向下向内移位,同时向内侧旋转,使胸腔前后径及左右径均缩小,以加强呼气。腹肌为辅助呼气肌,收缩时腹内压升高,压迫腹腔脏器推动膈肌上移,同时牵拉下部肋向下向内移位,使胸腔上下径减小,容积缩小,以促进呼气。

(3)呼吸运动的形式 由于参与活动的呼吸肌的主次、多少和用力程度的不同,呼吸运动呈现出不同的形式。由于膈肌的收缩、舒张引起腹腔内器官位移,造成腹部的起伏,这种以膈肌舒缩活动为主的呼吸运动称为腹式呼吸。肋间外肌收缩、舒张主要表现为胸部的起伏,因此,以肋间外肌舒缩活动为主的呼吸运动称为胸式呼吸。一般情况下,成人的呼吸运动呈现腹式和胸式呼吸的混合型式。青壮年男性、运动员以腹式呼吸为主,腹式呼吸完成的肺通气量比例较大,约占65%。婴幼儿的胸廓发育较迟缓,肋骨倾斜度小,位置趋于水平,呼吸时前后径和左右径增大有限,主要表现为腹式呼吸。胸腔积液和胸膜炎患者胸廓活动受限,多以腹式呼吸为主。而肥胖、腹腔巨大肿块、严重腹水的患者及妊娠后期的女性因膈运动受限,多以胸式呼吸为主。

正常人在安静时呼吸运动平稳而均匀,呼吸频率 12 ~ 18 次/min,称为平静呼吸。平静呼吸的吸气动作是主动的,由膈肌和肋间外肌收缩所致;平静呼吸的呼气是被动的,不需要呼气肌的收缩,当膈肌和肋间外肌舒张时,胸廓和肺依靠肺的弹性回缩力而缩小,实现呼气。机体运动或通气阻力增高时,吸气过程还有辅助吸气肌的参与,吸气运动增强;此外,其呼气也有呼气肌的收缩,促进胸腔容积缩小,加强呼气,因此呼气也是主动过程。这种呼吸运动形式称为用力呼吸或深呼吸。

2.肺通气的阻力 肺通气过程中所遇到的阻力称为肺通气的阻力。肺通气的阻力分为弹性阻力和非弹性阻力。弹性阻力是平静呼吸时的主要阻力,约占总阻力的70%;非弹性阻力约占总阻力的30%。弹性阻力在气流停止的静止状态下仍然存在,属静态阻力。非弹性阻力只在气体流动时才有,属动态阻力。阻力增大是临床上肺通气障碍最常见的原因。

3.肺换气和组织换气 新鲜空气经肺通气进入肺泡内,随即通过呼吸膜与流经肺泡毛细血管中的血液进行气体交换。O_2从肺泡弥散入血液,CO_2从血液弥散入肺泡,这种肺泡气与肺泡毛细血管血液之间的气体交换过程称为肺换气。当血液流经组织时,O_2从血液弥散入组织细胞,CO_2则从组织细胞弥散入血液,这种组织毛细血管血液与组织细胞之间的气体交换过程称为组织换气(图3-12,图3-14)。

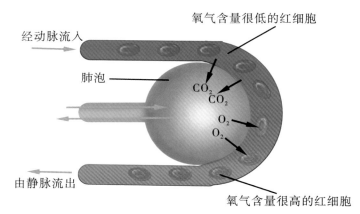

图 3-14　肺的换气

(1)肺换气　肺换气过程中,肺毛细血管内血液的气体分压发生变化。当静脉血流经肺毛细血管时,由于血液的 PO_2 比肺泡气的低,而 PCO_2 比肺泡气的高,因此肺泡气中 O_2 便在分压差的作用下向血液发生净弥散,即从肺泡进入血液;CO_2 发生向相反方向的净弥散即从血液进入肺泡。这样,血液的 PO_2 迅速上升而 PCO_2 迅速降低,很快与肺泡气的 PO_2 和 PCO_2 达到平衡。

在正常情况下,此过程只需要 0.25 s 即可完成。通常,血液流经肺毛细血管的时间约为 0.75 s,所以当血液流经肺毛细血管全长的约 1/3 时,已经基本上完成肺换气过程。运动时,血液循环加快,血液通过肺毛细血管的时间缩短到 0.25 s,此时肺换气过程仍能充分进行。因此,肺换气有很大的储备能力。但是,当呼吸膜发生病变时,气体弥散受限,则可出现缺 O_2 和 CO_2 潴留。在正常安静状态下,经过肺换气,离开肺毛细血管的血液每 100 mL 含 O_2 量由 15 mL 升至 20 mL,而 CO_2 由 52 mL 降至 48 mL,心输出量为 5 000 mL/min,因此,流经肺毛细血管的血液每分钟从肺泡运走 250 mL O_2,同时释放出 200 mL CO_2。

影响肺换气的因素:气体的分压差、呼吸膜厚度、呼吸膜面积、通气/血流比值。

(2)组织换气　组织换气是体循环毛细血管中的血液与组织之间进行的气体交换,其发生机制及影响因素与肺换气相似。但与肺换气不同的是,组织换气完全在液相(血液、组织液、细胞内液)中完成,且 O_2 和 CO_2 净弥散方向与肺换气过程中的方向正好相反。

组织毛细血管血液与组织液之间气体的分压差是组织换气的驱动力。由于组织细胞代谢不断利用 O_2 并产生 CO_2，所以组织内 PO_2（氧分压）可低至 30 mmHg，PCO_2（二氧化碳分压）可高达 50 mmHg。因此，当动脉血液流经组织毛细血管时，O_2 顺分压差从血液向组织液和细胞弥散，CO_2 则从组织液和细胞向毛细血管血液弥散，毛细血管血液中的 PO_2 从动脉端向静脉端逐渐降低，而 PCO_2 则逐渐升高，完成组织换气。血液 PCO_2 的升高促进红细胞中的氧合血红蛋白（HbO_2）解离，释放更多的 O_2 供组织细胞利用。

当组织代谢率增高时，因耗 O_2 增加而导致组织 PO_2 降低，CO_2 生成增加而导致 PCO_2 增高，驱动气体弥散的分压差增大，组织换气增多。另外，组织血流量减少时组织换气量降低。当组织血流量减少时，运送到组织的 O_2 量和带走的 CO_2 量都减少，毛细血管血液中较高的 PO_2 和较低的 PCO_2 难以维持，O_2 和 CO_2 的弥散速率减慢，从而导致缺 O_2 和局部 CO_2 增多。组织细胞与毛细血管的距离也会影响组织换气。例如，在组织发生水肿时，由于局部组织中组织液的积聚，加大了气体弥散的距离，导致组织、细胞的气体交换减少。

四、功能障碍

肺的结构和功能随着年龄的增长有相应的变化，包括肺组织逐渐萎缩，Ⅱ型肺泡细胞分泌肺表面活性物质功能降低，肺泡隔内毛细血管床和弹性纤维减少，肺泡、肺泡囊、肺泡管、呼吸性细支气管代偿性扩张等，这些改变均可影响肺通气和肺换气功能。

正常情况下呼吸时，脏胸膜和壁胸膜之间可以相互滑动，同时肺内支气管在内脏神经的支配下参与呼吸过程，若出现功能障碍，可表现为呼吸困难、肋间疼痛等。

五、神经反射区

当肺功能障碍时，可以通过恢复对应外周肌筋膜（反射区）的功能，改善肺的功能（躯体-内脏反射）（表 3-3）。

表 3-3　肺的神经反射区

低级神经中枢	躯体神经	反射区
交感神经:脊髓胸段 T_2 ~ T_6 灰质侧角	胸神经 T_2 ~ T_6	后支支配区:椎体 T_2 ~ T_6 之间的竖脊肌、多裂肌、回旋肌和筋膜及皮肤
		前支支配区:第 2 ~ 6 肋间肌、第 2 ~ 6 肋间的筋膜和皮肤
副交感神经:迷走神经背核	三叉神经和颈神经 C_1 ~ C_2	三叉神经的支配区:面部和发部前方皮肤、筋膜和咀嚼肌
		颈神经 C_1 支配区:枕下肌群、颏舌肌、甲状舌骨肌;颅骨骨膜
		颈神经 C_2 支配区:胸锁乳突肌、头和颈长肌、头前直肌;枕部、耳郭后部、颏下部、下颌角及其下方的皮肤;枕骨骨膜
胸膜的神经:脊髓 C_4	膈神经	后支支配区:颈椎 C_4 水平后方的肌肉、筋膜和皮肤

心-躯体功能评估与解剖学分析

　　心血管系统由心、动脉、静脉和毛细血管组成,其内有血液循环流动。心血管系统中的管道(除了最细的管道)是肌性的。组成这些管道的肌组织有两种类型:平滑肌和心肌。平滑肌位于血管壁内,心肌位于心壁。

　　心血管系统的主要功能是物质运输,将消化系统吸收的营养物质和肺摄入的氧运输到全身各系统器官的组织和细胞,同时将组织和细胞产生的溶于水的代谢产物和二氧化碳运输到肾、皮肤、肺,排出体外,以保证机体正常的新陈代谢,并将内分泌系统所分泌的激素与生物活性物质输送到相应的靶器官,以实现机体的体液调节。此外,心血管系统还具有内分泌功能(图4-1)。

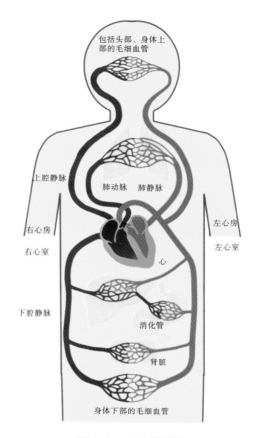

图4-1　心血管系统

一、解剖

心是一个中空的肌性器官,周围裹以心包,位于胸腔中纵隔,其位置可因体形和体位的不同有所改变,大小约与本人拳头相近,我国正常成年男性心的重量为 255~345 g。

（一）心的位置和外形

1. 心的位置　心 2/3 在身体正中矢状面的左侧,1/3 在右侧。心的前方对向胸骨体和第 2~6 肋软骨,大部分被肺和胸膜遮盖,只有一小部分与胸骨体下部左半及左第 4、5 肋软骨接触,在心包前形成了一个没有胸膜被覆的裸区。心的后方平对第 5~8 胸椎,有食管和胸主动脉等相邻。上方连接出入心的大血管,并被大血管根部和心包返折缘所固定,而心室部分则较活动。心的下方是膈,上升可使心位置上移。心的两侧隔胸膜腔与肺相邻(图4-2)。

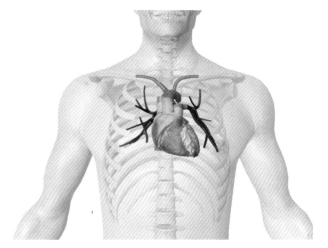

图4-2 心的位置

2.心的外形 心似前后略扁倒置的圆锥体,心的外形可分为"一尖、一底、两面、三缘、四沟"(图4-3,表4-1)。

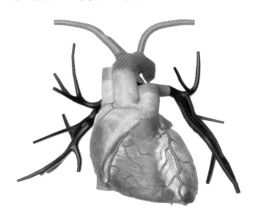

图4-3 心的外形

表 4-1　外形

类型	特点
一尖	心尖圆钝、游离,朝向左前下方,由左心室构成。体表位置定位在左侧第 5 肋间隙、左锁骨中线内侧 1～2 cm 处,活体在此处可触摸到心尖的搏动
一底	心底近似四方形,朝向右后上方,主要由左心房和小部分右心房构成。右心房上、下分别有上、下腔静脉注入;左心房两侧有左、右两对肺静脉注入。心底后面隔心包后壁与食管、胸主动脉和迷走神经等相邻
两面	①胸肋面,又称前面或前壁,朝向前上方。大部分由右心房和右心室构成,小部分由左心耳和左心室构成。胸肋面上部可见起自右心室的肺动脉干行向左上;起自左心室的升主动脉在肺动脉干后方行向右上方。②膈面,又称下面或下壁,贴于膈上,由左、右心室构成
三缘	①右缘近似垂直,由右心房构成;②左缘圆钝,大部分为左心室,小部分为左心耳;③下缘近似水平位,较锐,由右心室和心尖构成
四沟	心的表面有 4 条沟可作为 4 个心腔的表面分界线。①冠状沟:近心底处,有一个几乎呈环形的冠状沟,又称房室沟,是心房与心室在心表面的分界标志。②前室间沟和后室间沟:在胸肋面和膈面上,各有一条自冠状沟向下至心尖右侧的纵沟,分别称前室间沟和后室间沟,是左、右心室在心表面的分界标志。③后房间沟:在心底,右心房与右肺上、下静脉交界处的浅沟称为后房间沟

(二)心的各腔

心有左心房、左心室和右心房、右心室 4 个腔。左、右心房间的房间隔和左、右心室间的室间隔将心腔分为互不相通的左、右两半。每侧心房和心室间借房室口相通(图 4-4)。

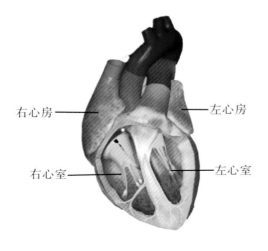

右心房　　左心房

右心室　　左心室

心腔

肺循环

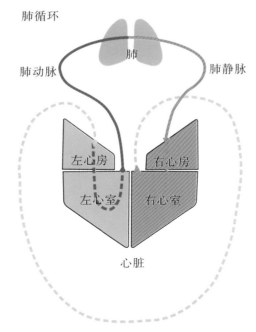

肺动脉　　肺静脉

肺

左心房　　右心房

左心室　　右心室

心脏

　　通过肺动脉向肺部输送静脉血，动脉血
从肺静脉回到心脏的过程叫作肺循环

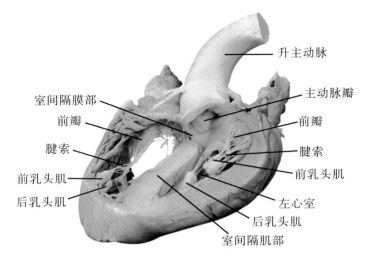

图4-4　心的各腔

　　右心房后部的内壁光滑,其上、下分别有上腔静脉口和下腔静脉口;在下腔静脉口的左前方有右房室口;在下腔静脉口与右房室口之间有冠状窦口。上、下腔静脉口和冠状窦口是右心房的入口,分别引导人体上半身、下半身和心本身的静脉血回流入右心房。右房室口是右心房的出口,下通右心室。

　　右心室位于右心房的左前下方,直接位于胸骨体下半和左侧第4~5肋软骨后方,右心室流入道是右心室的主要部分,自右房室口至心尖,流入道的入口即右房室口,口周缘有致密结缔组织构成的纤维环为三尖瓣环,环上附有3个三角形的瓣膜,称三尖瓣,即右房室瓣。当心室收缩时,由于血液的推动使三尖瓣对合而关闭房室口,以防止右心室的血液反流回右心房。右心室流出道位于右心室的左上部,上端借肺动脉口通肺动脉干,是流出道的出口。肺动脉口周缘的纤维环为肺动脉瓣环,环上附有3个半月形的瓣膜,称肺动脉瓣。当心室收缩时,血流冲开瓣膜流入肺动脉;当心室舒张时,肺动脉瓣被倒流的血液推动而关闭,阻止肺动脉的血液反流回右心室。

　　左心房位于右心房的左后方,向左前方突出的部分称左心耳。左心房后壁两侧各有2个口,为2对肺静脉的开口。左心房的出口为左房室口下通左心室。

　　左心室位于右心室的后下方。左心室壁厚9~12 mm,是右心室厚度的3倍。左心室的入口即左房室口,出口为主动脉口。左心室流入道的入口即左房室口,口周缘有致密结缔组织构成的纤维环为二尖瓣环,环上附有二尖瓣,其功能是心室收缩时防止血液反流。左心室流出道是左心室的前内侧部分,其出口为主动脉口。主动脉口周缘的纤维环为主动脉瓣环,环上也附有3个半月形瓣膜,称主动脉瓣。每片瓣膜与主动脉壁之间的腔称主动脉窦,与瓣膜的位置相应分为左、右、后3个窦。其中左、右窦的动脉壁上分别有左、右冠状动脉的开口。当左心室收缩时,二尖瓣关闭,主动脉瓣开放,血液流入主动脉。当左心室舒张时,主动脉瓣关闭,阻止血液反流至左心室,同时,二尖瓣开放,左心房的血液流入左心室。左、右侧房室的收缩与舒张是同步的,两个动脉瓣与两侧房室瓣的开放与关闭也是同时进行的。

(三)心纤维性支架

心纤维性支架又称心纤维骨骼,位于左、右房室口和主、肺动脉口周围,由致密结缔组织构成,是心肌和心瓣膜的附着处。心纤维性支架主要包括左、右纤维三角、4个瓣膜环(肺动脉瓣环、主动脉瓣环、二尖瓣环和三尖瓣环)和室间隔膜部等(图4-5)。

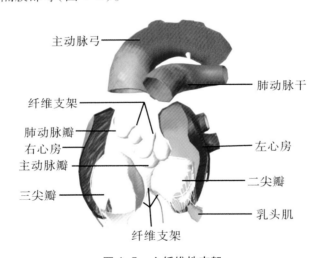

图4-5 心纤维性支架

右纤维三角向后发出一圆形纤维束,即托达罗腱(Todaro腱),其向上延续于房间隔,经右心房卵圆窝与冠状窦口之间的心内膜下,直伸至下腔静脉瓣。该腱与冠状窦口前内侧缘、三尖瓣的隔侧尖(瓣)附着线围成的三角区,称科赫三角(Koch三角),此三角前部心内膜下有房室结,是心内直视手术时定位的重要标志。中心纤维体内有房室束通过,当结缔组织变性硬化时,可压迫房室束,造成房室传导阻滞。

（四）心的传导系统

心传导系统由特殊的心肌纤维构成,其功能是产生并传导冲动,维持心的正常节律性搏动。心传导系统包括窦房结、结间束、房室结及其分出的左、右束支和浦肯野纤维网等(图4-6,表4-2)。

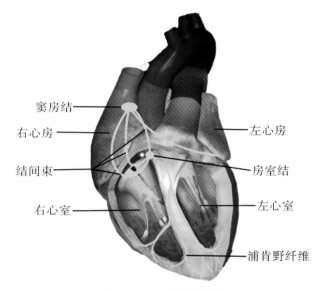

图4-6 心的传导系统

心脏的
传导

表4-2 心传导系统

类型	部位	特点
窦房结	位于右心房界沟上端的心外膜深面	呈扁椭圆形(长15 mm,宽5 mm,厚1.5 mm),其中央有窦房结动脉通过,在动脉的周围有许多能产生兴奋的起搏细胞,简称P细胞。正常心的兴奋由窦房结产生
结间束	位于窦房结和房室结之间	窦房结产生的兴奋由结间束传导至房室结。结间束分为3束下行:前结间束、中结间束、后结间束。关于结间束的存在与构造,目前尚有不同见解,有人认为在心房壁内存在由特殊心肌细胞构成的结间束,也有人认为一般心房肌纤维就有传导作用

续表 4-2

类型	部位	特点
房室结	位于房间隔下部,冠状窦口上方的心内膜下	略呈扁椭圆形(长约 6 mm,宽 3 mm,厚 1.5 mm),房室结内主要细胞成分为过渡细胞和起搏细胞,纤维交织成迷路状兴奋通过时速度减慢
房室束	起自房室结前端	又称希氏束,前行穿入右纤维三角,此部称为房室穿通部;穿过右纤维三角后抵达室间隔膜部后缘,在膜部下方向前至室间隔肌性部的上缘,然后分为左、右束支。从室间隔后缘至其分支前的房室段,称为非穿通部。房室束及其分支由浦肯野纤维构成,长度为 15~20 mm
浦肯野纤维网	位于心内膜下	左、右束支的分支在心内膜下交织成心内膜下网,即浦肯野纤维网,该网深入心室肌形成心肌内浦肯野纤维网。由窦房结发出的节律性冲动,最终通过浦肯野纤维,由心内膜传向心外膜。分别兴奋心房肌和心室肌,从而引起心的节律性搏动
变异的副传导束	在心房与心室之间	除由正常的冲动传导途径联系外,少数人还有副传导束存,使心室肌可以提前接受冲动而收缩,常有阵发性心动过速,且出现不正常心电图,称预激综合征

(五)心的血管

心的血液供应来自升主动脉发出的左、右冠状动脉,心的静脉血绝大部分经冠状窦回流入右心房,心本身的血液循环称为冠状循环。

1. 心的动脉　供应心的动脉是左、右冠状动脉,约半数人还有一支细小的副冠状动脉,起自主动脉右窦,供应动脉圆锥。左、右冠状动脉存在许多吻合,但吻合支细小,因此,当一主支发生急性栓塞时侧支循环不能形成,导致心肌缺血坏死(图 4-7)。

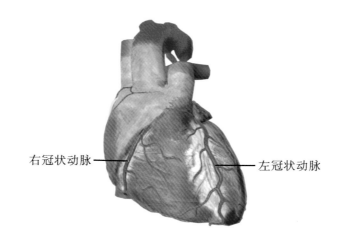

右冠状动脉　　　　　　　　　左冠状动脉

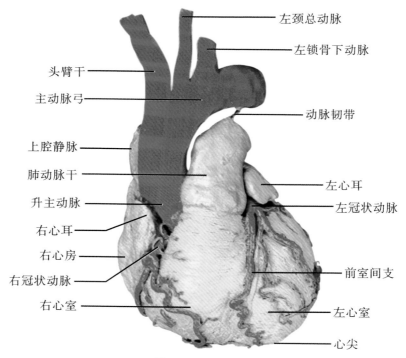

左颈总动脉

左锁骨下动脉

头臂干

主动脉弓

动脉韧带

上腔静脉

肺动脉干

左心耳

升主动脉

左冠状动脉

右心耳

右心房

右冠状动脉

前室间支

右心室

左心室

心尖

图 4-7　心的动脉

（1）左冠状动脉　左冠状动脉起自主动脉左窦（左后窦），由左心耳与肺动脉干之间入冠状沟，然后分为前室间支和旋支，有时发出第三支血管，即中间支。

　　前室间支又称为前降支,它沿前室间沟下行至心尖切迹,多数绕至后面在后室间沟上行至下 1/3 处。有的前室间支起自右侧或左侧发出伴行的副前室间支。前室间支主要分布在左心室的前壁、心尖、前乳头肌、右侧前壁的小部分、室间隔的前 2/3 和部分的心室传导系。旋支又称左旋支或左回旋支,沿冠状沟绕至左心室后面。沿途发出分支分布于左心房、左室部分前壁、左室侧壁、左室后壁的一部或大部分等。

　　(2)右冠状动脉　右冠状动脉起自主动脉右窦(前窦),由右心耳与肺动脉干之间进入冠状沟,绕至心的后面房室交点处分为 2 个终支,即后室间支和右旋支或左室后支。右冠状动脉主要分布于右心房、右心室前壁大部、右室侧壁、右室后壁及左室后壁的一部分、室间隔后 1/3、窦房结和房室结等。

　　(3)冠状动脉的分布类型　左、右冠状动脉在心胸肋面分布比较恒定,但在心膈面的分布范围变异较大。依据左、右冠状动脉在膈面分布区的大小分为 3 型(表 4-3)。所谓优势动脉仅指它在心室膈面的分布范围,而非供血量的多少。左优势型虽然出现率只有 5.6%,而一旦左优势型的患者出现左冠状动脉主干阻塞,或旋支与前室间支同时受累,可发生广泛性左心室心肌梗死,心传导系统均可受累,发生严重的心律失常。

表 4-3　冠状动脉的分布类型

类型	特点	占比
右优势型	右冠状动脉分布于右心室膈面和左心室膈面的一部分或全部	65.7%
均衡型	左冠状动脉的旋支和右冠状动脉分别分布于左、右心膈面,互不越过房室交点和后室间沟	28.7%
左优势型	左冠状动脉的旋支除分布于左室膈面外,还越过房室交点和后室间沟,分布于右心室膈面的一部分	5.6%

　　(4)壁冠状动脉　冠状动脉的主干和主要分支大部分走行于心外膜下脂肪组织中或心外膜深面,而部分主干或分支的其中一段可被心肌覆盖,此段动脉称壁冠状动脉,一般长度为 0.2~5.0 cm,覆盖于此段动脉浅面的心肌称心肌桥(图 4-8)。

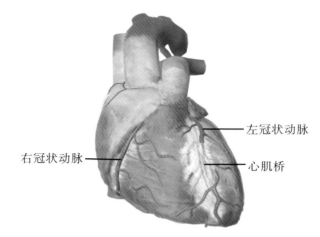

右冠状动脉

左冠状动脉

心肌桥

图4-8　壁冠状动脉

2. 心的静脉　心的静脉血大部分通过冠状窦回流入右心房,还有心前静脉、心最小静脉(表4-4)。冠状窦位于心后面的冠状沟内,左侧起点是心大静脉和左房斜静脉注入处,起始处有静脉瓣,右侧终端是冠状窦口。心的静脉血约有90%由冠状窦流入右心房。注入冠状窦的主要静脉有心大静脉、心中静脉、心小静脉。

表4-4　心的静脉

静脉类型		特点
冠状窦	心大静脉	在前室间沟内与前室间支伴行,向后上至冠状沟,再向左绕行至左室膈面注入冠状窦左端
	心中静脉	与后室间支伴行,注入冠状窦右端
	心小静脉	在冠状沟内与右冠状动脉伴行,向左注入冠状窦右端
心前静脉		又称右室前静脉,为来自右心室前壁的2~3支小静脉跨越冠状沟,直接开口于右心房
心最小静脉		数量较多,走行于心肌层内,起自心肌的毛细血管,直接开口于右心房。心最小静脉没有瓣膜,因此,心肌局部缺血时,心腔内的血液可由心最小静脉反流入心肌,补充缺血部分的血供

二、组织结构

(一)心壁的组织学结构

心是一个中空的肌性器官,心壁很厚,主要由心肌细胞构成(图4-9)。

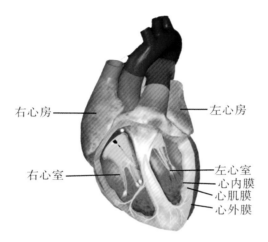

右心房　　　　　　　　　左心房

右心室　　　　　　　　　左心室
　　　　　　　　　　　　心内膜
　　　　　　　　　　　　心肌膜
　　　　　　　　　　　　心外膜

图4-9　心壁的组织学结构

心壁从内向外依次由心内膜、心肌膜和心外膜三层组成。

1.心内膜　由内皮、内皮下层和心内膜下层构成,覆盖在心腔的内面并参与形成瓣膜和腱索。内皮薄且光滑,被覆于各心腔的内面,与大血管的内皮相似并相连续。内皮下为内皮下层,由致密结缔组织组成,主要含成纤维细胞、胶原纤维和弹性纤维,也有少量平滑肌束分布,尤以室间隔处为多。内皮下层与心肌膜之间为心内膜下层,由疏松结缔组织组成,含有小血管和神经,在心室的心内膜下分布有心传导系统的分支,即浦肯野纤维,在乳头肌和腱索处没有心内膜下层。

2.心肌膜　心肌膜为心的主体,主要由心肌细胞构成(心肌细胞呈长纤维形,故又称心肌纤维),是心壁中最厚的一层。

心肌纤维的细胞核呈卵圆形,位于心肌纤维中央,多为单核,少数为双核;肌浆(心肌纤维的细胞质称肌浆)丰富,其中线粒体特别多,核周围肌浆内可见脂褐素,随年龄的增长而增多。心肌纤维外方有基膜和网状纤维包裹,心肌纤维分层或者集合成束,层间或肌束间有较多的结缔组织、丰富的毛细血管、淋巴管和神经,结缔组织中含有较多的成纤维细胞,在心肌损伤局部修复时,成纤维细胞数量会明显增加,心肌纤维的再生能力是非常低的。

心房和心室的肌纤维也有各自一些特点。心房的心肌膜较薄,心房肌纤维比心室肌纤维细而短,直径 68 μm,长 20～30 μm。心室的心肌膜很厚,尤其以左心室的心肌膜最厚,心室的肌纤维较粗较长,直径 10～15 μm,长约 100 μm。心室的肌纤维有分支,而心房的则无分支。电镜下,心房肌纤维中的横小管很少,但在肌细胞间有大量的缝隙连接,这可能与它具有较快的传导速率和较高的内在节律性有关。在部分心房肌纤维的肌浆内,可见在核周及高尔基复合体附近分布一种有膜包裹的、有致密核心的分泌颗粒,称心房特殊颗粒。颗粒内含心房钠尿肽(ANP)为一种肽类物质,简称心房肽或心钠素,具有很强的利尿、排钠效应。

3.心外膜 心外膜即心包膜的脏层,其结构为浆膜,它的表面被覆一层间皮,间皮下面是薄层结缔组织,内含血管、弹性纤维和神经纤维,并常有脂肪组织。尤其是在冠状血管周围和心房心室交界附近,脂肪组织较多。在动、静脉连接心处,结缔组织与血管的外膜相连。心包膜的壁层由结缔组织组成,其中含弹性纤维、胶原纤维和成纤维细胞等。衬贴于心包内面的是浆膜,与心外膜相连续。壁层与脏层之间为心包腔,腔内有少量液体,使壁层与脏层湿润光滑,利于心脏搏动。

4.心瓣膜 在心脏的房室口和动脉口处,有由心内膜向腔内折叠而成的薄片状结构。包括二尖瓣、三尖瓣、主动脉瓣和肺动脉瓣,统称为心瓣膜。瓣膜表面为内皮,中心为致密结缔组织。瓣膜近基底部的结缔组织与纤维环相连,起加固作用;瓣的游离缘由腱索与乳头肌相连,以防止心室收缩压力升高时瓣膜翻转。主动脉瓣和肺动脉瓣在向动脉的一面,内有胶原纤维和弹性纤维起加强作用,以承受瓣膜关闭时反流的血液压力。二尖瓣和三尖瓣内可见小血管,但瓣膜的游离缘无血管,主动脉瓣和肺动脉瓣正常时无血管。

(二)心传导系统的组织学结构

组成心传导系统的特化心肌纤维聚集成结或成束,并有丰富的毛细血管。其形态结构与一般心肌纤维有很大差别,生理特性也有别于心房肌和心室肌。组成这个系统的细胞含肌原纤维很少,故收缩功能已基本丧失。但其中大部分细胞具有自动产生节律兴奋的能力,所以称为自律细胞。组成心脏传导系统的细胞有以下三种:起搏细胞、移行细胞和浦肯野纤维(表4-5)。

表4-5　心传导系统的细胞

细胞名称	别名	位置	形态特点	功能
起搏细胞（P细胞）	结细胞	位于窦房结和房室结中，以窦房结中最多	细胞较小，呈梭形或多边形，包埋在一团比较致密的结缔组织中。胞质呈空泡状，细胞器较少，有少量肌原纤维和吞饮小泡，但含糖原较多	P细胞是起搏冲动形成的部位，是心肌兴奋的起搏点
移行细胞	T细胞	位于窦房结和房室结的周边及房室束内，是P细胞与心肌细胞间的连接细胞	细胞呈细长形，较心肌纤维细而短，但比P细胞大。胞质内含肌原纤维较多，常成束纵向平行排列	位于窦房结的细胞，有的与心房肌纤维相连，可将冲动传到心房
浦肯野纤维	束细胞	位于心室的心内膜下层	细胞形状常不规则，比心肌纤维短而宽，细胞中央有1~2个核，胞质较多，含有丰富的线粒体和糖原，肌原纤维较少且细，分布在细胞的边缘	将冲动快速传递到心室各处，引起心室肌兴奋，产生同步收缩

三、功能单元

(一) 内脏筋膜

　　心和出入心的大血管根部被心包包裹。心包按结构可分为两层，即纤维心包和浆膜心包。正常心包总厚度1~2 mm，外层是纤维心包，是坚韧的结缔组织囊袋，完全包裹在心的外面，但并不附着于心，彼此不直接接触。内层为浆膜心包，又分为内、外层，内层又称为脏层，贴附于心的外表面，参与形成心外膜，外层又称壁层，贴附于纤维心包的内面。这两层浆膜层的相邻面彼此相贴，其间形成狭窄的密闭间隙称为心包腔。腔内有少量滑液，这两层在移行转换处，形成内、外层反折线。浆膜心包这两层间的间隙样空间将整个心与周围结构隔开,以满足心的自由运动和变形(图4-10)。

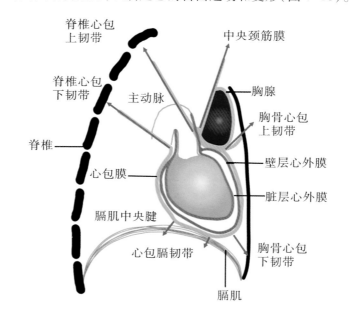

心脏筋膜

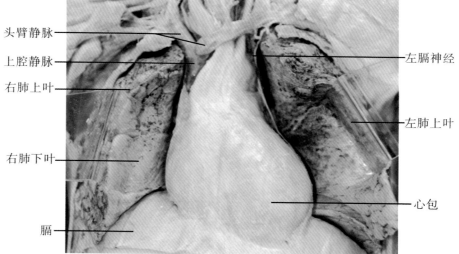

图4-10 心的筋膜

心包具有多种功能,包括加强心位置的稳定性(经胸骨心包韧带及纤维心包与膈肌中心包和大血管外膜相融合来实现)、降低心包纵隔其他结构间的摩擦、限制心肥大导致的心腔体积扩张、维持心包腔内静水压恒定、防止心室收缩末期上升的压力造成血液反流回心房、构建感染防御屏障、随心室收缩产生负压促进心房充血,以及形成可随心跳加、减速代偿。

纤维心包似心肌的致密外套,呈圆锥形,由3层胶原纤维以120°紧密交织构成,以限制心脏过度扩张,并形成对疾病有效的生理屏障。纤维心包借助周围连接结构,使心脏的位置十分固定。纤维心包向上延续成为大血管外膜及气管前筋膜,向下附着于膈肌中心腱及左侧小部分腱旁肌部;向前心包经由上、下胸骨心包韧带附着于胸骨后。

(二)内脏神经

支配心的神经包括内脏运动神经和内脏感觉神经两类,其中内脏运动神经纤维主要来自交感干和迷走神经的心支,在主动脉弓的下方和后方形成心丛,再由心丛发出纤维随冠状动脉进入心壁,少数纤维直接进入心房。心包的神经支配主要是膈神经。

交感神经的节前神经纤维发自脊髓的第1~5胸髓节段侧角,经第1~5胸神经前根和白交通支至交感干,止于颈部及T_1~T_5交感神经节;由交感神经节发出的节后神经纤维,组成颈上神经、颈中神经、颈下神经和胸心神经,加入心丛,再由心丛随冠状动脉及其分支至心传导系统、心肌及冠状动脉壁。交感神经兴奋使心率加快、心肌收缩力加强及冠状动脉舒张。

副交感神经的纤维主要发自延髓的迷走神经背核,在迷走神经主干中下,离开主干组成颈上心支、颈下心支和胸心支,加入心丛,随冠状动脉及其分支终止于心壁内的副交感神经节,心壁内的副交感神经节有10多个,主要位于心房的心外膜下和心传导系统附近。副交感神经节发出的节后神经纤维止于心传导系统、心肌及冠状动脉壁,副交感神经兴奋时,心率减慢、心肌收缩力减弱(图4-11)。

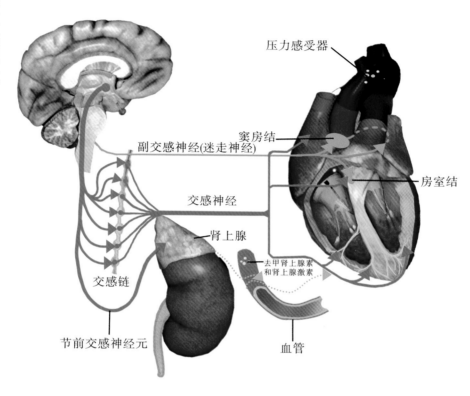

压力感受器

窦房结

副交感神经(迷走神经)

房室结

交感神经

肾上腺

去甲肾上腺素
和肾上腺激素

交感链

节前交感神经元

血管

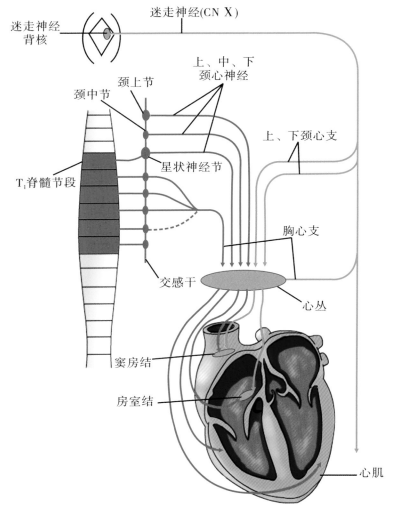

迷走神经(CN X)

迷走神经
背核

上、中、下
颈心神经

颈上节

颈中节

上、下颈心支

星状神经节

T₁脊髓节段

胸心支

交感干

心丛

窦房结

房室结

心肌

心脏的
神经

图4-11 心的神经

　　心壁内有丰富的感觉神经纤维,尤其在心内膜。感觉神经纤维在交感神经和迷走神经的心内脏感觉神经支中上行,止于脊髓和延髓。传导心脏痛觉纤维,沿交感神经行走(颈心上神经除外),至脊髓 $T_1 \sim T_5$ 节段。与心脏反射有关的感觉纤维,沿迷走神经行走,进入延髓。当发生心绞痛时,常在胸前区及左上臂内侧皮肤感觉到疼痛(牵涉痛)(图4-12)。

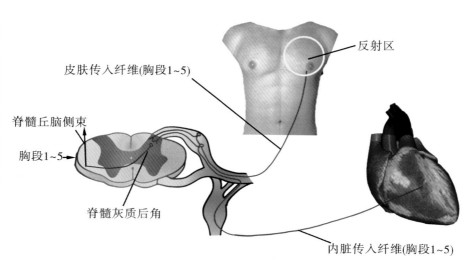

图4-12　心的牵涉痛

（三）功能分析

1.心周围血管的功能　主动脉弓中的压力感受器位于体循环的起始部位,通过迷走神经传入中枢神经,从而调节血压的变化;中央静脉的感受器（肺心感受器）能够促进心率增快,并且抑制血管收缩。这些感受器能够感知到胸腔内血管容量微小的变化,并且激发反射性血管舒张（图4-13）。

2.心动周期　心动周期的起始为肌源性,起自窦房结放电刺激。这种形式的心动周期,在心率、收缩力和心输出量方面的协调性可由自主神经调节,神经作用于特殊心肌细胞（如窦房结）、冠状血管和一般心房、心室肌。同时,人类心存在内源性神经元,但仅仅局限于心房和房间隔,它们聚集于靠近窦房结和房室结的心外膜下结缔组织中,近年来研究显示,这些神经节不是单纯的一般副交感性胆碱神经元,而是作为外在神经传入信号的整合部位,并可能形成心脏局部神经元控制的复杂环路,如局部反射。

尽管心的搏动产生和传导系统建立了自律性,但是心率和收缩力受到神经的影响。心脏神经分布来源于两侧,但功能不对称。刺激左侧星状神经节对心率影响不大,但提高心室收缩力,而刺激右侧星状神经节可影响心率和收缩力。右侧迷走神经的激活主要通过对窦房结的影响降低心率,左侧迷走神经的激活主要通过对房室结的影响降低心率。迷走神经的兴奋性对于心室收缩力几乎没有直接影响。

3.心泵血功能　心在血液循环过程中起着泵的作用。心的泵血依靠心

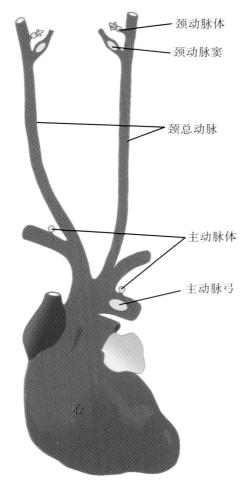

颈动脉体

颈动脉窦

颈总动脉

主动脉体

主动脉弓

心

图4-13　血管上的特殊感受器

收缩和舒张不断的交替活动而得以完成。心舒张时容纳从静脉返回的血液,收缩时将血液射入动脉,为血液流动提供能量。心房和心室的有序节律性收缩和舒张引起各自心腔内压力、容积发生周期性变化,各心瓣膜随压力差开启、关闭,使血液按单一方向循环流动。心对血液的驱动作用称为泵血功能或泵功能,是心脏的主要功能。

（1）心肌细胞收缩的特点　心肌细胞中,产生收缩力的最小单元为肌节。心肌细胞具有收缩能力的结构基础是细胞内的肌原纤维。心肌细胞兴奋时,通过兴奋-收缩耦联机制触发其收缩。心肌细胞与骨骼肌细胞同属于横纹肌,它们的收缩机制相似,在细胞质内 Ca^{2+} 浓度升高时,Ca^{2+} 和肌钙蛋白结合,触发粗肌丝上的横桥和细肌丝结合并发生摆动,使肌细胞收缩。但心肌细胞的结构和电生理特性并不完全和骨骼肌相同,所以心肌细胞的收缩有其自身的特点(表4-6)。

表4-6 心肌细胞收缩的特点

类型	特点
"全或无"式的收缩或同步收缩	心房或心室是功能性合胞体,兴奋一经发起,一个细胞的兴奋可以迅速传导到整个心房或整个心室,引起心房或心室肌细胞近于同步收缩,称为"全或无"收缩,即心房和心室的收缩分别是全心房或全心室的收缩。同步收缩力量大,泵血效果好
不发生强直收缩	心肌细胞的有效不应期特别长,在收缩期和舒张早期,任何刺激都不能使心肌细胞兴奋,只有等有效不应期过后,即舒张早期结束后,接受刺激才能产生兴奋和收缩,因此,心肌不会产生强直收缩。这一特点保证了心肌细胞在收缩后发生舒张,使收缩与舒张交替进行,有利于血液充盈和射血
心肌细胞收缩依赖外源性 Ca^{2+}	心肌细胞的收缩有赖于细胞外 Ca^{2+} 的内流。流入胞质的 Ca^{2+} 能触发肌浆网终池释放大量 Ca^{2+},使胞质内 Ca^{2+} 浓度升高约100倍,进而引起收缩。这种由少量 Ca^{2+} 的内流引起细胞内肌浆网释放大量 Ca^{2+} 的过程或机制称为钙诱导钙释放

(2)心的泵血机制

1)心动周期:心的一次收缩和舒张,构成一个机械活动周期,称为心动周期。在一次心动周期中,心房和心室的机械活动包括收缩期和舒张期。由于心室在心泵血活动中起着主导作用,所以心动周期通常指心室活动的周期。心动周期的持续时间与心率呈反比关系,如成人心率为每分钟75次,则每个心动周期历时0.8 s。将心室的收缩期和舒张期分别称为心缩期和心舒期。心舒缩过程是个耗能的过程,其中心收缩期耗能较多,舒张期耗能较少,所以心舒张期可以被视为心的相对"休息"期。

2)心的泵血过程:心之所以能使静脉血回心,又使回心血液射入动脉,主要由两个因素所决定,一是由于心肌的节律性收缩和舒张,建立了心室与心房、动脉之间的压力梯度,这个压力梯度使得血液总是从压力高处向压力低处流动;二是心内具有单向开放的瓣膜,从而控制了血流方向。左、右心室的泵血过程相似,而且几乎同时进行。

推动血液在心房和心室之间及心室和动脉之间流动的主要动力是压力梯度。心室肌的收缩和舒张是造成室内压力变化,并导致心房和心室之间及心室和动脉之间产生压力梯度的根本原因。心瓣膜的结构特点和开启、关闭活动保证了血液的单方向流动和室内压的急剧变化,有利于心室射血和充盈。

(3)影响心输出量的因素　心输出量等于搏出量与心率的乘积。因此,凡影响搏出量和心率的因素都能影响心输出量(表4-7)。

表4-7　影响心输出量的因素

类型	特点
搏出量	在心率恒定的情况下,当搏出量增加时,心输出量增加;反之则心输出量减少。搏出量的多少主要取决于前负荷、后负荷和心肌收缩能力等
心率	在一定范围内,心率加快,心输出量增加。但心率过快(如超过180 次/min)时,心脏舒张期明显缩短,心室充盈量不足,搏出量将减少,心输出量降低。如果心率过慢(如低于40 次/min)时,心输出量亦会减少,这是因为心脏舒张期过长,心室的充盈量已达最大限度,再增加充盈时间,也不能相应地提高充盈量和搏出量。可见,心率过快或过慢,均会使心输出量减少

经常锻炼的人因心肌发育较好,心脏泵血功能较强,射血分数较大,射血期可略微缩短,心脏舒张期相对延长;再加上他们的心肌细胞发达,舒张时心室的抽吸力也较强,因此心室充盈增加。此外,运动员的交感神经肾上腺系统的活动也随着训练时间延长而增强。因此,运动员的心率在超过180 次/min时,搏出量和心输出量还能增加,当心率超过200 次/min 时才会出现下降。

(4)心泵血功能的储备　健康人安静时心率约75 次/min,搏出量60 ~ 70 mL。强体力劳动时心率可达180 ~ 200 次/min,搏出量可提高到150 ~ 170 mL。这说明心脏的泵血功能有一定的储备。心输出量随机体代谢需要而增加的能力称为心泵功能储备或心力储备。

心力储备是通过心率储备和搏出量储备来实现的,即搏出量和心率能够提高的程度决定了心力储备的大小。一般情况下,动用心率储备是提高心输出量的重要途径。通过增加心率可使心输出量增加2.0 ~ 2.5 倍。运动或强体力劳动时,主要通过动用心率储备和收缩期储备来增加心输出量。

四、功能失衡

当心功能障碍时,常出现胸骨后压迫感或束带感。一般情况下,心动过速、心动过缓、高血压和内脏神经的失衡有关,而内脏神经的失衡常常是外周肌筋膜损伤,通过躯体－内脏反射导致的。因此,可以通过治疗外周肌筋膜来影响内脏神经的功能。

五、神经反射区

当心功能障碍时,可以通过恢复对应外周肌筋膜(反射区)的功能,改善心脏功能(躯体－内脏反射)(表4-8)。

表4-8 心神经反射区

低级神经中枢	躯体神经	反射区
交感神经:脊髓胸段 $T_1 \sim T_5$ 灰质侧角	胸神经 $T_1 \sim T_5$	后支支配区:椎体 $T_1 \sim T_5$ 之间的竖脊肌、多裂肌、回旋肌和筋膜及皮肤
		前支支配区:第1~5肋间肌、第1~5肋间的筋膜和皮肤
副交感神经:迷走神经背核、疑核内侧部	三叉神经和颈神经 $C_1 \sim C_2$	三叉神经的支配区:面部和发部前方皮肤、筋膜和咀嚼肌
		颈神经 C_1 的支配区:枕下肌群、颏舌肌、甲状舌骨肌;颅骨骨膜
		颈神经 C_2 的支配区:胸锁乳突肌、头和颈长肌、头前直肌;枕部、耳郭后部、颏下部、下颌角及其下方的皮肤;枕骨骨膜

第五章

泌尿生殖系统-躯体功能评估与解剖学分析

　　泌尿系统由肾、输尿管、膀胱和尿道组成,其中肾和输尿管称为上尿路,膀胱和尿道称为下尿路。泌尿系统的主要功能是生成和排出尿液。同时,机体在新陈代谢过程中产生的废物(如尿素、尿酸和多余的水分等),由循环系统送达肾脏,在肾内形成尿液并经排尿管排出体外,并通过调节尿液的质和量,维持机体水、电解质和酸碱平衡。同时肾脏也有内分泌功能。

　　生殖系统是生物体内与生殖密切相关的器官的总称。生殖系统具有产生生殖细胞、繁殖新个体、分泌性激素和维持两性特征等功能。人类生殖系统可分为男性生殖系统和女性生殖系统,二者在分子、染色体、配子、生殖器官和躯体等不同水平均表现出两性特有的差异,即性征。男、女生殖系统都可以分为内生殖器和外生殖器。男性的内生殖器包括睾丸、生殖管道或输精管道(附睾、输精管、射精管和男性尿道)和附属腺体(精囊、前列腺和尿道球腺);男性外生殖器包括阴囊和阴茎。女性内生殖器包括卵巢、输卵管、子宫和阴道;女性的外生殖器包括阴阜、大阴唇、小阴唇、阴蒂和阴道前庭(图5-1)。

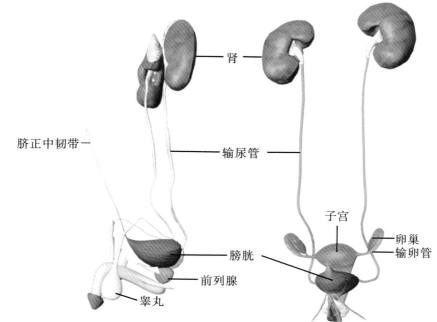

脐正中韧带

肾

输尿管

子宫

卵巢
输卵管

膀胱

前列腺

睾丸

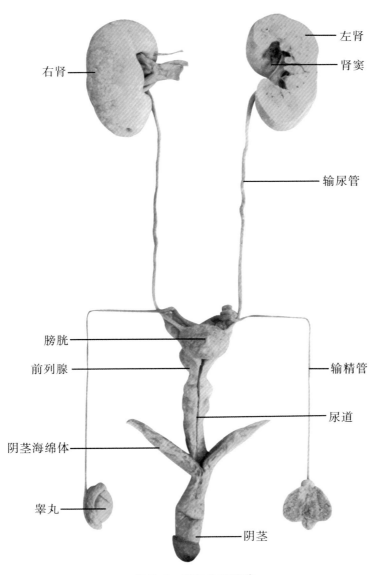

右肾

左肾

肾窦

输尿管

膀胱

前列腺

输精管

尿道

阴茎海绵体

睾丸

阴茎

图 5-1　泌尿生殖系统

第一节　肾-躯体功能评估与解剖学分析

一、解剖

(一)概述

肾是泌尿系统最重要的器官,其主要功能是泌尿。肾可排出新陈代谢的终产物和体内多余的水,对体内多种物质的浓度控制及体液中水及电解质平衡至关重要(图5-2)。同时,肾也具有内分泌功能,如可分泌肾素等(表5-1)。

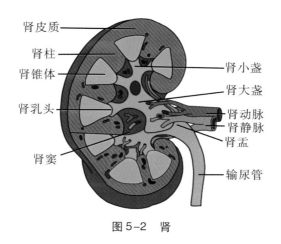

图5-2　肾

表5-1　肾的内分泌功能

分泌的激素	功能
促红细胞生成素(EPO)	促进红细胞生成
肾素	影响血压
维生素D的代谢活性形式1,25-二羟胆固化醇	与钙的吸收和矿物质代谢有关
其他多种具有代谢活性的可溶性因子(如前列腺素)	参与局部和全身的血管活动调节

（二）形态结构

1. 大体形态　肾是实质性器官，形如蚕豆，左右各一，位于腹膜后间隙。新鲜肾呈红褐色、质地柔软、表面光滑，大小因人而异。正常成年男性单个肾重量为 134～148 g。通常，女性肾略小于男性。左肾较右肾略长、略厚和略重。肾有内外两缘、前后两面和上下两极（图 5-2）。

2. 肾门、肾窦和肾盏　肾内侧缘中部有凹陷，是血管、淋巴管、神经和肾盂出入的部位，称肾门。肾窦是肾穹隆至肾门的肾实质所围成的腔隙，内有肾动脉、肾静脉、淋巴管、神经、肾小盏、肾大盏和肾盂等通过，其间有脂肪组织。

肾小盏呈漏斗状，包绕肾乳头，肾小盏 7～8 个，有时每个肾小盏包绕 2～3 个肾乳头，因此肾小盏的数目一般少于肾乳头。2～3 个肾小盏汇集成一个肾大盏，2～3 个肾大盏汇合成肾盂，约在第 2 腰椎上缘水平移行为输尿管。

3. 肾皮质和髓质　在肾的冠状切面上，肾实质分两部分，即浅层的肾皮质和深层的肾髓质。肾皮质厚 1.0～1.5 cm，约占肾实质厚度的 1/3，富含血管，新鲜标本肾皮质呈红褐色，内有细小的红色点状颗粒，由肾小体和肾小管构成。肾髓质约占肾实质厚度的 2/3，血管少而呈淡红色，主要由 15～20 个肾锥体构成。

4. 肾乳头　肾锥体的尖端圆钝，突入肾小盏内，称为肾乳头。每个肾有 7～12 个肾乳头，每个肾乳头上有 10～30 个小孔，称乳头孔，为乳头管的开口。

（三）位置和毗邻

1. 肾的位置　肾脏是腹膜外位器官，位于腹腔的后上部，脊柱两侧，前面被覆肾的被膜和腹膜，由于肾周筋膜下端开放，肾能随着呼吸和体位变化上下活动，随呼吸活动的范围为 1～4 cm，随体位变化的活动范围为 1～3 cm。左肾高于右肾。

通常，右肾门正对第 2 腰椎横突，左肾门正对第 1 腰椎横突。肾门在腹后壁的体表投影位于第 12 肋下缘与竖脊肌外缘的交角处，称肾角或肋脊角。肾病变时，此处常有压痛（图 5-3）。

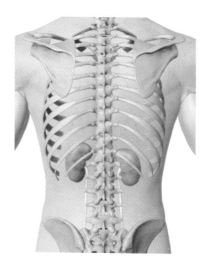

图 5-3 肾的位置

2. 肾的毗邻 两侧肾的毗邻有所不同。左肾上极内侧附有肾上腺,前面的上部与胃底后壁接触,中部与胰尾和脾血管毗邻,下半部邻接空肠。左肾外缘的大半部分与脾毗邻,外缘下部经腹膜与结肠左曲相隔。右肾上极的内侧附有右肾上腺,右肾前面的上 2/3 部分与肝毗邻,右肾前面中部内侧直接与十二指肠降部相毗邻,中部外侧为结肠右曲,下半部邻近小肠。

3. 肾的被膜 肾实质外包以被膜,肾的被膜由内向外依次为肾纤维囊、肾脂肪囊和肾筋膜,其组成和特点,见图 5-4 和表 5-2。

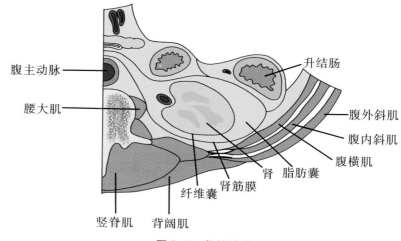

图 5-4 肾的被膜

表5-2　肾被膜的组成和特点

肾被膜	组成	特点
纤维囊	肾实质外包以肌织膜,由平滑肌纤维和结缔组织构成,在肌织膜外包有纤维囊,为肾的固有包膜,又称为肾纤维膜,该膜薄而坚韧,由致密结缔组织和少量弹力纤维构成	在肾门部分为两层,一层经肾门进入肾窦,贴于肾窦壁肌织膜内面,另一层包于肾窦内容物表面,并移行于肾血管鞘,通常肾纤维膜和肾实质表面的肌织膜连接疏松
脂肪囊	肾纤维膜外有一层囊状脂肪称脂肪囊	对肾具有良好的保护作用;它可以缓解活动或者是钝性暴力对肾的冲击
肾筋膜	脂肪囊外为肾筋膜又称杰罗塔筋膜（Gerota 筋膜）,或称肾周筋膜,由腹膜下组织(有人认为是腹横筋膜)延续而成	肾周筋膜有纤维隔穿过肾脂肪囊与纤维膜相连,是肾固定的主要组织结构,在肾前面称肾前筋膜,后面称肾后筋膜 肾后筋膜与腰筋膜和腰方肌筋膜紧密接触。肾后筋膜向内侧包被肾血管和输尿管,最后附着在椎体和椎间盘 肾前、后筋膜在肾外侧缘相互连接,肾前筋膜移行内侧并逐渐变薄、附着于肾血管的表面,并与腹主动脉、下腔静脉周围的结缔组织和对侧肾前筋膜相连 肾前后筋膜于肾上腺的上方相连,并与膈下筋膜相连续。肾的正常位置依赖于肾筋膜、肾脂肪囊、邻近器官及肾血管的支持

二、组织结构

(一)肾单位

肾单位是肾结构和功能的基本单位,由肾小体和与其相连的肾小管组成。每侧肾有 100 万 ~140 万个肾单位。肾单位可分为浅表肾单位和髓旁肾单位。前者约占肾单位总数的 85% ,位于皮质的浅层和中层,其肾小体的体积较小、髓袢较短,在尿液形成中起主要作用;后者约占肾单位总数的 15% ,靠近髓质分布,其肾小体体积较大、髓袢较长,可伸至近肾乳头处,与尿液浓缩密切相关(图 5-5)。

肾小体结构

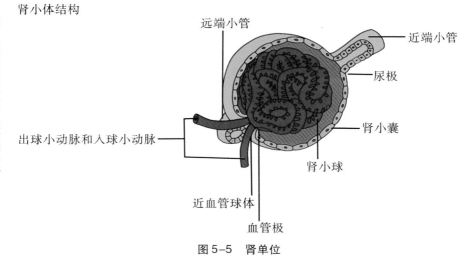

图 5-5　肾单位

肾单位

1.肾小体　肾小体呈球形,也称肾小球,直径约 $200~\mu m$,由血管球和肾小囊组成。每个肾小体有两个极,血管出入端称血管极,相对的另一端与近曲小管相连,称尿极。

(1)血管球　血管球由卷曲的毛细血管和血管系膜组成。入球动脉也称入球微动脉或入球小动脉,其从血管极进入肾小体,分成 2~5 条初级分支,每个初级分支再分支形成网状的毛细血管袢,血管袢之间有血管系膜支持;毛细血管再汇成一条出球动脉,出球动脉也称出球微动脉或出球小动脉,经血管极离开肾小体。因此,血管球本质上是一种动脉性毛细血管网。入球动脉的管径较出球动脉的粗,血管球毛细血管内的血压较高。当血液流经血管球时,大量水分和小分子物质由毛细血管壁滤入肾小囊。血管系膜又称球内系膜,位于血管球的毛细血管之间,由系膜细胞(表5-3)和系膜基质构成。

表5-3　系膜细胞的功能

系膜细胞功能	分析
调节血管球血流量	系膜细胞上有血管紧张素Ⅱ及心房钠尿因子的受体,当前者被激活时,血管球的血流减少,而心房钠尿因子是舒血管物质,能松弛系膜细胞、增加血管球的血流量。此外,系膜细胞能分泌肾素和前列腺素等物质,影响血管球内血流量的变化

续表5-3

系膜细胞功能	分析
合成细胞外基质	参与基膜的更新
吞噬作用	清除系膜基质和基膜内的沉积物,维持基膜的通透性

系膜基质位于系膜细胞之间,富含Ⅳ型胶原蛋白。Ⅳ型胶原蛋白在基质内形成疏松网状结构,支持血管球的毛细血管,有利于液体和大分子物质的滤过。基质内还含有丰富的蛋白聚糖,其中的糖胺聚糖如硫酸乙酰肝素、硫酸软骨素和硫酸皮肤素等带有大量负电荷,能选择性地滤过血浆中带正电荷的物质。进入系膜基质的血浆成分可经基膜等滤入肾小囊腔,也可回流至进出球动脉的血管球毛细血管腔,极少部分可经血管极离开肾小球并可能汇入淋巴循环。血管系膜内还有少量巨噬细胞,可吞噬经内皮细胞转运至基质的较大的蛋白分子。

（2）肾小囊　肾小囊也称肾球囊或鲍曼囊,是由肾小管起始部膨大凹陷而形成的杯状双层囊。肾小囊的外层称壁层,上皮为单层扁平上皮,在肾小体尿极处与近端小管的上皮相延续;在血管极处,上皮向内反折成为囊壁的内层,也称脏层,两层上皮之间的腔隙为肾小囊腔,内含由血管球滤出的滤液,也称原尿。

脏层上皮细胞高度特化,有许多大小不等突起,故也称足细胞(表5-4)。扫描电镜下,足细胞的胞体较大,胞体伸出几支初级突起,后者再分出许多指状的次级突起即足突,相邻的足突相嵌成栅栏状,紧贴于毛细血管的基膜外。相邻足突之间的间隙,宽约25 nm,称裂孔或滤过隙。

表5-4　足细胞功能

类型	功能分析
足突	足突内含有较多的微管及微丝,微丝收缩时可改变裂孔的宽度;足突的特殊构型和足突的收缩,有助于调节血管球的滤过功能
表面的糖衣	内含多种带负电荷的唾液酸糖蛋白,可防止足细胞与肾小囊的壁层上皮贴附,从而维持足突的指状相嵌构型及足突间裂孔的宽度
合成功能	足细胞可以合成基膜相关蛋白和吞噬基膜上的沉淀物,促进基膜更新,维持基膜的通透性

另外,在肾小囊的壁层和脏层上皮细胞的交界处,有一种特殊的细胞围

绕血管极,称极周细胞。每个肾小体有 1～10 个极周细胞,其基部贴附于肾小囊的基膜上,游离面有微绒毛,具有分泌蛋白质的细胞胞质的结构特征,相邻细胞间有相互连接的复合体。极周细胞可能通过向肾小囊腔内释放某种因子,从而调节肾小管上皮细胞的重吸收和分泌功能。

肾小体通过滤过的方式形成原尿。血管球毛细血管内的血浆成分滤入肾小囊腔须经有孔内皮、基膜和足突之间的裂孔膜,这 3 层结构构成滤过膜或滤过屏障。滤过膜能选择性地屏障不同大小和不同电荷的分子,对血浆成分具有双重选择性的通透作用。在成人,每 24 h 两肾可产生的原尿约 180 L(每分钟约 125 mL)。

2.肾小管　肾小管的管壁由单层上皮围成,上皮外为基膜及少量结缔组织。肾小管分为近端小管、细段和远端小管 3 部分。近端小管与肾小囊相连,远端小管连接集合小管。肾小管具有重吸收、分泌和排泄作用(表5-5)。

表5-5　肾小管类型及其功能

类型	形态	功能
近端小管	肾小管中最粗、最长的一段,管径 50～60 μm,长约 14 mm	近端小管能重吸收原尿中:85% 的钠离子和水分,几乎全部的葡萄糖、小分子蛋白质、多肽、氨基酸,50% 的碳酸氢盐、磷酸盐,以及维生素等
细段	髓旁肾单位的细段长,由降支再返折上行,参与构成升支细段的管径细,直径为 12～15 μm,管壁薄,由单层扁平上皮构成	水和离子交换
远端小管	远端小管较近端小管细,其管腔相对较大	远曲小管可吸收 H_2O、Na^+,分泌 K^+、H^+ 和 NH_3,以调节机体的水盐平衡及维持体液的酸碱平衡

(二)集合管系

集合管系全长 20～38 mm,可分为集合小管、皮质集合管和髓质集合管。集合小管位于皮质迷路内,较短呈弓形且与远曲小管的末端相连接,至髓放线折向皮质方向形成皮质集合管,到达髓质内形成髓质集合管,其在肾锥体向下行至肾锥体的乳头处,改称乳头管,开口于肾小盏。从皮质到肾乳头,集合管系的管径由细逐渐变粗(40～200 μm)。随着管径的增粗,管壁上皮由单层立方逐渐增高为单层柱状,至乳头管处为高柱状上皮。肾盏的上皮与乳头管的上皮相移行,肾盏和肾盂的上皮均为尿路上皮。

集合管可重吸收 H_2O、Na^+,并排出 K^+、H^+ 和 NH_3 等,对尿液的浓缩和维持体液的酸碱平衡起着重要的作用,其功能活动也受醛固酮和抗利尿激素的调节。

原尿中 99% 左右的水分、无机盐和几乎全部的营养物质都被肾小管和集合管重新吸收入血液,同时机体的部分代谢废物也被排出,原尿经远曲小管和集合管浓缩后,最终形成终尿,经乳头管依次汇入肾盏及肾盂。机体每天排出 1~2 L 终尿,仅占原尿的 1%。

集合管系先由小的集合小管逐渐汇合成大的集合管,最后开口于肾乳头的顶部并汇入肾盂。一侧肾有 250 个集合管(皮质和髓质集合管),每个集合管收集约 4 000 个肾单位的尿液。集合管的上皮细胞含水通道蛋白2,其开关受抗利尿激素的调控,进而控制集合管对水的通透性和重吸收,在尿的浓缩与稀释中起着重要的作用。

(三)球旁复合体

球旁复合体也称近球小体或血管球旁器,主要分布于浅表肾单位,由球旁细胞、致密斑和球外系膜细胞组成,位于肾小体血管极处的三角区内。致密斑、入球动脉和出球动脉在肾小体的血管极处构成三角区。

1. 球旁细胞　球旁细胞位于入球动脉近肾小体血管极处,由入球动脉管壁上的平滑肌细胞转变而成。球旁细胞与血管腔之间通过一层基膜和内皮相邻,可释放分泌物入血液,调节入球动脉压。球旁细胞内的粗面内质网及核糖体丰富,高尔基复合体发达,分泌颗粒呈均质状,内含肾素。肾素是一种蛋白水解酶,能使血浆中的血管紧张素原转变成血管紧张素 Ⅰ,后者在血管紧张素转换酶的作用下,转变为血管紧张素 Ⅱ。两者均可使血管平滑肌收缩,导致血压升高;另外,肾素也能刺激肾上腺皮质分泌醛固酮,进而促进远曲小管和集合管的重吸收 H_2O、Na^+ 和排出 K^+,使血容量增加,血压升高。

2. 致密斑　致密斑由远端小管靠近血管极一侧的上皮细胞转化而成,是一种离子感受器,可感受远端小管内 Na^+ 浓度的变化。当 Na^+ 浓度降低时,致密斑将信息传递给球旁细胞,促使其分泌肾素,以增强远端小管和集合管中 Na^+ 的重吸收。

3. 球外系膜细胞　球外系膜细胞又称极垫细胞,是位于肾小体血管极三角区的细胞团,形态与球内系膜细胞相似,其胞体小,有突起,与球内系膜细胞延续,也具有吞噬和收缩功能。球外系膜细胞位于球旁复合体的中央,与致密斑相贴,也与球旁细胞之间有缝隙连接,在球旁复合体的功能活动中可能发挥传递"信息"的功能。

(四)肾间质

泌尿小管之间的结缔组织,即肾间质,主要分布于肾髓质内,肾皮质内较少。肾间质内含丰富的纤维网和多种间质细胞。肾间质内的纤维主要由Ⅰ型、Ⅲ型和Ⅵ型胶原蛋白组成。Ⅰ型胶原蛋白分子上结合着糖胺聚糖,构成带状胶原纤维。Ⅲ型胶原蛋白构成网状纤维,位于泌尿小管的周围。Ⅵ型胶原蛋白参与基膜的构成。肾间质细胞主要为成纤维细胞,可合成间质内的纤维和基质。巨噬细胞的数量较少,主要发挥吞噬降解功能。髓质间质内有一种形态不规则或呈星形的细胞,即载脂间质细胞,可合成间质内的纤维和基质,并可产生前列腺素 E_2 等调节血压。该细胞突起的收缩可促进周围血管内的血液流动,以利于重吸收水分的转运,并促进尿液的浓缩。

三、功能单元

(一)内脏筋膜

肾周筋膜并非由不同的筋膜融合而成,而是一个单独的多层结构,并向后内侧与腰大肌、腰方肌的肌筋膜融合。其随后在肾后方以双层鞘膜的形式向前外侧延伸,并可在不同位置分为较薄的前叶,以前肾筋膜的形式经过肾前方及一个较厚的后叶,以侧椎筋膜的形式向前外侧延伸,与壁腹膜融合。

经典的说法认为肾前筋膜与十二指肠与胰后方包绕肠系膜根部大血管的致密结缔组织融合,从而防止肾周间隙跨中线的交通。前后肾在中线上方融合并附着于各自侧的膈脚。在中线下方,肾筋膜在肾长度的大部分是分离的,肾后筋膜与腰大肌筋膜融合,肾前筋膜则跨过中线延伸至大血管。两侧肾筋膜可连通。在此水平以下,两侧筋膜再次相融,附着于大血管或髂血管。在超过2/3的临床病例中观察到的单侧肾周间隙液体归因于纤维间隔膜的存在。

在肾上腺上方,肾前、后筋膜互相融合到膈肌筋膜。研究表明,肾周间隙上方是开放的,右侧与肝裸区相连续而左侧与隔下腹膜外间隙相通。双侧后筋膜层与膈下筋膜一起与腰大肌和腰方肌筋膜融合。右侧前筋膜层在肾上极和肝裸区水平与冠状韧带下层融合,在左侧则在肾上腺水平与胃脾韧带融合。关于肾周筋膜下方的融合问题还存在一些争议。有些研究者认为前、后肾筋膜在下方融合形成一个尖端向盆腔开放的倒锥体。前、后筋膜的外侧与髂筋膜融合,内侧则与输尿管周结缔组织融合。另一种观点认为

前、后肾周筋膜在髂窝中融合为一个单一的包被输尿管的多层筋膜,其前方
与壁腹膜连接松弛(图5-6)。

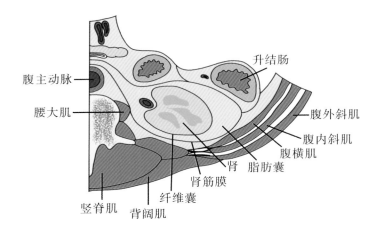

腹主动脉
腰大肌
升结肠
腹外斜肌
腹内斜肌
腹横肌
肾　脂肪囊
肾筋膜
竖脊肌　背阔肌　纤维囊

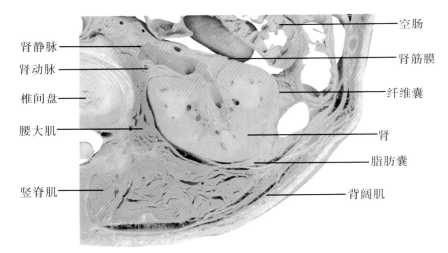

肾静脉
肾动脉
椎间盘
腰大肌
竖脊肌
空肠
肾筋膜
纤维囊
肾
脂肪囊
背阔肌

肾筋膜

图5-6　肾的筋膜

(二)内脏神经

　　肾受交感神经和副交感神经(迷走神经)支配,主要来自肾丛。肾丛主
要由交感神经纤维和副交感神经纤维组成。交感成分来自腹腔神经节及主
动脉肾节。肾的交感节前纤维则来自 $T_6 \sim T_{12}$ 脊髓灰质的中间带外侧柱。副
交感成分来自肾神经节及壁内神经节,其节前纤维发自迷走神经背核。这
些纤维沿肾血管达肾门内外,再沿肾动脉及静脉的分支行走。肾实质内的

神经多数为无髓纤维,少量为有髓的细纤维。肾盂平滑肌表面有丰富的无髓纤维,肾盂及肾盏内有较丰富的有髓细纤维。在肾实质内的神经伴叶间动脉及分支分布,自入球小动脉至肾小球旁器。亦经肾小球达出球小动脉壁,共同形成神经末梢网(图5-7)。

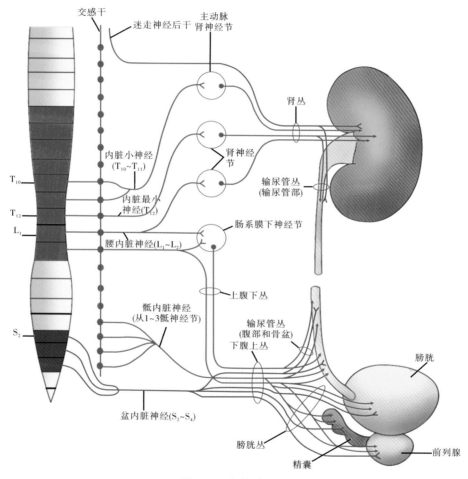

图5-7 肾的神经

交感神经节后神经元发出的纤维分布至肾动脉及其分支(尤其是入球动脉和出球动脉的平滑肌)、肾小管(近曲小管)和球旁细胞。因此,机体可通过交感神经调节肾血流量、肾小球滤过率、肾小管重吸收和肾素的释放。肾交感神经的节后纤维可释放去甲肾上腺素。某些纤维也可释放多巴胺,从而引起血管扩张。肾内各种感受器的感觉信号可经传入纤维传至中枢,从而调节肾的血流量、肾小球滤过和肾小管重吸收及分泌等。肾的副交感神经的节前神经元的胞体位于迷走神经背核,通过迷走神经加入腹腔丛和肾丛,其节后纤维来自主动脉肾神经节,沿肾血管分布,可使肾血管舒张及肾盂收缩。

肾的感觉神经纤维伴交感及迷走神经行走。伴交感神经行走的纤维经腹腔丛、内脏小神经及第1腰内脏神经进入 $T_9 \sim L_1$(L_2)背根神经节细胞,这些神经元大部分为小型细胞,少数为中型细胞。伴迷走神经的传入纤维由迷走神经下节投射至延髓孤束核。肾的传入神经经过肾丛,所以当切除肾丛的纤维以后,可以消除起源于肾的疼痛。

(三)功能分析

肾为实质性器官,位于腹腔的后上部。肾实质分皮质和髓质两部分。肾乳头上有许多小孔,尿液顺着小孔入肾小盏、肾大盏和肾盂,最后沿着输尿管进入膀胱。肾盏、肾盂及输尿管的壁内含有平滑肌,其收缩运动可将尿液推入膀胱。

1. 肾单位 肾单位由肾小体和肾小管构成。肾小体呈球形,也称肾小球,由血管球和肾小囊组成。血管球由一团簇状毛细血管和血管系膜组成。血管球由入球动脉的分支相互吻合形成毛细血管网,后者汇合成出球动脉离开肾。每个肾单位都有独立生成尿液的功能,并与集合管共同完成终尿的生成过程。人出生后,肾不能再生新的肾单位。伴随肾疾病和(或)衰老过程,肾单位的数量在逐渐减少。40 岁以后,每 10 年肾单位大约减少 10%。这种变化不会对生命构成威胁,因为肾具有强大的储备功能。

血管球外面覆有包囊,即肾小囊。肾小囊脏层的上皮细胞、基底膜和毛细血管的内皮细胞一起构成滤过膜。血液经滤过,在肾小囊的腔内形成超滤液或原尿。肾小囊延续为肾小管。肾单位按其所在位置的不同可分为皮质肾单位和近髓肾单位两类(图 5-8,表 5-6)。

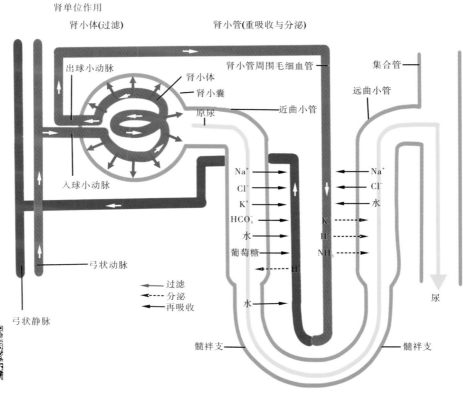

肾单位作用

肾小体(过滤)　　　　　　　肾小管(重吸收与分泌)

图 5-8　尿液的形成

表 5-6　肾单位分类

类型	形态特点	功能
皮质肾单位	也称浅表肾单位,数目多,髓袢较短。其肾小体位于皮质的外 2/3 处,体积较小,髓袢较短,髓袢只达外髓部分,有的甚至不到髓质。入球动脉的直径比出球动脉大(约为 2∶1),出球动脉的分支形成小管周围毛细血管网,包绕于肾小管的周围	皮质肾单位约占全部肾单位的 85% ,在重吸收方面具有重要的作用

续表 5-6

类型	形态特点	功能
髓质肾单位	也称髓旁肾单位,数目少,髓袢较长,其肾小体位于肾皮质的深部,靠近髓质。近髓肾单位的体积较大,髓袢较长可深达内髓,有的可达肾乳头部。其入球动脉和出球动脉的直径相当,出球动脉的分支形成两种小血管:一种为管周毛细血管,呈网状缠绕于邻近的近曲小管和远曲小管的周围;另一种是细而长的直小血管或"U"形血管袢,与髓袢相伴而行,血管袢之间相互吻合,最终返回皮质并注入至皮质静脉	近髓肾单位约占肾单位的 15%,在维持髓质高渗状态及肾对尿的浓缩与稀释作用中起着重要作用

2. 排泄　将人体新陈代谢过程中产生的代谢终产物和进入机体的异物及过剩的物质,经血液循环由排泄器官排出体外的过程称为排泄。人体的排泄器官有肾、肺、皮肤、消化道,其中最重要的是肾。

排泄的对象是细胞代谢产生的废物。排泄的过程一般都需要耗能,由排泄器官完成。人体过量的 Ca^{2+} 和 Fe^{2+} 随粪便排出,而这些离子及细胞的一些分泌物都是在细胞代谢过程中产生的。同理,肺排出 CO_2,肝排出胆汁,也都应属于排泄。排泄的过程及其调节同时也是保持体液稳定的过程。

肾以生成尿的方式进行排泄,是最重要的排泄器官。与机体内大多数系统一样,泌尿系统与维持机体的稳态有关。确切而言,其在体液成分(水、电解质、酸碱平衡)调节中起了关键作用。肾不仅能将机体代谢的废产物及多余的物质排出体外,还能将外来的化合物或异物、药物包括食物添加剂等排出体外。

由于肾的排泄量大、排泄的物质种类多、对维持机体内环境稳态的作用大,因此肾功能的异常或病变,将严重影响机体的各种功能活动甚至生命活动,因而肾可视为机体最重要的排泄器官(表 5-7)。

表 5-7　肾的主要功能

功能	分析
排泄功能	泌尿过程中,体内大量的代谢废产物、水、盐尿素、色素及某些药物等,由肾以尿液的方式并经泌尿道排出至体外,完成最终的排泄

续表 5-7

功能	分析
内分泌功能	肾合成和分泌尿素,参与动脉血压的调节;其产生的 $1\alpha-$羟化酶可使 25-羟维生素 D_3 转化为 $1,25-$二羟维生素 D_3,以调节钙的吸收和血钙的水平;其产生的激肽、前列腺素等,参与局部、全身血管的调节;其合成和释放的 EPO,可调节骨髓红细胞的生成
维持机体内环境的稳态	在不同状态下,肾通过自身调节及接受神经和体液调节,可改变尿的质和量以维持水和电解质的平衡,并维持体液量、体液渗透压及酸碱平衡,从而维持机体内环境的稳态

四、功能障碍

肾功能障碍表现为肾区疼痛,可放射到腹股沟区、生殖器等部位。也会表现为尿量的变化(无尿、少尿、多尿)、高血压、水肿。同时也会导致促红细胞生成素减少,出现贫血。

五、神经反射区

当肾功能障碍时,可以通过恢复外周肌筋膜(反射区)的功能,改善肾的功能(躯体-内脏反射)(表5-8)。

表 5-8 肾神经反射区

低级神经中枢	躯体神经	反射区
交感神经:脊髓胸段 $T_6 \sim T_{12}$ 灰质侧角	胸神经 $T_6 \sim T_{12}$	后支支配区:椎体 $T_6 \sim T_{12}$ 之间的竖脊肌、多裂肌、回旋肌和筋膜及皮肤
		前支支配区:第 6~12 肋间肌、第 6~12 肋间的筋膜和皮肤;腹肌和腹部皮肤
副交感神经:迷走神经背核	三叉神经和颈神经 $C_1 \sim C_2$	三叉神经的支配区:面部和发部前方皮肤、筋膜和咀嚼肌
		颈神经 C_1 支配区:枕下肌群、颏舌肌、甲状舌骨肌;颅骨骨膜
		颈神经 C_2 支配区:胸锁乳突肌、头和颈长肌、头前直肌;枕部、耳郭后部、颏下部、下颌角及其下方的皮肤;枕骨骨膜

第二节　输尿管－躯体功能评估与解剖学分析

一、解剖

输尿管是一对扁而细长的肌性器官,左右各一,起自肾盂末端,终于膀胱(图5-9)。

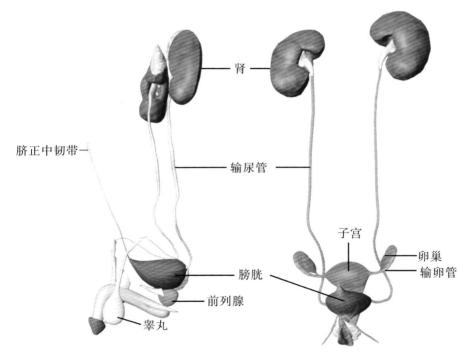

图5-9　输尿管

(一)形态结构

输尿管长20~30 cm,两侧输尿管的长度大致相等。输尿管的直径粗细不均,平均直径为0.5~1.0 cm,最窄处直径仅0.2~0.3 cm。输尿管全长可分为腹部、盆部和壁内部。腹部和盆部以骨盆上口平面为界。临床上常将输尿管分为上段(骶髂关节上缘以上)、中段(骶髂关节上下缘之间)和下段(骶髂关节下缘以下)。

（二）位置和毗邻

1. 输尿管腹部起止及毗邻　位于腹膜后，为腹膜外器官，沿腰大肌前面斜行向外下走行，周围有疏松结缔组织包绕，在腰大肌中点稍下方，输尿管经过性腺血管后方。交叉点以上的部分为输尿管腰部，以下的部分为输尿管髂部。左侧输尿管的上部位于十二指肠空肠曲后方，左结肠血管由其前方越过。在骨盆上口附近，经过乙状结肠及其系膜的后方，于乙状结肠间隙隐窝的后壁内下降。进入骨盆腔时，经过左髂总血管的下端前面。右侧输尿管的上部走行于十二指肠降部的后面，沿下腔静脉右侧下降，右结肠和回结肠血管从其前方越过。在骨盆上口附近，经过肠系膜根部的下方和回肠末端的后方下行。进入骨盆时，经过髂外动脉的前方。

2. 输尿管盆部起止及毗邻　输尿管盆部较腹部短，在腹膜外结缔组织中，沿盆腔侧壁向下后方走行，经过髂内血管、腰骶干和骶髂关节的前方或前内侧，于脐动脉起始部、闭孔神经和血管的内侧跨过，在坐骨棘平面，转向前内方，经盆底上方的结缔组织直达膀胱底。坐骨棘以上部分称输尿管壁部，以下部分为脏部。男女的输尿管脏部走行明显不同。男性该部输尿管先向前、内和下方，行于直肠前外侧与膀胱后壁之间，经输精管的后外侧与输尿管呈直角相互交叉，然后至输精管的内下方，经精囊顶端的稍上方，从外上向内下方斜穿膀胱壁，开口于膀胱三角的外侧角。女性输尿管盆部的壁部走行为跨过髂内动脉前方，行径卵巢的稍后方外侧。女性输尿管的脏部走行为向前内方，行径子宫阔韧带基底附近的结缔组织，至子宫颈和阴道穹隆的两侧距子宫颈约 2.5 cm，从子宫动脉的后下方绕过，经阴道前面至膀胱底。由于子宫多向一侧倾斜，因此倾斜侧输尿管与阴道前壁接触的范围更广泛。

3. 输尿管壁内部起止及毗邻　指斜形在膀胱壁内的输尿管，长约1.5 cm。当膀胱充盈时，壁内部的管腔闭合，加之输尿管蠕动，因此有阻止尿液反流至输尿管的作用。如输尿管壁内部过短或肌组织发育不良，则可能发生尿液反流。壁内部发生炎症水肿或脊髓损伤而影响其神经支配时，也可以发生尿液反流。儿童该部输尿管较短，因此易发生膀胱输尿管反流现象，但随着生长发育，壁内部输尿管延长，肌层不断增厚，大部分儿童膀胱输尿管反流现象会逐渐消失。

二、组织结构

输尿管长 20～30 cm，管壁结构分为 3 层，由内向外依次为黏膜层、肌层和外膜。黏膜层内有许多皱襞，其管壁厚，管腔呈星形。输尿管的黏膜上皮为尿路上皮。尿路上皮由 3 种细胞组成,即基底细胞、中间细胞和伞细胞。上皮层有 4~5 层胞核,固有层为结缔组织;肌层主要由平滑肌构成,输尿管上 2/3 段的肌层由内纵和外环两层平滑肌组成,下 1/3 段为内纵、中环和外纵 3 层平滑肌组成;外膜为疏松结缔组织,内有动脉并分支至肌层,在黏膜内形成毛细血管网,然后集合成静脉穿出输尿管。

三、功能单元

(一)内脏筋膜

在腹腔内,输尿管于腰大肌内侧部在腹膜后方下降,腰大肌也将输尿管和腰椎横突顶端分隔开来。肠系膜下静脉有一长段腹膜后走行靠近左输尿管内侧面。在盆内,输尿管埋藏于腹膜外结缔组织中。在女性,输尿管至膀胱行程的前内侧段与子宫动脉、子宫颈和阴道穹隆毗邻,埋藏于子宫阔韧带内下部的腹膜外结缔组织中。

(二)内脏神经

输尿管的行程长,其神经来源比较丰富。交感节前纤维来自 T_{10} ~ T_{12} 及 L_1 脊髓节段;副交感节前纤维来自 S_2 ~ S_4 副交感核,副交感节前纤维可能在输尿管壁内神经节换元。这些神经节位于远侧 1/3 的壁内,近侧 2/3 缺如或极稀少(图 5-10)。

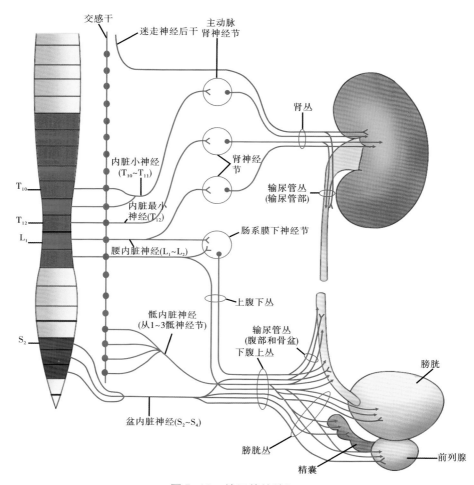

图 5-10　输尿管的神经

（三）功能分析

输尿管是肌性管道，全程分为腹部、盆部和壁内部，其内的尿液需要平滑肌收缩才能将尿液推入膀胱。输尿管的壁内部在膀胱的后下部斜行穿过膀胱壁，经输尿管口开口于膀胱。该段输尿管平时受膀胱壁平滑肌的压迫而关闭，仅在输尿管蠕动波到达时才开放。输尿管开口处的膀胱黏膜呈活瓣状，覆盖着输尿管口，另外输尿管又是斜行插入膀胱壁的，当膀胱的内压升高时，就构成了一个生理性的阀门，从而防止尿液反流入输尿管。输尿管肌层的平滑肌细胞分内层纵行和外层环行两层，结缔组织形成外膜（输尿管鞘膜)在这些肌肉束之间穿过,输尿管的运动类似肠道的蠕动,以每分钟一次,一个波接着一个波规律地蠕动(图5-11)。

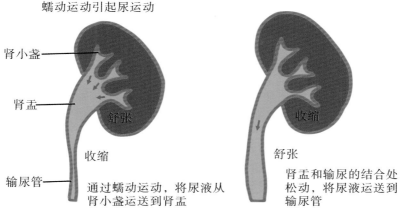

蠕动运动引起尿运动

肾小盏

肾盂

舒张

收缩

收缩

舒张

输尿管

通过蠕动运动,将尿液从肾小盏运送到肾盂

肾盂和输尿的结合处松动,将尿液运送到输尿管

图5-11　输尿管的功能

四、功能障碍

输尿管功能障碍表现为排尿困难、腰部疼痛,可放射到腹股沟区、生殖器等部位。

五、神经反射区

当输尿管功能障碍时,可以通过恢复对应外周肌筋膜(反射区)的功能,改善输尿管的功能(躯体-内脏反射)(表5-9)。

表5-9　输尿管神经反射区

低级神经中枢	躯体神经	反射区
交感神经:脊髓 $T_{10} \sim L_1$	脊神经 $T_{10} \sim L_1$	后支支配区:椎体 $T_{10} \sim L_1$ 之间的竖脊肌、多裂肌、回旋肌和筋膜及皮肤
		前支支配区:第 $10 \sim 11$ 肋间肌和筋膜及皮肤;脐以下腹肌和筋膜及皮肤;髂腰肌、内收肌、腹股沟区皮肤
副交感神经:脊髓 $S_2 \sim S_4$	骶神经 $S_2 \sim S_4$	后支支配区:骶后孔周围筋膜和皮肤
		前支支配区:腘绳肌、小腿三头肌、臀肌、腓骨肌和足部固有肌;臀部、大腿后方和内侧、小腿的皮肤

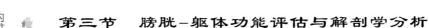

第三节　膀胱－躯体功能评估与解剖学分析

一、解剖

(一)概述

膀胱是储存尿液的肌性囊状器官,膀胱有很大的弹性,其形状、位置、大小、壁的厚度和毗邻等随着充盈程度的不同而有所变化。不同年龄、性别和个体膀胱的容量也有所差异,正常成人膀胱平均容量为 350～500 mL,最大容量约为 800 mL。当容量大于 500 mL 时,由于膀胱过度充盈,将产生痛觉排尿时,平滑肌收缩力也有所下降(图5-12)。

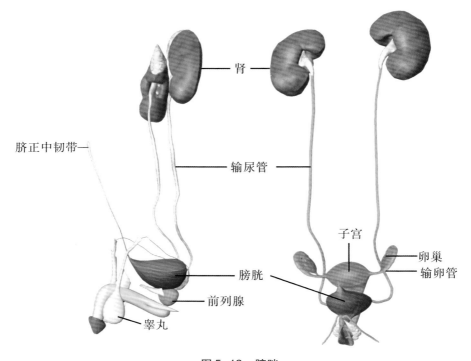

图 5-12　膀胱

(二)形态结构

膀胱排空时呈锥状,可分为膀胱顶部、体部、底部和颈,各部之间无明显界限。由于膀胱内黏膜丰富,空虚时形成许多黏膜皱襞,充盈后这些皱襞被展平,膀胱腔内显得很光滑。膀胱大体可分为上面、后面和两下外侧面。上面呈三角形,两外侧缘为由顶至外侧角的连线,后缘为两侧角间的连线。下外侧面朝向前外下方,与盆膈相接。膀胱后面又称膀胱底,呈三角形,朝向后下方。上面与左右外侧面的汇合点为膀胱顶部朝向前上方。顶部向上,沿腹前壁内侧面至脐部有一纤维索条,称脐正中韧带,又名脐尿管索。该索条为胚胎脐尿管遗迹。脐尿管远端的管腔终生存在,其管壁内衬尿路上皮(移行上皮),可与膀胱相通。膀胱顶部与膀胱底部之间称膀胱体。膀胱最下部,即膀胱后面与左、右、下、外侧缘汇合处为膀胱颈。膀胱颈远端的开口称尿道内口,与尿道相接。膀胱上面、下外侧面和底部的汇合处为外侧角,其稍下方为输尿管穿入膀胱之处。一般情况下膀胱仅存有少量尿液时为圆形,而充盈时膀胱向前上方扩展,呈卵圆形。空虚时膀胱全部位于盆腔内。膀胱的大小和形态随尿液的充盈不断发生变化,充盈至一定的程度,膀胱与腹前壁间的腹膜反折线可以上移至耻骨联合上水平。因此膀胱充分充盈后在耻骨联合上缘水平行膀胱穿刺不会穿入腹腔内。

(三)位置和毗邻

膀胱下外侧的前上部与耻骨联合和闭孔肌之间的间隙称为膀胱前间隙,此间隙的两侧边缘在男性为耻骨前列腺韧带,膀胱前间隙内填充有丰富的脂肪和结缔组织称耻骨厚垫,内含丰富的静脉丛,为阴部静脉丛。膀胱外下侧的下部与肛提肌毗邻。膀胱的外下侧与肛提肌、闭孔内肌及其筋膜间的疏松结缔组织称膀胱旁组织。

膀胱颈的实质为尿道内口,其位置在膀胱和直肠的位置变化中保持不变。男性膀胱颈居于前列腺底并与之直接连续。女性膀胱颈则与包绕上尿道的盆筋膜相邻。男性和女性的膀胱尖朝向耻骨联合上部,脐正中韧带(脐尿管)在腹前壁后方自膀胱尖发出至脐,被腹膜覆盖,构成脐正中襞。

膀胱前面和腹横筋膜被耻骨后潜在腔隙中的脂肪组织所分隔。膀胱颈与前列腺前面相比更加贴壁,男性膀胱的下外侧面前邻耻骨和耻骨前列腺韧带,女性的毗邻关系相似,但膀胱前列腺韧带为耻骨膀胱韧带所取代。膀胱下外侧面没有腹膜覆盖,其三角形的上面为从膀胱尖到输尿管口的膀胱外侧界和加入其中的后界所围成。男性的膀胱上面完全为腹膜覆盖,腹膜稍向底面延伸,向后续于直肠膀胱陷凹,向前加入脐正中襞。此面与乙状结肠和回肠末端肠段相邻。女性膀胱上面大部为腹膜覆盖,在子宫内口(子宫体与子宫颈相接处)水平向后反折至子宫,构成膀胱子宫陷凹。膀胱上面后份没有腹膜覆盖,与阴道上穹隆以纤维蜂窝组织分隔。

二、组织结构

膀胱为储存尿液的器官,由内向外可分为黏膜和肌层。膀胱上皮也属于尿路上皮,由基底细胞、中间细胞和伞细胞构成。基底细胞最小;中间细胞大小居中,大小形态及数目常有变化;伞细胞体积大,覆盖于上皮表面。伞细胞之间有大量的紧密连接和桥粒,可防止尿液渗漏。固有层内含较多的胶原纤维和弹性纤维。肌层由内纵、中环、外纵 3 层平滑肌组成,中层环行平滑肌在尿道内口处增厚为括约肌。膀胱肌层外覆盖疏松结缔组织,内含血管、神经、淋巴管。

三、功能单元

(一) 内脏筋膜

男性膀胱底的上部和顶部盖有腹膜,腹膜向后反折到直肠,在膀胱和直肠之间,有腹膜形成直肠膀胱反折。膀胱底的外下方与精囊和输精管相邻,两输精管壶腹之间的三角区称输精管壶腹三角。此三角与直肠壶腹间借助增厚的结缔组织相接,该组织称直肠膀胱筋膜。膀胱的上面完全盖以腹膜,并向后与直肠膀胱陷凹的腹膜相连。向两侧与膀胱旁的腹膜相连,向前移行于腹前壁脐正中襞。膀胱的上面隔腹膜与乙状结肠和回肠襻相毗邻。膀胱颈为膀胱的最下部,位于骨盆下口平面的稍上方,与前列腺的近端相接。

女性膀胱除下述情况外,其余与男性膀胱的解剖大致相同。女性膀胱底部无腹膜覆盖,而借丰富的静脉丛和结缔组织与子宫颈和阴道前壁相毗邻。膀胱的上面大部分被覆有腹膜,并与子宫阔韧带的前叶相接。膀胱的后缘相当于子宫内口的平面,其表面覆有腹膜,腹膜向后上方移行,位于其后上方的子宫体前面。在膀胱与子宫之间,由腹膜反折形成膀胱子宫凹陷。膀胱的下外侧面大部分无腹膜覆盖,其附近有子宫圆韧带经过。膀胱前间隙两侧为耻骨膀胱韧带。膀胱颈直接与尿生殖膈相接,并向下与尿道相接。女性尿道内口较男性低,大约位于耻骨联合的中点以下或耻骨联合下缘水平。

膀胱周围有盆筋膜及其形成的韧带对其起支持作用,维持膀胱在一个正常的水平。膀胱颈较为固定,在男性有耻骨前列腺韧带将前列腺连接于耻骨,对膀胱颈起着间接的固定作用。膀胱的两侧通过致密的结缔组织(膀胱侧韧带或侧蒂)与盆内筋膜的腱弓相连。盆筋膜腱弓的前端向下内方,至前列腺并与前列腺包膜的上部相连,称耻骨前列腺韧带。该韧带其实为肛提肌前部的筋膜增厚而成。耻骨联合后面近中央处向后下方,有短、厚并坚韧的纤维束,名为耻骨前列腺中韧带,该韧带位于左右肛提肌之间(盆膈裂孔)的前部,构成膀胱前间隙的底部。女性膀胱颈和尿道上部与耻骨及肛提肌之间也借着致密结缔组织相连,称耻骨膀胱韧带。该韧带分三条,居中者称耻骨膀胱中韧带,两侧称耻骨膀胱侧韧带。女性膀胱顶部通过脐中韧带固定于脐部。膀胱底有静脉丛汇集成膀胱静脉,由膀胱底外侧缘向后汇入髂静脉(图5–13)。

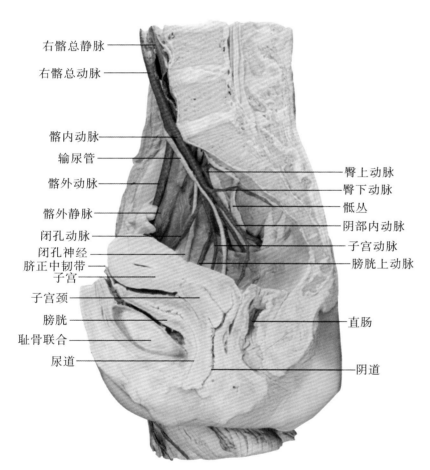

右髂总静脉
右髂总动脉
髂内动脉
输尿管
髂外动脉
髂外静脉
闭孔动脉
闭孔神经
脐正中韧带
子宫
子宫颈
膀胱
耻骨联合
尿道

臀上动脉
臀下动脉
骶丛
阴部内动脉
子宫动脉
膀胱上动脉
直肠
阴道

图5–13 膀胱的筋膜

（二）内脏神经

膀胱为一储尿的肌性器官，构成膀胱壁的平滑肌称为逼尿肌，在膀胱与尿道连接处，即在尿道内口周围，有平滑肌组成的尿道内括约肌；在尿道膜部即尿道穿过尿生殖膈处，有尿道外括约肌，此为横纹肌。分布到膀胱的神经包括交感神经、副交感神经、躯体运动神经和内脏感觉神经四部分。

1. 交感神经　节前纤维起自第 1、2 腰髓侧角的交感核（也有人认为起自 T_{11} ～ L_3 脊髓侧角），经第 1、2 腰神经前根及白交通支和交感干神经节，至腹主动脉丛、（上）腹下丛（骶前丛）、腹下神经和下腹下丛（盆神经丛），在丛内形成突触，其节后纤维达膀胱，使膀胱逼尿肌弛缓，尿道内括约肌收缩，将尿液储存于膀胱内。

2. 副交感神经　节前纤维发自第 2～4 骶髓侧角的副交感核，经第 2～4 骶神经前根和盆内脏神经，通过盆神经丛入膀胱壁内，在膀胱壁的神经节内形成突触后，节后纤维直接分布于逼尿肌和尿道内括约肌，兴奋时使逼尿肌收缩，括约肌开放，引起排尿。

3. 阴部神经　属躯体运动神经，起源于第 2～4 骶髓前角运动神经元，支配尿道外括约肌，可随意控制外括约肌的舒缩。

4. 内脏感觉神经　起自膀胱的内脏感觉神经纤维，一部分随盆内脏神经进入骶髓相应节段的后角，主要传导膀胱壁的膨胀感和部分痛觉；另一部分纤维则随交感神经进入腰髓，主要传导痛觉。可见，传导尿意的感觉纤维主要经盆内脏神经（图 5–14）。

（三）功能分析

膀胱的肌层由平滑肌构成，根据肌纤维的走向可以分为三层，内纵、中环、外纵层，它们交织在一起构成了复杂的网络，排尿时它们一起收缩，可产生很高的压力驱动尿液排出，故又称为逼尿肌。整个膀胱的平滑肌构成了功能合胞体，当某一部位的平滑肌发生动作电位时，平滑肌的兴奋可以迅速传播至全部逼尿肌，从而导致整个膀胱的收缩。三层逼尿肌最后汇聚于膀胱的颈部，形成尿道内括约肌。尿道内括约肌不是随意肌，平时呈收缩状态，所以在平时膀胱颈和尿道内没有尿液。膀胱、输尿管和尿道结构上都具有显著的皱褶，称之为嵴皱，所以很容易扩张。当膀胱充满尿液时，嵴皱展平，其容量可增加很多，使膀胱内压变化幅度较小，膀胱容积可由 10 mL 增加到 400～500 mL，而膀胱内压只有 5 cmH_2O，说明膀胱具有很大的顺应性。

排尿是膀胱排空的过程。正常情况下，没有尿液时膀胱的内压力约为 0。当尿液储存至 30～50 mL 以下时，膀胱的内压力仅增高 5～10 cmH_2O。当尿量增加到 200～300 mL 时，膀胱的内压也只有很小的增加，这是由于膀胀具有较大的伸展性所致。当尿量增加到 400～500 mL 时,膀胱的内压才会超过 10 cmH$_2$O,此时逼尿肌会出现节律性的收缩,呈上冲的尖峰。当膀胱的内压达到 70 cmH$_2$O 以上时,便会出现明显的痛感以至于不得不排尿。尿液经过尿道时可反射性地加强排尿中枢的活动,这是机体内为数不多的正反馈之一,其目的是使膀胱将尿液排净。在排尿期末,尿道海绵体肌收缩可将尿道中剩余的尿液排出体外。排尿时,腹肌和膈肌也协调收缩,以增加腹内压,协助克服排尿阻力(图 5-15)。

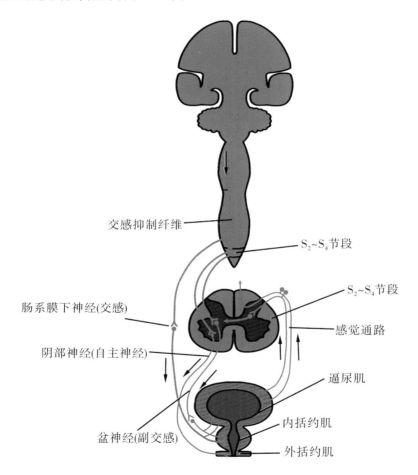

交感抑制纤维

S$_2$~S$_4$节段

肠系膜下神经(交感)

S$_2$~S$_4$节段

感觉通路

阴部神经(自主神经)

逼尿肌

盆神经(副交感)

内括约肌

外括约肌

图 5-14　膀胱的神经

膀胱的
神经

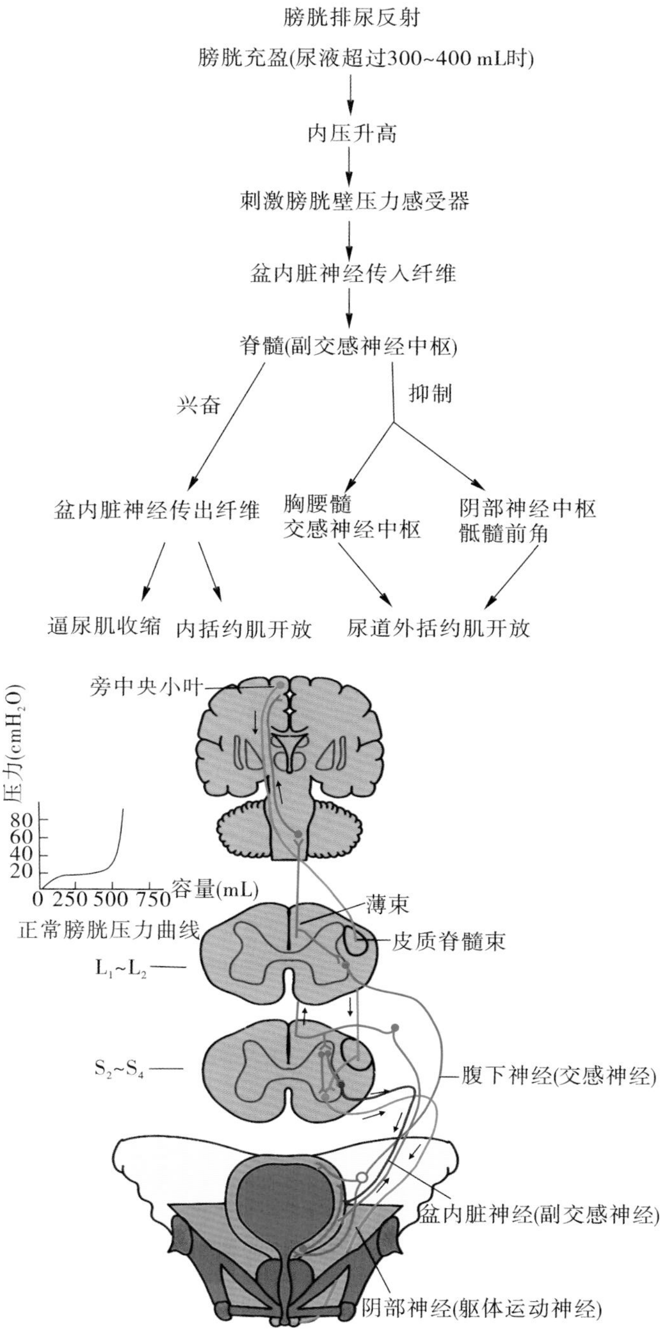

膀胱排尿反射

膀胱充盈(尿液超过300~400 mL时)

↓

内压升高

↓

刺激膀胱壁压力感受器

↓

盆内脏神经传入纤维

↓

脊髓(副交感神经中枢)

兴奋　　　　　　抑制

盆内脏神经传出纤维　　胸腰髓　　　　　阴部神经中枢
交感神经中枢　　　　骶髓前角

逼尿肌收缩　　内括约肌开放　　尿道外括约肌开放

图5-15　膀胱的功能

四、功能障碍

膀胱功能障碍会出现下腹部坠胀感,尿频、尿急、尿痛,甚至疼痛可放射到腹股沟区、会阴区或肛门周围。

五、神经反射区

当膀胱功能障碍时,可以通过恢复对应外周肌筋膜(反射区)的功能,改善膀胱的功能(躯体-内脏反射)(表5-10)。

表5-10　膀胱的神经反射区

低级神经中枢	躯体神经	反射区
交感神经:脊髓 $L_1 \sim L_2$	腰神经 $L_1 \sim L_2$	后支支配区:椎体 $L_1 \sim L_2$ 之间的竖脊肌、多裂肌、回旋肌和筋膜及皮肤
		前支支配区:脐以下腹肌和筋膜及皮肤;髂腰肌、内收肌、腹股沟区和大腿前方皮肤
副交感神经:脊髓 $S_2 \sim S_4$	骶神经 $S_2 \sim S_4$	后支支配区:骶后孔周围筋膜和皮肤
		前支支配区:腘绳肌、小腿三头肌、臀肌、腓骨肌和足部固有肌;臀部、大腿后方和内侧、小腿的皮肤

第四节　尿道－躯体功能评估与解剖学分析

一、解剖

(一)概述

1. 女性尿道　女性尿道较男性尿道短,长 3～5 cm,直径明显较男性宽,直径约为 0.6 cm。

2. 男性尿道　男性尿道除有排尿功能外,还有射精功能。男性尿道为一细长的管状器官,起源于膀胱颈的尿道内口,止于阴茎头顶端的尿道外口,全长 16～22 cm,管径平均直径为 0.5～0.6 cm。尿道内腔除排尿和射精时扩张外,平日处于关闭状态。男性尿道全长可分为膀胱壁内部、前列腺部、膜部和海绵体部。临床上将膀胱壁内部、前列腺部和膜部尿道统称为后尿道,而尿道海绵体部称为前尿道(图5-16)。

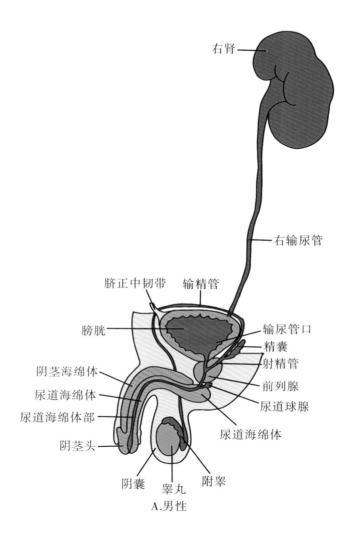

右肾

右输尿管

脐正中韧带　输精管

膀胱

输尿管口

精囊

射精管

前列腺

尿道球腺

尿道海绵体

阴茎海绵体

尿道海绵体

尿道海绵体部

阴茎头

阴囊　睾丸　附睾

A.男性

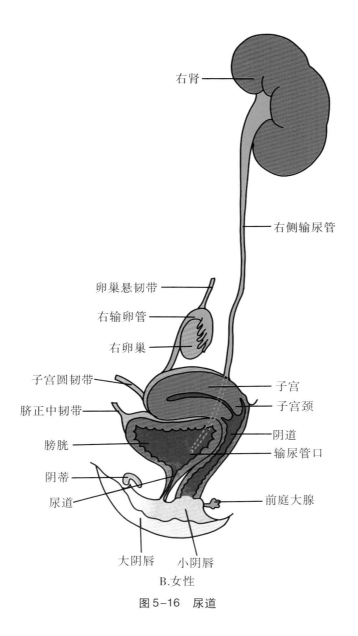

右肾

右侧输尿管

卵巢悬韧带

右输卵管

右卵巢

子宫圆韧带

脐正中韧带

膀胱

阴蒂

尿道

子宫

子宫颈

阴道

输尿管口

前庭大腺

大阴唇　小阴唇

B.女性

图 5-16　尿道

（二）形态结构

1. 女性尿道　尿道起自耻骨联合下缘水平的尿道内口，走行方向几乎
直线，朝向前下方，穿过生殖膈止于位于阴道前庭的尿道外口。在尿生殖膈
以上的部分，尿道的前方与耻骨联合之间有阴部静脉丛，尿道的后方借疏松

组织与阴道前壁紧密接触。尿道与阴道之间的结缔组织隔称尿道阴道隔。尿生殖膈以下部分的前方与两侧阴蒂脚的汇合处相邻。尿道的横切面呈横裂状，扩张时呈圆形。尿道黏膜多呈皱襞，后壁上部正中线上有一明显的纵壁，称为尿道嵴，其上方与膀胱垂相连。女性尿道的黏膜下层有尿道腺，该结构发育上与男性的前列腺相当。尿道的远端黏膜下有一些小腺体，称尿道旁腺，尿道旁腺管开口于尿道外口后方的两侧。

由于女性尿道腺被认为与男性前列腺有同源性，故有时尿道上端的尿道腺常被称为女性前列腺，但是显微结构与男性前列腺并不相似。从发生力学上看，女性尿道相当于男性尿道的前列腺小囊开口上方的部分。

女性尿道内口与男性极为相似，膀胱壁平滑肌下延并在此环绕形成膀胱颈括约肌。尿道外口矢状裂口，周围隆起呈乳头状，位于阴道前庭阴道口的前方和阴蒂的后方。在尿道的下端，有尿道阴道括约肌环绕，对尿道和阴道有括约肌作用。

2.男性尿道　膀胱壁内部尿道最短，长约 0.5 cm，起自尿道内口，为尿道穿经膀胱壁的部分。周围有来自膀胱壁平滑肌环绕而成的尿道内口平滑肌。前列腺部尿道为通过前列腺内的尿道，此段尿道上接壁内部尿道，自前列腺底部进入前列腺，向下方斜贯穿前列腺，并由前列腺尖部穿出，移行至尿道膜部。尿道前列腺部长约 2.5 cm，与前列腺长径一致，中老年男性随着前列腺的增大，该段尿道的长度也相应延长。

前列腺尿道内径以中部最大，下端最窄并与膜部相接，后壁有一狭窄的纵嵴，称尿道嵴，尿道嵴的中部有一纺锤形隆起，称精阜，精阜长约 1.5 cm，高、宽为 0.3～0.5 cm。精阜的中央有一较大的孔，为一小盲囊，称作前列腺小囊，是副中肾管远侧部退化的残留物，无生理功能，根据其胚胎发育的来源类似女性的阴道和子宫，故又称男性子宫或男性阴道。前列腺小囊开口的两侧，各有一小孔，为射精管开口。尿道嵴两侧的凹陷称为前列腺窦。精阜及前列腺窦底的黏膜上有许多小口，为前列腺排泄管开口。

尿道膜部为尿道穿过尿生殖膈的部分，该部尿道较短，长约 1.2 cm，是尿道中最狭窄的一段。该段尿道位于前列腺与尿道球之间，自后上向前方延伸，形成前上方的凹陷，约在耻骨联合后下方 2.5 cm 处贯穿尿生殖膈，并被尿道膜部括约肌和会阴深横肌环绕。尿道膜部虽狭小，但扩张性很大，该段尿道切面呈星状。膜部尿道前方有阴部静脉丛和阴茎背深静脉，两侧有尿道球腺。尽管膜部尿道扩张性很强，但该段尿道壁薄，并有耻骨前列腺韧带和尿道旁筋膜与周围器官固定。

尿道海绵体部是尿道中最长的部分，起始于尿道膜部末端，终于尿道外口,全长约 15 cm,贯穿整个尿道海绵体。此段尿道起始部位于尿道球内,称尿道球部,该部位内腔较大,又称为尿道壶腹,有尿道球腺排泄管开口于此。尿道海绵体部的中部内腔较窄,直径约 0.6 cm,横断面呈横裂状。尿道海绵体的末端位于阴茎头内,管径扩大形成舟状窝,舟状窝的前壁有一瓣状黏膜皱襞,呈舟状窝瓣,常造成尿管或器械置入困难。从舟状窝向外至尿道外口,内径逐渐缩小,形成尿道狭窄部之一。在尿道黏膜下层有许多黏液腺,称尿道腺,其排泄管开口于黏膜表面,在黏膜上形成许多针尖大小的小窝,称尿道陷窝。于舟状窝的顶壁有较大的凹陷,又名陷窝。

（三）位置和毗邻

1. 女生尿道　女性尿道起自膀胱的尿道内口,大致在耻骨联合对面,在耻骨联合后方向前下方走行,包埋于阴道前壁内。女性尿道由后耻骨尿道韧带支撑于耻骨下方,前方由阴蒂悬韧带支持。尿道穿过会阴膜后通常止于阴道前庭的尿道外口,为一具突出边缘的前后向裂隙,处于阴道口前方,阴蒂后方 2.5 cm。尿道有时会开口于阴道前壁。没有尿液经过时,尿道前后壁彼此重叠,尿道上皮陷于纵行的皱襞中。尿道腔内后壁上的一条皱襞称为尿道嵴,尿道内有许多小尿道黏液腺和小坑样隐窝或小凹的开口,可能形成尿道憩室。在近尿道末端两侧有许多这样的腺体,被称为尿道旁腺(Skene 腺),这些腺体聚集在一起,开口于尿道旁管。每条尿道旁管在尿道的黏膜下组织中下行,止于尿道外口侧缘的小口。

2. 男性尿道　尿道可被分为前尿道和后尿道。前尿道约 16 cm 长,其近端位于会阴内,远端在阴茎中,为海绵体所包围。后尿道长 4 cm,位于海绵体近端的盆内,泌尿生殖括约肌系统作用于此处。两段尿道都起到管道的作用。前尿道进一步划分为近侧部(为球部海绵体包围),完全位于会阴中的球部和续于阴茎顶端的悬垂部或阴茎部。后尿道则分为前列腺前部、前列腺部和膜部。阴茎松弛时尿道于其中形成两个弯曲。尿道腔为一单纯性裂隙,除在尿液通过期间以外,其在前列腺部的横截面为一横向的拱形,前列腺前部和膜部为星形;尿道球部和阴茎部为横向,尿道外口处为径向。

尿道前列腺前部和前列腺部近端的被覆上皮为典型的尿路上皮,与膀胱、前列腺导管、尿道球腺、精囊、输精管和射精管的被覆上皮相连续。这些毗邻关系在尿路感染的扩散过程中有重要意义。

二、组织结构

1. 女性尿道　女性尿道长约 4 cm,管壁由黏膜和肌层构成。尿道近端为假复层柱状上皮,远端上皮为复层扁平上皮。黏膜上皮下陷形成陷窝,可形成黏液腺。黏膜下含丰富的弹力纤维和静脉丛。肌层由内纵、外环两层平滑肌组成,在尿道中部有一层横纹肌组织包绕,形成尿道横纹肌括约肌,环绕尿道的中 1/3 段。尿道壁内的横纹肌延伸至近端和远端尿道的前壁,在其后壁相对缺乏。女性尿道壁的平滑肌与尿道壁横纹肌形成的括约肌的肌纤维交错,在近端延伸至膀胱颈,在远端止于尿道外口周围的结缔组织中。

2. 男性尿道　男性尿道长约 20 cm,管壁主要由黏膜和肌层构成。前列腺部的尿道黏膜上皮为尿路上皮。膜部和海绵体部的黏膜为假复层柱状上皮,近舟状窝处的黏膜移行为复层扁平上皮。尿道的黏膜上皮有散在的杯状细胞,并且上皮下陷形成陷窝,向深面延伸形成尿道腺。尿道黏膜下为疏松结缔组织,富含纤维网和血管及散在的纵行平滑肌。尿道前列腺部和膜部的肌层有内纵、外环两层平滑肌:膜部尿道平滑肌的外侧还有一层环行横纹肌,为尿道膜部括约肌的组成部分。而尿道海绵体部的肌层只有一层环行平滑肌。

三、功能单元

(一)内脏筋膜

男女性尿道和盆底肌筋膜关系密切。盆底肌是指所有可用于闭合小骨盆的肌肉。盆底肌主要由两层肌肉构成:一层伸展的浅层肌,有时被称为会阴;一层大且厚的深层肌——盆膈。盆底肌整体上附着在小骨盆的内侧表面,深层肌附着在骨盆中口的外廓上,浅层肌附着在骨盆下口上。肌纤维朝下或朝外,整体的形状呈船底状,肌肉相互交叉,包裹三个开口(尿道口、阴道口、肛门),协助括约肌发挥作用。

盆底深层肌位于小骨盆中浅层肌的上层,且距离内脏更近。盆底深层肌整体呈穹弓顶状,凸面朝下,凹面向上。位于上方的凹面与膈肌的凹面彼此相对,因而得名盆膈。这些肌肉形成了一个吊床,以其凹面支撑着所有的骨盆内器官。它被动地(弹性的)或主动地(用力的)对腹压的变化做出反应。这一部分包含以下两种肌肉:肛提肌和尾骨肌。

盆底浅层肌由前向后构成一个整体,位于耻骨和尾骨之间,从两侧来说,位于两块坐骨之间。盆底浅层肌由会阴浅筋膜及其深面的三对肌肉(球海绵体肌、坐骨海绵体肌和会阴浅横肌)和后方的肛门括约肌组成;浅层肌中通常还包括另外两块肌肉:尿道外括约肌和会阴深横肌。

盆底肌有两大功能:支撑腹部底部(当腹部发力或者内脏重量及体积增加时,这一支撑力将得到增强。这一支撑力尤其与肌肉的收缩能力相关);

得益于其结构的弹性,可作为身体内外的交流通道。

(二)内脏神经

1. 女性尿道　女性尿道接受交感神经(脊髓 T_{10} ~ T_{12} 节段)与副交感神经(脊髓 S_2 ~ S_4 节段)。支配发自脊髓 S_2 ~ S_4 节段的中间外侧柱内的神经元胞体的副交感节前轴突在盆内脏神经内走行,在膀胱壁内或近膀胱壁的膀胱神经丛内形成突触。节后纤维分布于尿道壁平滑肌。支配横纹肌的躯体神经也发自脊髓 S_2 ~ S_4 节段,在盆内脏神经内走行但不在膀胱神经丛中形成突触。感觉纤维走行于盆内脏神经内进入 S_2 ~ S_4 节段。

2. 男性尿道　男性尿道接受交感神经(脊髓 T_{10} ~ T_{12} 节段)与副交感神经(脊髓 S_2 ~ S_4 节段)。分布于尿道内括约肌的交感神经来自脊髓 T_{10} ~ T_{12} 节段的神经元,其功能为防止逆行射精。副交感节后轴突发自脊髓 S_2 ~ S_4 节段的神经元。尿道外括约肌的神经分布尚有争议,一般认为其由 Onuf 核内的神经元和阴部神经的会阴支支配。两侧 Onuf 核发出的纤维(躯体神经)与盆神经丛伴行。

(三)功能分析

膀胱和尿道的神经控制的中枢整合对正常排尿过程至关重要。排尿过程包括尿液的储存和排出。储存尿液时,膀胱容纳的尿液体积逐渐增加而膀胱内压力保持不变,部分原因可能是膀胱壁的黏弹特性,部分则是由于脊髓内运行的门控机制,可反射性抑制节前交感神经的活性。直至节前神经活动达到阈值水平,节后副交感神经元的活性都为盆神经节的门控机制所抑制。

成年男性的膀胱容量为 400 mL 左右,但通常在较小的体积时就发生了排尿。大脑皮质额下回发出对排尿的随意控制。膀胱容量达到 500 mL 时尚可忍受,超过此水平后膀胱壁牵张造成的疼痛则会产生强烈的尿意。疼痛会牵涉至 T_{10} ~ L_2 及 S_2 ~ S_4 神经分布的皮肤,包括腹前壁、会阴和阴茎。传入神经的阈刺激活延髓脑桥部的排尿中枢(M 中枢),通过下行脊髓通路驱动 S_2 ~ S_4 节段内中间外侧柱中的节前交感神经元。这些神经元的轴突到达盆内脏神经内的下腹下丛神经,在膀胱壁内和神经丛中的神经节中和节后神经元形成突触。节后轴突向逼尿肌各厚度上发出分支。被激活时可释放乙酰胆碱,激活膀胱壁逼尿肌层的壁内受体,引发排尿过程所需的膀胱持续性收缩。远端尿道平滑肌则保持尿道的闭合。

1. 男性控尿　尿道膜部水平的控尿由尿道膜部的放射状皱襞、黏膜下结缔组织、尿道固有平滑肌、尿道外括约肌的横纹肌和肛提肌的耻骨尿道部即耻骨会阴肌介导。正常收缩状态下尿道外括约肌是尿道内压的最高点。

与快慢肌纤维混合的较粗的盆底肌不同,尿道外括约肌的横纹肌成分缺少肌梭,横纹肌纤维本身通常截面较细(直径 15～20 μm),属慢肌纤维。外括约肌的慢肌纤维可以维持相对较长时间的持续性收缩,帮助维持尿道的正常闭合和控尿。这些肌纤维由脊髓 S_2～S_4 节段前外侧脚中 Onuf 核内的神经元支配。其激活由延髓脑桥部存储中枢(L 中枢)进行中枢控制。在排尿前一刻,尿道外括约肌因对 Onuf 核的中枢抑制而松弛。

2. 女性控尿　女性尿道括约肌系统由尿道固有横纹肌和平滑肌、黏膜及黏膜下组织与肛提肌的耻骨直肠肌部分(绕尿道最密)组成。

女性尿道括约肌系统的平滑肌成分围绕尿道的中下 2/3 段,形成一个绕尿道的闭合圆周肌环,远端则覆盖尿道前后面;上与膀胱颈平滑肌,下与下尿道及阴道平滑肌混合。这部分肌的收缩会将尿道压向相对固定的阴道前壁。横纹括约肌在作为尿道阴道括约肌其最远端包围尿道和阴道。尿道的黏膜和黏膜下层为雌激素依赖性,在更年期后会出现萎缩,可能引发压力性尿失禁。

四、功能障碍

与尿道相连的韧带和神经出现功能障碍,就会引起排尿障碍,如尿失禁。

五、神经反射区

当尿道功能障碍时,可以通过恢复对应外周肌筋膜(反射区)的功能,改善尿道的功能(躯体-内脏反射)(表 5-11)。

表 5-11　尿道神经反射区

低级神经中枢	躯体神经	反射区
交感神经:脊髓胸段 T_{10}～T_{12} 灰质侧角	胸神经 T_{10}～T_{12}	后支支配区:椎体 T_{10}～T_{12} 之间的竖脊肌、多裂肌、回旋肌和筋膜及皮肤
		前支支配区:第 10～11 肋间肌、第 10～12 肋间的筋膜和皮肤;脐以下的腹肌和腹部皮肤

续表 5-11

低级神经中枢	躯体神经	反射区
副交感神经:脊髓 S_2 ~ S_4	骶神经 S_2 ~ S_4	后支支配区:骶后孔周围筋膜和皮肤
		前支支配区:腘绳肌、小腿三头肌、臀肌、腓骨肌和足部固有肌;臀部、大腿后方和内侧、小腿的皮肤

第五节　前列腺－躯体功能评估与解剖学分析

一、解剖

(一)概述

前列腺为一实质性器官,表面有致密的被膜,被膜外面有一层筋膜鞘,即前列腺囊,也称"假被膜"(图 5-17)。

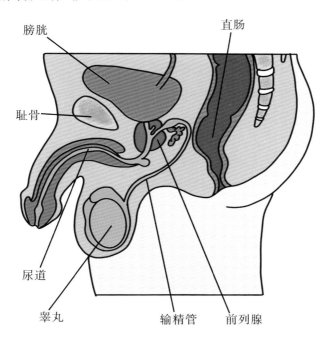

膀胱　　直肠

耻骨

尿道

睾丸　　输精管　前列腺

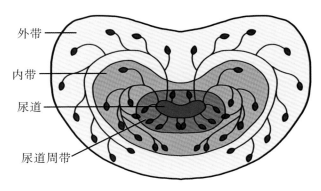

外带

内带

尿道

尿道周带

图5-17　前列腺

（二）形态结构

前列腺呈前后稍扁的栗子形,上端宽大称为前列腺底,下端尖细,为前列腺尖,底与尖之间的部分为前列腺体。前列腺体的后面平坦,中间有一纵行浅沟,称前列腺沟,活体直肠指诊可触及此沟,前列腺肥大时,此沟可消失。男性尿道在前列腺底近前缘处穿入前列腺即为尿道前列腺部,该部经腺实质前部下行,由前列腺尖穿出。近前列腺底的后缘处,有一对射精管穿入前列腺,斜向前下方,开口于尿道前列腺部后壁的精阜上。前列腺的排泄管开口于尿道前列腺部后壁的尿道嵴两侧。

依据组织结构按 McNeal 分区法将前列腺尿道分为4区:纤维肌质区、外周区、移行区和中央区。老年人因激素平衡失调或某些生长因子的作用等引起的前列腺增生,主要是尿道周围移行区的腺组织、结缔组织和平滑肌的增生而引起前列腺肥大(图5-18)。

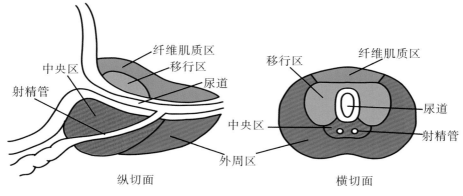

图 5-18　McNeal 分区

（三）位置和毗邻

前列腺位于膀胱与尿生殖膈之间，其底与膀胱颈、精囊和输精管壶腹毗邻，下方与尿生殖膈相接，前方为耻骨联合，后方是直肠壶腹。

二、组织结构

前列腺的被膜与支架组织均由富含弹性纤维和平滑肌的结缔组织组成。腺实质主要由 30～50 个复管泡腺组成，有 15～30 条导管开口于尿道精阜的两侧。管开口于尿道精阜的两侧。腺实质可分为 3 个带：尿道周带（又称黏膜腺），最小，位于尿道黏膜内；内带（又称黏膜下腺），位于黏膜下层；外带（又称主腺），构成前列腺的大部。腺分泌部由单层立方单层柱状及假复层柱状上皮构成，故腺腔很不规则。

三、功能单元

（一）内脏筋膜

前列腺与起自膀胱底至尿道膜部紧密贴合。前列腺位于小骨盆内较低平面，耻骨联合下缘和耻骨弓后方，直肠尿道肌和直肠壶腹前方前列腺上方为底或膀胱面，下面为尖，两边为两个侧面。前列腺前面位于耻骨弓，与耻骨弓为背侧血管复合体所分隔，疏松附着于脂肪组织上。

前列腺前部腺组织相对较少，主要由纤维肌性组织构成。前列腺的前面和侧面为一层发自盆内筋膜的被称为侧前列腺筋膜的筋膜所裂盖，此筋膜附着于前列腺中部，向后连续于前列腺侧面、血管神经束和直肠（直肠外筋膜），远端延伸至尿道。

前列腺的壁层和脏层筋膜在前下方融合，与耻骨前列腺韧带交叠。前列腺前面自前列腺尖向底延伸，窄而外凸。其上界附近经耻骨前列腺韧带与耻骨相连。尿道与前列腺尖的前上方发自此面。

前列腺的下外侧面与盆壁肌毗邻。肛提肌的前肌纤维于耻骨尿道悬带或耻骨尿道肌内包围前列腺。这些肌与前列腺为一薄层结缔组织所分隔。前列腺后面与直肠前间隙中的脂肪、由直肠膀胱陷凹的闭合发育而来的盆筋膜增厚形成的邓氏筋膜（Denonvilliers 筋膜）毗邻。直肠膀胱陷凹在胚胎发育过程中自下而上地闭合，形成邓氏筋膜，该筋膜的上界为直肠膀胱陷凹的腹膜，外侧与盆外侧筋膜融合，前方的盆外侧筋膜被称为前列腺外侧筋膜（图 5-19）。

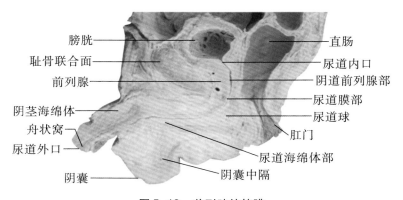

图 5-19　前列腺的筋膜

（二）内脏神经

支配前列腺交感神经节前纤维来自 $L_1 \sim L_3$ 脊髓节段，节前纤维于 $L_1 \sim L_3$ 交感神经节、肠系膜下神经节、上腹下丛及盆丛内交感神经节换元。节后纤维分布至前列腺的副交感神经来自 $S_2 \sim S_4$ 脊髓副交感核。经盆神经至所支配的组织表面的神经节交换神经元。节后纤维参与血管舒缩和分泌活动的调节。前列腺传入纤维，伴副交感盆内脏神经由 $S_2 \sim S_4$ 骶神经进入脊髓（图 5-20）。

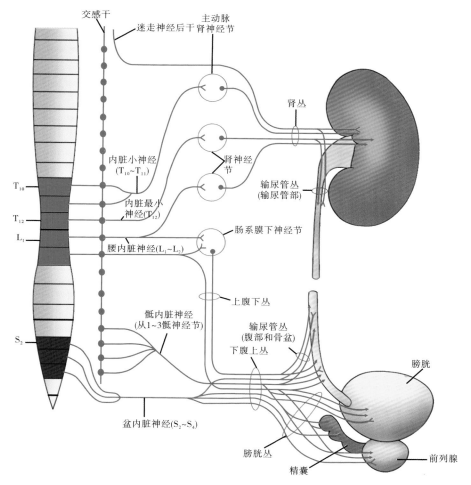

图 5-20　前列腺的神经

（三）功能分析

前列腺分泌产生前列腺液。前列腺液较稀薄,乳白色,弱酸性,是精液的主要成分之一,占射出精液量的 20% ～ 30%,含有锌、枸橼酸、多种蛋白质、蛋白酶等物质,具有保护精子活力、促进抗生殖道感染等作用。前列腺具体的功能,见表 5-12。

表5-12　前列腺生理功能

生理功能	原因分析
保护精子活力	前列腺液含高浓度的锌和酸性磷酸酶。锌与蛋白质结合,在精子表面形成保护膜,可延缓精子细胞膜脂质氧化,以维持膜结构的稳定性和通透性,使精子具有良好的活力。前列腺是机体内酸性磷酸酶含量最高的器官,其分泌的酸性磷酸酶通过水解磷酸单酯,将磷酸转移到葡萄糖和果糖上,调节精子的能量代谢
维持精液渗透和酸碱平衡	前列腺可分泌大量枸橼酸。枸橼酸可结合金属离子,有利于维持精液的渗透平衡;枸橼酸有很强的酸碱缓冲能力,从而维持精液适宜的pH,提高精子的成活率
促进受精	前列腺液中的纤溶酶原、纤溶酶和纤溶酶原激活因子均是参与精液液化的蛋白水解酶,可将凝固状态的精液变成液态,有利于精子游动,可帮助精子穿过子宫颈内的黏液屏障和卵细胞的透明带,使精子和卵细胞能够顺利结合。前列腺分泌的前列腺素可通过刺激女性生殖道的蠕动性收缩和降低宫颈管黏液的黏稠度,有利于精子进入子宫
抗生殖道感染	锌还是前列腺的抗菌因子,前列腺还能分泌抗生素,因此前列腺还具有杀菌、抗生殖道感染作用

四、功能障碍

前列腺功能障碍时,可导致排尿困难、会阴坠胀感、尿频等。

五、神经反射区

当前列腺功能障碍时,可以通过恢复对应外周肌筋膜(反射区)的功能,改善前列腺的功能(躯体-内脏反射)(表5-13)。

表5-13　前列腺神经反射区

低级神经中枢	躯体神经	反射区
交感神经:脊髓 $L_1 \sim L_3$	腰神经 $L_1 \sim L_3$	后支支配区:椎体 $L_1 \sim L_3$ 之间的竖脊肌、多裂肌、回旋肌和筋膜及皮肤
		前支支配区:脐以下腹肌和筋膜及皮肤;髂腰肌、内收肌、股四头肌、腹股沟区和大腿前方皮肤

续表 5-13

低级神经中枢	躯体神经	反射区
副交感神经:脊髓$S_2 \sim S_4$	骶神经$S_2 \sim S_4$	后支支配区:骶后孔周围筋膜和皮肤
		前支支配区:腘绳肌、小腿三头肌、臀肌、腓骨肌和足部固有肌;臀部、大腿后方和内侧、小腿的皮肤

第六节 睾丸－躯体功能评估与解剖学分析

一、解剖

(一)概述

睾丸是男性的重要生殖腺,能产生精子和分泌雄激素。对有性生殖物种而言,精子发生是极其重要的生物学过程(图 5-21)。

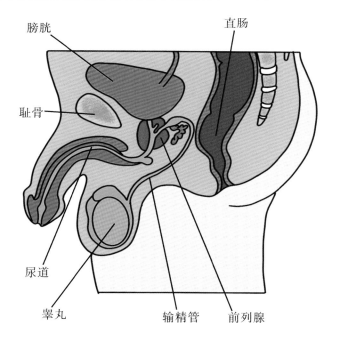

膀胱 　　　　直肠

耻骨

尿道

睾丸　　　　输精管　前列腺

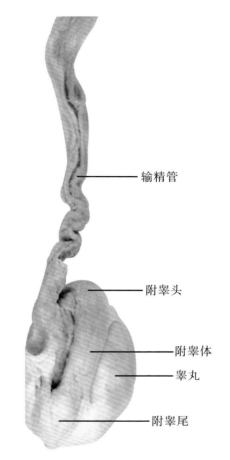

输精管

附睾头

附睾体

睾丸

附睾尾

图 5-21　睾丸

（二）结构形态

睾丸为卵圆形器官，具有产生精子和睾酮的功能。睾丸通过精索悬吊在阴囊中。左睾丸通常较右睾丸低。阴囊中睾丸的位置，与阴囊皮肤特点相结合。睾丸的蔓状静脉丛的对流热传导机制，可维持睾丸在一个低于体温 3～4 ℃的温度。

睾丸由 3 层组成的牢固的膜包绕，从外向内是鞘膜、白膜和血管膜（表5-14）。睾丸的后方为附睾的附着点，因此，只有部分被浆膜覆盖。在这里，白膜向内深入，形成睾丸纵隔，鞘膜向外突出，覆盖附睾。在阴囊内，睾丸被纤维性的中隔分开。

表 5-14　睾丸的外膜

类型	特点
血管膜	血管膜含有血管丛和疏松结缔组织,衬在白膜的内面,并覆盖睾丸内所有的隔和表面
白膜	白膜为致密呈浅蓝色的睾丸被膜,主要由胶原纤维构成。白膜覆盖着血管膜,并被血管膜的脏层覆盖。在睾丸的后方,其向内突入睾丸,形成一不完整的厚纤维隔,即睾丸纵隔。睾丸纵隔从睾丸的上端延伸到其下端。于此处,睾丸的血管、神经、睾丸导管穿行睾丸被膜
鞘膜	鞘膜为一腹膜鞘膜突的延续,其形成先于胎儿睾丸从腹部下降到阴囊。睾丸迁入阴囊后,鞘状突在内侧腹股沟环和睾丸之间下降的部分,收缩并闭塞,剩下一远端囊包含睾丸。鞘状突的闭塞失败会导致其与阴囊和腹膜腔的持续沟通,这可导致阴囊积水和腹股沟斜疝
鞘膜腔	鞘膜从睾丸表面反折,到阴囊的内表面,形成在睾丸的两端都延续的脏层和壁层。脏层覆盖睾丸的除了后面的每个面,此处在与壁层延续之前,就反折入附睾。壁层的内表面有着光滑、湿润的间皮。脏层和壁层间的潜在腔隙,即鞘膜腔,通常被一清澈、稻草色液体的薄膜占据。这液体的容积可以在睾丸的炎症、创伤或肿瘤情况下,所致淋巴引流的阻塞时增加,导致阴囊积水

二、组织结构

睾丸是实质性器官,表面有一层浆膜(鞘膜脏层)覆盖,其深面依次为致密结缔组织构成的白膜和富含血管的结缔组织构成的血管膜,白膜在睾丸后缘增厚形成睾丸纵隔。纵隔的结缔组织呈放射状伸入睾丸实质,将睾丸实质分为约 250 个锥体形小叶,每个小叶内有 1~4 条弯曲细长的生精小管。生精小管汇合成精直小管,进入睾丸纵隔后交织成睾丸网。生精小管之间的疏松结缔组织称睾丸间质。

1. 生精小管　成人的生精小管长 30~70 cm,直径为 150~250 μm,中央为管腔,壁厚 60~80 μm,主要由生精上皮构成,生精上皮由支持细胞和 5~8 层生精细胞组成,上皮下的基膜明显,基膜外侧有胶原纤维和一些梭形皂的肌样细胞。在内皮素和血管紧张素等的刺激下,肌样细胞的收缩有助于精子由睾丸进入附睾。

(1)生精细胞　生精细胞包括精原细胞、初级精母细胞、次级精母细胞、精子细胞和精子。在青春期前,生精小管管腔很小或阙如,管壁中只有支持细胞和精原细胞。自青春期开始,在垂体促性激素的作用下,生精细胞不断增殖、分化、形成精子,生精小管壁内可见不同发育阶段的生精细胞。由精原细胞发育成为精子的过程称精子发生。

精子形似蝌蚪,长约 60 μm,分为头、尾两部分。精子头部正面观呈卵圆形,侧面观呈梨形。头内主要有一个染色质高度浓缩的细胞核,核的前 2/3 有顶体覆盖。顶体含多种水解酶,如顶体蛋白酶、透明质酸酶和酸性磷酸酶等。在受精时,精子释放顶体酶,破坏卵子外周的放射冠与透明带,最终进入卵子内。

从青春期到老年期,睾丸均有生精能力,但在 45 岁以后生精能力逐渐减弱。正常情况下,精子生成和存活的适宜温度低于体温 1～2 ℃,阴囊内温度比腹腔内温度低 2 ℃左右,有利于精子的生成和存活。长期吸烟、酗酒、放射线照射及某些药物等均可引起精子生成减少或不生成。

(2)支持细胞   支持细胞呈不规则长体形,从生精上皮基底一直伸达腔面,其轮廓不清,核常呈不规侧形,核染色稀疏,染色浅,核仁明显。支持细胞对生精细胞起支持和营养作用,其微丝和微管的收缩可使不断成熟的生精细胞向腔面移动,并促使精子释放入管腔。精子形成过程中脱落下来的残余体,可被支持细胞吞噬和消化。支持细胞在促卵泡生成素(FSH)和雄激素的作用下合成雄激素结合蛋白(ABP)。ABP 可与雄激素结合,以保持生精小管内有较高的雄激素水平,促进精子发生。同时,支持细胞可分泌抑制素和激活素,调节腺垂体远侧部合成和分泌 FSH。抑制素可反馈性抑制垂体分泌 FSH,以维持雄激素结合蛋白分泌量的稳定;激活素与抑制素作用相拮抗。支持细胞之间的紧密连接参与构成血－睾屏障,可阻止大部分有害物质进入精子发生的微环境,防止精子抗原物质逸出生精小管从而引发自身免疫反应。

2. 睾丸间质   生精小管之间的睾丸间质为疏松结缔组织,富含血管和淋巴管。间质内除有通常的结缔组织细胞外,还有一种间质细胞。该细胞常成群分布,体积较大,圆形或多边形,核圆居中,胞质嗜酸性较强,具有分泌类固醇素细胞的超微结构特点。

间质细胞的主要功能是合成和分泌雄激素,此外,间质细胞还能分泌少量的雌激素,并能合成和分泌多种生长因子和生物活性物质,参与睾丸功能的局部调节。

3. 精直小管和睾丸网   精直小管管径较细,管壁上皮由单层支持细胞构成,无生精细胞;支持细胞由柱状逐渐变为立方形,细胞之间的紧密连接由细胞基部移至细胞顶部。睾丸网管腔大而不规则,由单层立方上皮围成,细胞之间也有紧密连接。生精小管产生的精子经精直小管和睾丸网进入附睾。

三、功能单元

(一)内脏筋膜

睾丸被一坚硬的胶质白膜包绕,其向后变厚形成睾丸纵隔。血管、淋巴管和生殖管都在纵隔处进入和离开睾丸。在睾丸纵隔始发的分隔向内侧延伸,分隔睾丸为约250个小叶,其大小可有变化,最大和最长的小叶靠近中间。每个小叶包含1~4个盘绕的生精小管和由间质细胞、肥大细胞、巨噬细胞、神经和血管组成的间质组织。

生精小管呈典型的高度卷曲,形成袢状,两端都终于睾丸纵隔。生精发生于高度卷曲的部分。当管到达靠近纵隔的小叶顶部,它们变成较少卷曲,并形成短的精直小管,缺乏生精细胞,而是由立方上皮内衬。在睾丸纵隔之中,精直小管吻合并形成睾丸网,其由扁平上皮细胞内衬。在此处,导管液被重吸收,精液变得浓缩。睾丸网分裂,并形成7~15个传出小管,其作为传送精子到附睾头的小管。输出小管由纤毛柱状上皮细胞内衬,其也含有无纤毛、活跃的内分泌细胞。在上皮细胞的内衬之外,小管被一纤薄的环行平滑肌覆盖。

(二)内脏神经

睾丸的神经来自脊髓 T_{10} ~ T_{11} 节段,所发出的神经纤维,通过肾和主动脉丛,伴随睾丸血管,或是发自盆丛的纤维,并伴行输精管,同时也接受来自脊髓 S_2 ~ S_4 的副交感神经的支配(图5-22)。

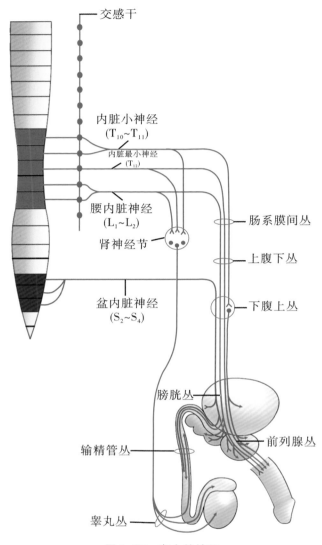

交感干

内脏小神经
(T₁₀~T₁₁)

内脏最小神经
(T₁₂)

腰内脏神经
(L₁~L₂)

肾神经节

盆内脏神经
(S₂~S₄)

肠系膜间丛

上腹下丛

下腹上丛

膀胱丛

前列腺丛

输精管丛

睾丸丛

图 5-22　睾丸的神经

（三）功能分析

　　睾丸是男性的性器官，除了具有生精功能外，还具有重要的分泌功能。睾丸间质细胞通过合成和分泌雄激素对生精、胚胎性别分化、性征发育、性功能和生长代谢等生理过程发挥调节作用，支持细胞通过分泌抑制素和激活素调节腺垂体远侧部合成和分泌 FSH。

睾丸的功能主要受下丘脑－腺垂体的调节；在睾丸局部，尤其是生精细胞、支持细胞和间质细胞之间还存在着较为复杂的局部调节机制。睾丸局部可产生一些细胞因子或生长因子。睾丸间质细胞可产生多种肽类物质，如胰岛素样生长因子、转化生长因子、表皮生长因子等生长因子。睾丸间质中的巨噬细胞能分泌肿瘤坏死因子、白细胞介素等细胞因子。这些生长因子或细胞因子可能以旁分泌或自分泌的方式参与睾丸功能的局部调节。

在正常情况下，下丘脑、腺垂体和睾丸各种激素的分泌量相对恒定，其中某种激素分泌量的变化，或某种激素相应受体的改变，将影响精子发生，并导致第二性征改变及性功能障碍。

四、功能障碍

若睾丸出现功能障碍，会造成不育、腰痛、腹痛、下肢疼痛。

五、神经反射区

当睾丸功能障碍时，可以通过恢复对应外周肌筋膜（反射区）的功能，改善睾丸的功能（躯体－内脏反射）（表5-15）。

表5-15　睾丸神经反射区

低级神经中枢	躯体神经	反射区
交感神经：脊髓 $T_{10} \sim T_{11}$	脊神经 $T_{10} \sim T_{11}$	后支支配区：椎体 $T_{10} \sim T_{11}$ 之间的竖脊肌、多裂肌、回旋肌和筋膜及皮肤
		前支支配区：第 10～11 肋间肌和筋膜及皮肤；脐以上腹肌和筋膜及皮肤
副交感神经：脊髓 $S_2 \sim S_4$	骶神经 $S_2 \sim S_4$	后支支配区：骶后孔周围筋膜和皮肤
		前支支配区：腘绳肌、小腿三头肌、臀肌、腓骨肌和足部固有肌；臀部、大腿后方和内侧、小腿的皮肤

第七节　男性性行为评估与解剖学分析

一、男性性行为概述

男性性行为涉及心理活动、阴茎勃起和射精。阴茎勃起和射精受中枢神经、激素、社会、环境和心理等因素的调节和影响。

二、男性性行为机制

（一）阴茎勃起机制

阴茎勃起是心理性和局部机械刺激引发的反射，是神经、内分泌（激素）和心理等因素影响下的血流动力学变化的结果。阴茎勃起按照产生的原因可分为心理性（中枢性）勃起、反射性勃起和夜间勃起（表5-16）。

表5-16　阴茎勃起分类及其特点

类型	特点
心理性（中枢性）勃起	视觉、听觉、嗅觉和味觉或想象等刺激，使得大脑皮质相关区域兴奋，并通过脊髓骶髓的副交感神经传出神经，调控海绵体内螺旋动脉和平滑肌，使得阴茎勃起
反射性勃起	对阴茎和周围区域爱抚和触摸的刺激信息，传入阴茎勃起低级中枢骶髓，兴奋副交感神经，一方面上传到大脑皮质产生意识，另一方面通过副交感神经传出到达阴茎血管，使得血管舒张，阴茎勃起
夜间勃起	在睡眠时出现的阴茎勃起的生理现象，发生在浅睡眠时，一般规律睡眠的男子每晚出现夜间勃起4～6次，每次持续约30 min，一般与梦伴随出现。其意义在于定时将较多的氧气带入阴茎。另外，若清晨在浅睡眠状态下醒来时发生勃起，称为早晨勃起（晨勃）

1.血流动力学　阴茎勃起是神经血管现象。勃起的神经中枢整合信息后发出传出冲动，使得副交感神经兴奋，作用于阴茎血管内皮细胞和平滑肌细胞，导致海绵体平滑肌松弛，动脉血管扩张，血液大量流入阴茎海绵窦，使得阴茎肿胀，海绵体内压增加产生坚硬勃起；同时环绕阴茎根部的骨盆肌肉和球海绵体平滑肌收缩也会减少静脉的回流。当支配勃起的交感神经兴奋性增加时，阴茎动脉血管和海绵体平滑肌收缩，阴茎动脉血流减少，静脉流出增加，阴茎出现萎软。

2. 神经调控　目前,人类阴茎勃起高级中枢确切位置还不清楚。但是,动物实验研究发现,动物的勃起高级中枢在下丘脑,主要位于下丘脑的视前内侧核和室旁核,这些神经核发出神经纤维分布到勃起的低级中枢脊髓。与勃起相关的中枢神经递质有肾上腺素、去甲肾上腺素、多巴胺、5-羟色胺、催乳素和促黑激素等。与勃起相关的副交感神经末梢释放乙酰胆碱,使得阴茎血管舒张和海绵体平滑肌松弛。

3. 激素调控　在男性,雄激素睾酮可刺激性欲,引起自发性阴茎勃起。雄激素随年龄变化明显,青年男性睾酮水平高,性欲旺盛轻微刺激或无刺激也可勃起。随着年龄的增加,体内睾酮等雄激素分泌减少,需要更强的刺激,才能引起性欲兴奋以达到勃起。

(二)射精机制

射精是男性性高潮时精液经过尿道射出体外的过程,分为移精和射精。

1. 移精　在性兴奋期,阴茎海绵体逐渐充血勃起(副交感神经兴奋性增加),附睾、前列腺和精囊腺等分泌不断增加。随着性兴奋的高涨,交感神经兴奋性增加,输精管规律性收缩,同时前列腺周围的骨盆肌肉也开始收缩,由此驱动附睾尾部的精子进入输精管壶腹,输精管壶腹收缩,驱使精子进入前列腺尿道部,并与附睾和附属腺的分泌物混合,组成精液,尿道因此产生射精前的饱胀感和射精不可避免的紧迫感,此过程即为移精。同时,尿道内外括约肌处于收缩状态,后尿道压力不断增加,性兴奋不断增强。

2. 射精　当性反应进入高潮期,交感神经张力增加增强,精液逐渐聚集在后尿道,后尿道压力进一步增加,尿道外括约肌因此松弛,而尿道内括约肌仍然保持紧张收缩状态,膀胱颈部仍关闭,以防止精液逆流入膀胱内。与此同时,阴茎处于高度勃起状态,前尿道弯曲消失,后尿道平直,前列腺和会阴部肌肉规律收缩,压迫尿道,使得精液经过尿道外口射出。

3. 射精的神经调节　泄精和射精是自主神经调控下的神经反射,交感神经处于兴奋状态,而副交感神经受到抑制。射精中枢包括大脑中的高级中枢和腰骶部的低级中枢。高级中枢可能位于下丘脑视前核、丘脑前核等。低级中枢位于腰骶部脊髓灰质侧角的中间带外侧核,其中泄精中枢主要在脊髓的 $T_{11} \sim L_2$,射精中枢位于脊髓 $S_2 \sim S_4$。

三、功能障碍

若射精潜伏期过短,导致过早射精,称为早泄。

四、神经反射区

当男性性功能障碍时,可以通过恢复对应外周肌筋膜(反射区)的功能,改善性功能(躯体-内脏反射)(表5-17)。

表5-17　男性性功能神经反射区

低级神经中枢	躯体神经	反射区
交感神经:脊髓 $T_{11} \sim L_2$	脊神经 $T_{11} \sim L_2$	后支支配区:椎体 $T_{11} \sim L_2$ 之间的竖脊肌、多裂肌、回旋肌和筋膜及皮肤
		前支支配区:脐以下腹肌和筋膜及皮肤;髂腰肌、内收肌、腹股沟区和大腿前方皮肤
副交感神经:脊髓 $S_2 \sim S_4$	骶神经 $S_2 \sim S_4$	后支支配区:骶后孔周围筋膜和皮肤
		前支支配区:腘绳肌、小腿三头肌、臀肌、腓骨肌和足部固有肌;臀部、大腿后方和内侧、小腿的皮肤

 第八节　子宫-躯体功能评估与解剖学分析

一、解剖

(一)概述

子宫为中空性肌性器官,是胚胎发育、生长的场所。其下端伸入阴道,为子宫颈(图5-23)。

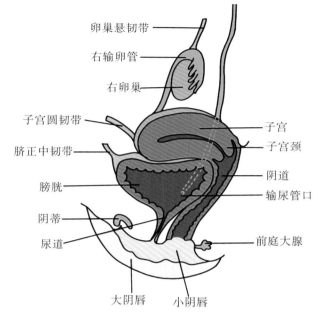

卵巢悬韧带

右输卵管

右卵巢

子宫圆韧带

脐正中韧带

膀胱

阴蒂

尿道

大阴唇

小阴唇

子宫

子宫颈

阴道

输尿管口

前庭大腺

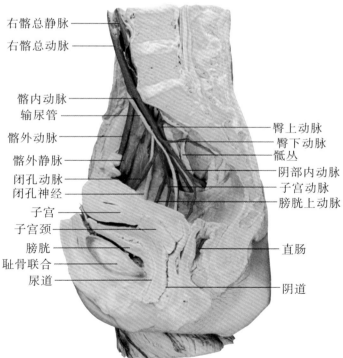

右髂总静脉

右髂总动脉

髂内动脉

输尿管

髂外动脉

髂外静脉

闭孔动脉

闭孔神经

子宫

子宫颈

膀胱

耻骨联合

尿道

臀上动脉

臀下动脉

骶丛

阴部内动脉

子宫动脉

膀胱上动脉

直肠

阴道

图 5-23　子宫

（二）形态结构

子宫呈倒置的梨形，前后略扁，左、右两缘皆钝圆，长 7～8 cm，宽 4～5 cm，厚 2～3 cm，重 40～50 g，由上而下分为底、体、峡和颈 4 部分。子宫底为输卵管子宫口水平面以上隆凸的部分，钝圆而游离，与回肠袢和乙状结肠相毗邻。子宫颈是子宫下端较狭窄而呈圆柱状，成人长 2.5～3.0 cm，其下部 1/3 段深入阴道内的部分，称子宫颈阴道部；上部 2/3 段位于阴道以上，称子宫颈阴道上部。子宫体为子宫底与子宫峡之间部分，子宫峡为子宫体下部与子宫颈阴道上部相接处较狭细部分。非妊娠时，子宫峡不明显，长约 1 cm；妊娠期，子宫峡可随子宫底的上升而逐渐伸展变长，形成子宫下段；妊娠末期，可延长至 7～10 cm，峡壁逐渐变薄，肌纤维和血管多斜行交叉。子宫与输卵管相接处称子宫角。

（三）位置和毗邻

子宫位于骨盆中央，膀胱与直肠之间，前面与膀胱相邻，后面与直肠毗邻，两侧有输卵管和卵巢，朝向盆的侧壁；下端接阴道。未妊娠时，子宫底位于小骨盆上口平面以下，朝向前上方，子宫颈下端位于坐骨棘平面的稍上方。成年子宫的位置呈前倾前屈位。前倾是指整个子宫向前倾斜，子宫长轴与阴道长轴之间形成一个向前开放的夹角，约为 90°；前屈是指子宫体与子宫颈不在一条直线上，二者之间形成一个向前开放的钝角约为 170°。人体直立时，子宫体伏于膀胱的后上方。子宫的位置与膀胱和直肠的充盈程度有关。妊娠期子宫的形态和位置变化较大，妊娠期子宫的子宫底最高可抵达剑突下。

子宫为腹膜间器官，其前面的下 1/3（即子宫颈阴道部）及左右侧缘无腹膜覆盖。膀胱上面的腹膜向后折转覆盖子宫前面，在膀胱与子宫之间形成膀胱子宫陷凹。折转处约在子宫颈高度。子宫后面的腹膜从子宫体向下移行至子宫颈及阴道后穹的上面，再返折至直肠的前面，在直肠与子宫之间形成一个较深的直肠子宫陷凹，是女性腹膜腔在直立位时的最低部位。子宫侧缘的腹膜向两侧延展，到达盆腔侧壁，形成子宫阔韧带。子宫颈阴道部隔着阴道后穹和直肠子宫陷凹与直肠前壁相邻。

二、组织结构

（一）子宫壁的组织学结构

子宫壁由外向内可分外膜、肌层和内膜三层。

1. 外膜　子宫外膜大部分为浆膜，只有子宫颈部分为纤维膜。

2. 肌层　子宫肌膜很厚,由平滑肌和肌纤维间结缔组织组成。在其结缔组织中除有血管和一般细胞成分外,未分化间充质细胞尤为丰富。妊娠时,新增的平滑肌纤维来自未分化间充质细胞或平滑肌细胞自身的分裂。雌激素有促使平滑肌细胞数量增加的作用。孕酮能使平滑肌细胞体积增大,并有抑制平滑肌收缩的功能。分娩后子宫平滑肌纤维逐渐变小,恢复原状,部分平滑肌纤维自溶分解而被吸收。肌层的收缩活动,有助于精子向输卵管运行、经血排出及胎儿娩出。

3. 内膜　子宫内膜由单层柱状上皮和固有层组成,上皮与输卵管黏膜上皮相似,也由纤毛细胞和分泌细胞构成,纤毛细胞数量少,分泌细胞数量多。固有层较厚,除含有较多网状纤维、淋巴细胞、巨噬细胞、肥大细胞、浆细胞及丰富的血管、淋巴管和神经外,还有大量的分化程度较低的梭形或星形细胞,称为基质细胞。其合成和分泌胶原蛋白,并随妊娠及月经周期变化而增生与分化。固有层内还有子宫腺,为内膜上皮向固有层内凹陷而成的单管状腺,其末端常有分支。腺上皮主要是分泌细胞,纤毛细胞较少。子宫底部和体部的内膜可分为深、浅两层:浅层为功能层,每次月经来潮时发生脱落,受精卵在此层植入;深层称为基底层,在月经和分娩时均不脱落并有较强的增生和修复能力,能产生新的功能层。

(二)子宫颈的组织学结构

子宫颈壁由外向内分为纤维膜、肌层和黏膜。纤维膜为纤维性结缔组织。肌层平滑肌较少且分散,结缔组织较多。黏膜形成许多大而分支的皱襞。相邻皱襞之间的裂隙形成腺样的隐窝,在切面上形似分支管样腺,因此也可称为子宫颈腺。黏膜上皮为单层柱状,由少量纤毛细胞和较多分泌细胞及储备细胞构成。储备细胞较小,散在于柱状细胞和基膜之间,分化程度较低,有增殖修复功能。上皮纤毛向阴道摆动,可促使相邻分泌细胞的分泌物排出并使分泌物流向阴道。宫颈阴道部的黏膜光滑,上皮为复层扁平,细胞内含有丰富的糖原。宫颈外口处,单层柱状上皮移行为复层扁平上皮。

三、功能单元

(一)内脏筋膜

子宫与许多"韧带"相连,可支持和固定子宫。

1. 子宫阔韧带　双侧阔韧带从子宫延伸到卵巢和盆侧壁,横向固定子宫上部。子宫阔韧带为腹膜皱襞,横向包绕子宫,并从子宫向两侧延伸到盆壁,并在此移行为腹膜。阔韧带上缘游离,下缘移行为膀胱、直肠和盆腔侧壁的腹膜。其游离缘借子宫底相互移行,在肛提肌上面附近下方相互分离。

输卵管居两侧的上游离缘。子宫阔韧带分为 3 部分:输卵管系膜、卵巢系膜、子宫系膜(表 5-18)。

表 5-18 子宫阔韧带

分类	特点
输卵管系膜	输卵管系膜连接在输卵管上方、卵巢系膜的后下方,其在上外侧与卵巢悬韧带相连,在内侧与卵巢固有韧带相连。输卵管漏斗的伞部从其游离侧端放射分布
卵巢系膜	卵巢系膜从子宫阔韧带后面放射出来,实际是子宫阔韧带的一小部分。卵巢系膜连接到卵巢门,内部走行卵巢血管与神经
子宫系膜	子宫系膜是子宫阔韧带最大的组成部分,从盆底延伸到卵巢固有韧带和子宫体。此韧带向外延续,在髂外血管上方形成了一个明显的皱襞。子宫系膜还包裹了子宫圆韧带的近端和平滑肌及疏松结缔组织

2. 子宫圆韧带　子宫圆韧带是窄而略扁的束状带,长 10～12 cm,起自子宫外上角,沿腹股沟管下行,终止于大阴唇外部。但是有解剖研究发现,子宫圆韧带正好终止于腹股沟管浅环的外侧。在近子宫处,子宫圆韧带含有许多平滑肌,但向远端平滑肌逐渐减少,至其末端时只有纤维束。圆韧带内有血管、神经、淋巴管。

3. 子宫骶韧带、子宫主韧带和耻骨宫颈韧带　这 3 条韧带是脏器或者盆腔内致密的结缔组织,将盆腔脏器连接至盆腔侧壁。它们以宫颈为中心,车辐状向四周走行,为子宫提供强有力的支持。宫体和宫颈外侧的结缔组织即子宫旁组织,向下延续为阴道旁组织。子宫骶韧带从子宫颈和子宫体的两侧向后,经直肠的两侧附着于骶骨前方。

子宫主韧带从子宫颈和阴道穹侧部向外广泛地连接到盆腔壁。输尿管下部和盆腔血管横行于子宫主韧带。耻骨宫颈韧带从子宫和阴道上部的前面向前行,然后分叉包绕尿道,终止于耻骨后面。

子宫主韧带和子宫骶韧带在站立时几乎垂直走行,维持阴道上部呈近水平轴位。子宫骶韧带和子宫主韧带密切联系,共同支持子宫和阴道,另外盆底肌,包括肛提肌和尾骨肌,尿生殖膈和会阴体也参与了支持子宫。

(二)内脏神经

子宫由丰富的交感神经(脊髓 T_{12}～L_2)与副交感神经(脊髓 S_2～S_4)支配。

子宫的交感节前纤维源自 $T_{12} \sim L_2$ 脊髓节段,经腰内脏神经及骶交感干分支在腹下丛内的神经细胞、交感干神经节及子宫颈神经节换元,节后纤维分布至子宫各层。副交感节前纤维源自 $S_2 \sim S_4$ 副交感核,经盆内脏神经、下腹下丛及子宫阴道丛在子宫颈神经节及沿子宫血管分布的子宫壁内神经节换元,节后纤维分布至子宫壁各层。

子宫的传入纤维经子宫阴道丛与交感神经伴行,亦有伴副交感神经行走者。前者经腹下神经上腹下丛、腹主动脉丛、腰内脏神经及内脏最小神经,由 $T_{11} \sim L_3$ 背根节进入脊髓。后者经盆内脏神经进入 $S_2 \sim S_4$ 脊髓后角(图5-24)。

(三)功能分析

子宫有月经周期,同时是孕育胎儿的器官,还具有参与内分泌的作用,维持身体的内分泌平衡。

自青春期开始,子宫底部和体部的内膜功能层出现周期性变化,即每28 d左右发生一次内膜剥脱出血、增生、修复过程,称为月经周期。规律性月经周期的建立是女性性功能成熟的标志。月经第一次来潮称为月经初潮,初潮年龄可受多种因素的影响,如环境、气候及健康状况等,一般在13 ~ 15 岁,也有早至10 ~ 12 岁或迟至17 ~ 18 岁的。

下丘脑神经内分泌细胞产生的促性腺激素释放激素(GnRH)使腺垂体促性腺细胞分泌 FSH 和少量 LH 入血液,通过血液循环作用靶器官卵巢。FSH 可促进卵泡生长、成熟并分泌大量雌激素。卵巢分泌的雌激素可使子宫内膜转入增生期。当血中的雌激素达到一定浓度时,对下丘脑和腺垂体产生反馈作用,抑制 FSH 的分泌,促进 LH 的分泌。当 LH 和 FSH 的水平达到一定比例关系时,卵巢排卵并形成黄体。黄体产生孕激素和雌激素,使子宫内膜进入分泌期。当血中的孕激素增加到一定浓度时,又反馈作用于下丘脑和垂体,抑制 LH 的释放,于是黄体退化,血中孕激素和雌激素减少,子宫内膜进入月经期。由于血中雌激素、孕激素的减少,反馈性地作用于下丘脑使腺垂体释放的 FSH 又开始增加,卵泡又开始生长发育,重复另一周期,如此周而复始。

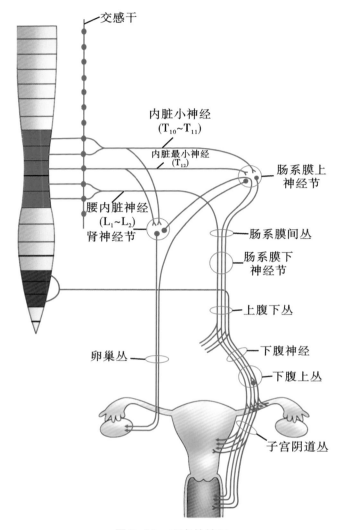

图 5-24　子宫的神经

四、功能障碍

子宫出现功能障碍,会导致不孕、月经失调、腰痛、腹痛、大腿疼痛。

五、神经反射区

当子宫功能障碍时,可以通过恢复对应外周肌筋膜(反射区)的功能,改善子宫的功能(躯体-内脏反射)(表5-19)。

表5-19 子宫神经反射区

低级神经中枢	躯体神经	反射区
交感神经:脊髓 $T_{12} \sim L_2$	脊神经 $T_{12} \sim L_2$	后支支配区:椎体 $T_{12} \sim L_2$ 之间的竖脊肌、多裂肌、回旋肌和筋膜及皮肤
		前支支配区:脐以下腹肌和筋膜及皮肤;髂腰肌、内收肌、腹股沟区和大腿前方皮肤
副交感神经:脊髓 $S_2 \sim S_4$	骶神经 $S_2 \sim S_4$	后支支配区:骶后孔周围筋膜和皮肤
		前支支配区:腘绳肌、小腿三头肌、臀肌、腓骨肌和足部固有肌;臀部、大腿后方和内侧、小腿的皮肤

第九节 卵巢－躯体功能评估与解剖学分析

一、解剖

(一)概述

卵巢为女性生殖腺,其主要功能是产生和排出卵子,分泌女性激素,使女子具备正常的生理特征和生育能力。卵巢具有显著的年龄变化特征(图5-25)。

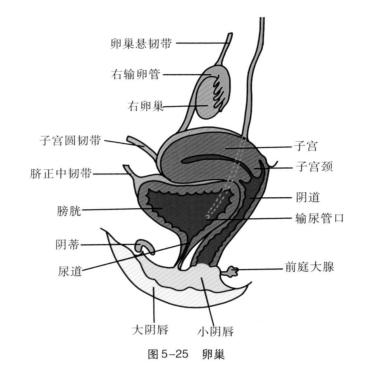

图5-25　卵巢

（二）结构形态

卵巢是成对的实质性器官，位于子宫两侧、盆腔外侧壁髂内外动脉分叉处的卵巢窝内。卵巢呈扁卵圆形，略呈灰红色，分内、外侧两面，前、后两缘和上、下两端。内侧面朝向盆腔，与小肠为邻；外侧面与盆腔侧壁卵巢窝内的腹膜相贴。上端钝圆与输卵管末端接触，称为输卵管端；下端较细借卵巢固有韧带连于子宫，称为子宫端。前缘借卵巢系膜连于子宫阔韧带，称卵巢系膜缘，其中部有血管、神经等出入的卵巢门后缘游离，称独立缘。

卵巢的形态、大小随年龄而异，成年女子的卵巢重5~6 g。幼女的卵巢较小，表面光滑。性成熟期卵巢最大，由于多次排卵，卵巢表面出现瘢痕，表现为凸凹不平。更年期的卵巢逐渐缩小。绝经期的卵巢随月经停止而逐渐萎缩。

二、组织结构

卵巢表面由被膜包裹，被膜表层是由单层扁平或单层立方上皮构成的表面上皮，上皮下方为薄层的致密结缔组织，称为白膜，被膜下为实质，其周围部为皮质中央为髓质。皮质较厚主要含有不同发育阶段的卵泡、黄体和白体等结构。髓质范围较小，由疏松结缔组织构成，含较多的血管和淋巴管。

门细胞靠近卵巢系膜，是一种内分泌细胞，结构和功能类似于睾丸间质细胞，呈多边形，具有分泌类固醇类激素细胞的超微结构特点，分泌雄激素。位于卵巢皮质卵泡呈球形，由一个卵母细胞和包绕在其周围的卵泡细胞组成。根据处在不同发育阶段的卵泡结构特点，卵泡可以分为原始卵泡、初级卵泡、次级卵泡和成熟卵泡。初级卵泡和次级卵泡常合称为生长卵泡。

三、功能单元

（一）内脏筋膜

卵巢的腹膜和韧带支持结构包括骨盆漏斗韧带、卵巢固有韧带和卵巢系膜（表5-20）。

表5-20　卵巢的支持结构

类型	特点
骨盆漏斗韧带（卵巢悬韧带）	卵巢悬韧带是由腹膜皱襞形成的，它与卵巢的外侧面上端部分相连。在右侧，卵巢悬韧带附着于盲肠和阑尾后下方的腹膜皱襞；在左侧，腹膜附着点高于右侧，位于降结肠和乙状结肠的交界处的外侧。该韧带经过髂外血管、生殖股神经和输卵管的上方加入覆盖腰大肌的腹膜
卵巢固有韧带	卵巢固有韧带将卵巢的子宫端和子宫的外侧角连接起来，位于输卵管的后下方。它位于子宫阔韧带的后面，内部包含一些平滑肌细胞。卵巢固有韧带与圆韧带的内缘相延续，二者是韧带的残余物
卵巢系膜	卵巢系膜是一个短的腹膜皱襞，它将卵巢固定在子宫阔韧带的后面，它包含着进出卵巢门的血管和神经

（二）内脏神经

卵巢接受交感神经（脊髓 $T_{10} \sim T_{11}$）和副交感神经（脊髓 $S_2 \sim S_4$）支配。两类神经交织成卵巢丛，该丛大部分纤维来自腹主动脉丛，少部分纤维来自肾丛及腹腔神经丛。由子宫神经丛发出的纤维亦进入卵巢。神经丛的纤维包绕卵巢动、静脉，与血管一同入卵巢门达髓质。于髓质内形成卵巢内神经丛，由丛分支进入皮质。丛的纤维多分布于血管壁上。

卵巢内的神经纤维主要为无髓纤维,有髓纤维较少。后者被认为可能是感觉纤维。感觉纤维沿交感神经至脊髓胸 10 节段。卵巢内特别是卵巢门存在神经节细胞,为副交感节后神经元(图 5-26)。

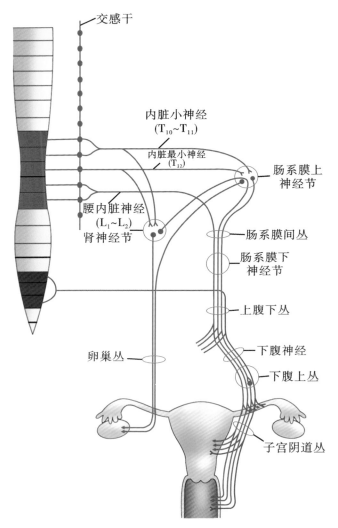

图 5-26　卵巢的神经

(三)功能分析

1. 排卵　成熟卵泡的卵泡壁破裂,次级卵母细胞和其周围的透明带、放射冠和卵泡液从卵巢排出的过程称为排卵。生育期妇女,一般每隔 28 d 左右排一次卵,两侧卵巢左右交替排卵。通常一次只排一个卵,偶见排两个或两个以上。正常排卵出现在月经周期的第 14 天左右。

2. 排卵机制 排卵既有激素作用下的酶性溶解,又有神经肌肉机制的作用,卵巢本身结构和代谢的变化也参与排卵的调控。

(1)促性腺激素的作用 排卵前,由于成熟卵泡分泌的雌二醇促使下丘脑促性腺激素释放激素的大量释放,进而引起腺垂体释放促性腺激素,使血浆中 LH/FSH 的水平达到最高峰值。在 FSH 的协同作用下,LH 激发卵泡膜中腺苷酸环化酶的活性,导致 cAMP 增加,引起颗粒细胞黄体化的同时,使卵泡内孕酮增加,并促使卵泡破裂部位溶酶体生成,激活卵泡细胞中核糖核酸和蛋白质合成,促进蛋白质水解酶、胶原酶等酶的释放,或是产生纤维蛋白酶原致活物质,使卵泡液中无活性的纤维蛋白酶原变成有活性的纤维蛋白酶,进而催化基底膜和卵泡内膜溶解,使卵泡壁张力下降,膨胀性增加,最后引起排卵。

(2)卵泡神经肌样作用 在卵泡壁上存在富含自主神经末梢的平滑肌样细胞,主要分布在成熟卵泡细胞的外膜细胞上。这些平滑肌样细胞含有肾上腺素能与胆碱能受体,肾上腺素能和胆碱能神经纤维分布于平滑肌样细胞间。这些特殊的平滑肌样细胞的数量随卵泡成熟而不断增加,细胞质内含有收缩蛋白、肌动蛋白和肌球蛋白。在排卵前 2~3 h,卵巢自发性地收缩频率开始增加,在排卵前后达到高峰。一方面在神经的调控下神经末梢释放递质促使卵泡壁的平滑肌进排卵;另一方面在前列腺素的作用下,平滑肌收缩增强,并使卵巢收缩频率增加。卵巢的收缩导致顶端变薄的卵泡破裂。

3. 卵巢的内分泌功能 卵巢除了具有生卵作用外,还具有重要的内分泌功能,即通过合成分泌雌激素和孕激素调节女性生殖系统(表 5-21)。雌激素和孕激素均属于脂溶性类固醇激素,可自由通过细胞膜,进入细胞内。二者的受体都为细胞内受体。当雌激素和孕激素与其相应的细胞内受体结合形成复合物后,便转移到细胞核内,调节靶基因的转录,产生生物学效应。此外,卵巢还分泌少量的雄激素和抑制素等其他激素。

表 5-21 卵巢分泌的激素

类型	分泌细胞	生理作用
雌激素	黄体的膜黄体细胞分泌	促进女性生殖器官的发育;促进女性第二性征和性欲的产生;对代谢的影响;调节腺垂体激素分泌;对中枢神经系统的影响

续表 5-21

类型	分泌细胞	生理作用
孕激素	粒黄体细胞	调节腺垂体激素的分泌;影响生殖器官的生长发育和功能活动;促进乳腺腺泡的发育;升高女性基础体温
雄激素	卵泡膜细胞、肾上腺皮质网状带细胞和卵巢门细胞	刺激女性阴毛和腋毛生长
抑制素	卵泡颗粒细胞	调节卵泡的生长发育

4.卵巢的内分泌调节　卵巢的内分泌功能呈周期性,并受下丘脑-腺垂体-卵巢轴的调节。下丘脑神经内分泌细胞释放的 GnRH,经垂体门静脉系统运输至腺垂体,促使腺垂体嗜碱性细胞释放 FSH 与 LH。二者直接调控卵巢的排卵和内分泌功能,卵巢分泌的激素在影响子宫内膜的同时,对下丘脑GnRH 和腺体 FSH、LH 的分泌进行反馈性调控。

四、功能障碍

若卵巢出现功能障碍,会造成不孕、月经失调、腰痛、腹痛、下肢疼痛。

五、神经反射区

当卵巢功能障碍时,可以通过恢复对应外周肌筋膜(反射区)的功能,改善卵巢的功能(躯体-内脏反射)(表5-22)。

表 5-22　卵巢神经反射区

低级神经中枢	躯体神经	反射区
交感神经:脊髓 $T_{10} \sim T_{11}$	脊神经 $T_{10} \sim T_{11}$	后支支配区:椎体 $T_{10} \sim T_{11}$ 之间的竖脊肌、多裂肌、回旋肌和筋膜及皮肤
		前支支配区:第 10~11 肋间肌和筋膜及皮肤;脐以上腹肌和筋膜及皮肤

续表 5-22

低级神经中枢	躯体神经	反射区
副交感神经:脊髓 $S_2 \sim S_4$	骶神经 $S_2 \sim S_4$	后支支配区:骶后孔周围筋膜和皮肤
		前支支配区:腘绳肌、小腿三头肌、臀肌、腓骨肌和足部固有肌;臀部、大腿后方和内侧、小腿的皮肤

第十节 输卵管－躯体功能评估与解剖学分析

一、解剖

(一)概述

输卵管具有极其复杂而精细的生理功能,对摄卵、精子获能、卵子受精、受精卵输送及早期胚胎的生存和发育起着重要作用(图 5-27)。

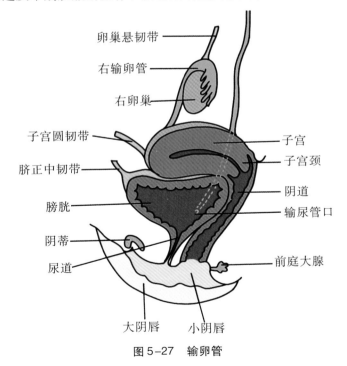

图 5-27 输卵管

（二）形态结构

输卵管全长由内侧向外侧可分为四部分,分别为子宫部、峡部、壶腹部和漏斗部。卵巢排出的卵子由腹膜腔经输卵管腹腔口进入输卵管（表5-23）。

表5-23　输卵管分部、位置和特点

分部	位置	特点
子宫部	输卵管穿过子宫壁的一段	长约1 cm,直径较细,约为1 mm;以输卵管子宫口开口于子宫腔
峡部	输卵管子宫部外侧的一段	长2～3 cm,此部短而直,壁厚且腔窄,水平向外延伸为输卵管的壶腹部,是女性绝育术输卵管结扎常选用的部位
壶腹部	输卵管峡部的外侧	输卵管四个部分中最长的一段,约占输卵管全长的2/3,长5～8 cm,粗而弯曲,管壁较薄管腔宽大,血管分布丰富,向外移行为漏斗部。卵子多在此受精,与精子结合以后的受精卵,经输卵管子宫部入子宫腔,植入子宫内膜中着床并发育成胎儿
漏斗部	输卵管末端的膨大部分	呈漏斗状,向后下弯曲覆盖在卵巢的后缘和内侧面,漏斗部末端的中央有输卵管腹腔口,开口于腹膜腔

（三）位置和毗邻

输卵管左、右各一,细长而弯曲,长10～14 cm,从卵巢上端连于子宫底的两侧,位于子宫阔韧带上缘内。其内侧端与子宫相连,开口于子宫腔,称为输卵管子宫口;外侧端游离达卵巢的上方,开口于腹膜腔,称为输卵管腹腔口。

二、组织结构

输卵管的管壁由内向外依次分为黏膜、肌层和浆膜。黏膜形成许多纵行伴有分支的皱襞,以壶腹部最为发达,因而管腔极不规则。黏膜上皮为单层柱状上皮,由纤毛细胞和分泌细胞组成。纤毛细胞在漏斗部和壶腹部最多,峡部和子宫部则逐渐减少。纤毛向子宫方向的摆动有助于卵子和受精卵（如果排出的卵子发生受精）的运送;夹在纤毛细胞之间的纤毛有微绒毛,其分泌物构成输卵管液,其中含有氨基酸、葡萄糖、果糖及少量乳酸等。

该分泌物在纤毛表面形成黏稠的膜,不但对卵细胞有营养作用,而且还有助于卵子的输送和防止病菌从子宫经输卵管入腹腔。肌层为内环、外纵两层平滑肌,峡部最厚,漏斗部最薄。浆膜由间皮和富含血管的疏松结缔组织构成。

三、功能单元

(一)内脏筋膜

输卵管外层被覆血管丰富的浆膜层。输卵管靠输卵管系膜固定,该系膜为子宫阔韧带的一部分。

(二)内脏神经

输卵管由分布至卵巢和子宫动脉的自主神经纤维支配。输卵管的大部分具有交感(脊髓 $T_{10} \sim L_2$)和副交感神经双重支配。交感神经节前纤维起自脊髓 $T_{10} \sim L_2$ 的中间外侧柱神经元;交感神经节后纤维最有可能起自上腹下丛,经上腹下神经和腹下神经。副交感神经节前纤维,在外侧半起源于迷走神经,在内侧半起源于盆内脏神经(脊髓 $S_2 \sim S_4$)。

内脏传入纤维与交感神经伴行,经相应后根进入脊髓。内脏传入纤维也可与副交感神经伴行(图 5-28)。

(三)功能分析

月经周期中,在卵巢激素的影响下,输卵管黏膜上皮随月经周期而发生周期性变化。在子宫内膜增生期,卵巢内卵泡生长发育,雌激素增加,纤毛细胞与分泌细胞数量之比增加,输卵管黏膜上皮细胞变高;临近排卵时,黏膜厚度达到 30 μm,分泌细胞顶部胞质内分泌颗粒聚集。在子宫内膜分泌期,卵巢排卵、黄体形成,孕激素分泌增加,纤毛细胞数量减少,纤毛细胞与分泌细胞数量之比降低,但纤毛活动明显增强;分泌细胞以顶浆分泌的方式释放其分泌物,黏膜厚度因此变薄,至分泌期末期黏膜厚度仅为临近排卵时的一半。

精子从子宫腔进入输卵管后,其运行受输卵管蠕动、输卵管系膜活动的影响,而这些活动也受卵巢激素的控制。排卵期,由于高水平雌激素的影响蠕动的方向由近端向远端,推动精子由子宫角向输卵管壶腹部移动,同时,峡部内膜分泌增加,其液体向腹腔方向移动,从助于精子的运行。当卵巢排出卵子后,输卵管漏斗部便拾捡卵子,并使之飘浮于输卵管液中。输卵管壶腹部大量的皱襞有利于精子与卵子在此停留受精。然后受精卵在孕激素作用下,又借助于输卵管的蠕动性收缩和纤毛的摆动,向子宫腔运行。输卵管黏膜受女性激素的影响,也发生周期性的组织学变化但不如子宫内膜明显。

　　受精卵之所以能沿着输卵管被输送到子宫腔,一方面是出于输卵管的蠕动作用,另一方面由于纤毛的运动,此外,输卵管腔内的液体流也起一定作用。

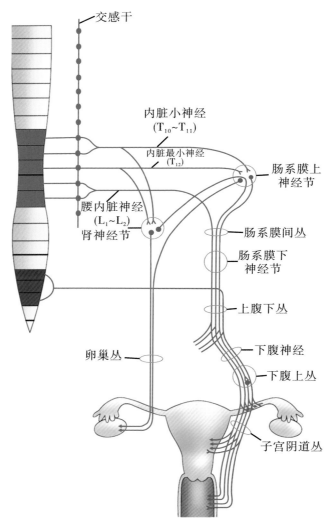

交感干

内脏小神经
(T$_{10}$~T$_{11}$)

内脏最小神经
(T$_{12}$)

肠系膜上
神经节

腰内脏神经
(L$_{1}$~L$_{2}$)

肾神经节

肠系膜间丛

肠系膜下
神经节

上腹下丛

下腹神经

下腹上丛

卵巢丛

子宫阴道丛

图5-28　输卵管的神经

四、功能障碍

若输卵管出现功能障碍,会造成不孕、月经失调、腰痛、腹痛。

五、神经反射区

当输卵管功能障碍时,可以通过恢复对应外周肌筋膜(反射区)的功能,改善输卵管的功能(躯体–内脏反射)(表5-24)。

表5-24　输卵管的神经反射区

低级神经中枢	躯体神经	反射区
交感神经:脊髓 $T_{10} \sim L_2$	脊神经 $T_{10} \sim L_2$	后支支配区:椎体 $T_{10} \sim L_2$ 之间的竖脊肌、多裂肌、回旋肌和筋膜及皮肤
		前支支配区:第 10～11 肋间肌和筋膜及皮肤;脐以下腹肌和筋膜及皮肤;髂腰肌、内收肌、腹股沟区和大腿前方皮肤
副交感神经	脊髓 $S_2 \sim S_4$　骶神经 $S_2 \sim S_4$	后支支配区:骶后孔周围筋膜和皮肤
		前支支配区:腘绳肌、小腿三头肌、臀肌、腓骨肌和足部固有肌;臀部、大腿后方和内侧、小腿的皮肤
	迷走神经背核　三叉神经和颈神经 $C_1 \sim C_2$	三叉神经的支配区:面部和发部前方皮肤、筋膜和咀嚼肌
		颈神经 C_1 支配区:枕下肌群、颏舌肌、甲状舌骨肌;颅骨骨膜
		颈神经 C_2 支配区:胸锁乳突肌、头和颈长肌、头前直肌;枕部、耳郭后部、颏下部、下颌角及其下方的皮肤;枕骨骨膜

参考文献

［1］徐高磊. 脊神经功能评估与解剖学分析［M］. 郑州:郑州大学出版社,2020.

［2］徐高磊. 脑神经功能评估与解剖学分析［M］. 郑州:郑州大学出版社,2020.

［3］丁文龙,刘学政. 系统解剖学［M］. 9 版. 北京:人民卫生出版社,2018.

［4］崔慧先,李瑞锡. 局部解剖学［M］. 9 版. 北京:人民卫生出版社,2018.

［5］Stephen G. Waxman. 临床神经解剖学［M］. 27 版. 张刚利,吉宏明,主译. 北京:人民军医出版社,2017.

［6］Suasn Standring. 格氏解剖学［M］. 41 版. 丁自海,刘树伟,主译. 济南:山东科学技术出版社,2017.

［7］David L. Felten, M. Kerry O'Banion, Mary Summo Maida. 奈特神经科学彩色图谱［M］. 3 版. 李安然,译. 北京:北京大学医学出版社,2018.